MALADIES

DE LA

# MOELLE ÉPINIÈRE

COULOMMIERS. — TYPOGRAPHIE P. BRODARD ET GALLOIS.

# MALADIES

DE LA

# MOELLE ÉPINIÈRE

PATHOLOGIE, SYMPTOMES, DIAGNOSTIC, TRAITEMENT



PAR

**LE Dr J. ALTHAUS**

Médecin de l'hôpital des épileptiques et paralytiques de Londres,
Membre de la Société Royale médicale et chirurgicale, etc., etc.

TRADUIT DE L'ANGLAIS

PAR LE Dr J. MORIN

PRÉCÉDÉ D'UNE PRÉFACE

**PAR M. LE PROFESSEUR CHARCOT**

PARIS

LIBRAIRIE F. SAVY

77, BOULEVARD SAINT-GERMAIN, 77

—

1885

# PRÉFACE

M. le Dr Althaus, de Londres, dont le nom est bien connu, tant en France qu'à l'étranger, par la publication d'intéressants travaux concernant la pathologie nerveuse, a eu l'heureuse idée de présenter, dans un volume de dimension moyenne, l'histoire condensée des scléroses cérébrales et spinales. C'est un véritable service qu'il a rendu là aux praticiens désireux de puiser aux bonnes sources pour se renseigner sûrement et rapidement sur ces affections qui, à peine sorties du chaos, ont rapidement conquis leur droit de domicile dans la clinique vulgaire où elles occupent, aujourd'hui, très légitimement une place importante.

L'arrangement ingénieux des matériaux et la critique judicieuse des documents ne constituent pas seuls, d'ailleurs, le mérite de l'ouvrage. L'auteur y a consigné chemin faisant, à propos des divers sujets dont il traite, les observations et les remarques originales qu'il a pu faire, dans l'exercice d'une pratique civile étendue et, surtout, dans son service de l'hôpital des épileptiques à Londres.

Par exemple, pour ne parler que des chapitres consacrés à l'ataxie locomotrice progressive, nous signalerons les passages relatifs à l'importance diagnostique des réflexes rotuliens, à la théorie de l'incoordination motrice, à la participation encore peu étudiée des nerfs auditifs et olfactifs, enfin tout ce qui concerne la pathogénie et l'étiologie de la maladie.

On peut douter — et nous sommes de ceux qui en doutent — que l'ataxie locomotrice soit jamais une maladie vraiment syphilitique. Mais on ne saurait méconnaître, par contre, l'intérêt que présentent les statistiques qui démontrent péremptoirement, que la syphilis figure pour une très forte proportion parmi les antécédents morbides des sujets tabétiques et qu'elle joue, par conséquent, très vraisemblablement, à l'égard du développement de l'affection dont il s'agit, le rôle d'un agent provocateur très actif et très puissant.

Nous regrettons, du reste, que l'auteur n'ait pas eu connaissance des travaux récents, publiés en France, tendant à établir que le tabes appartient à la grande famille névropathique, à titre de parent proche de la paralysie générale progressive; et que, par suite, c'est dans les antécédents nerveux héréditaires, bien plutôt que dans l'action de causes éventuelles, qu'il faut chercher la véritable origine du mal.

Nous ne saurions prolonger cette énumération et nous pensons en avoir dit assez pour montrer que l'ouvrage de M. le Dr Althaus présente les qualités requises pour être accueilli favorablement par tous ceux qui s'intéressent aux progrès accomplis dans le domaine neuropathologique.

La traduction, faite avec soin par M. le Dr J. Morin, nous a paru bien réussie.

J.-M. CHARCOT.

Paris, le 1er avril 1885.

# MALADIES
## DE LA
# MOELLE ÉPINIÈRE

## CHAPITRE PREMIER

### SCLÉROSE

Nous ne connaissons aucun terme pathologique qui, dans l'état actuel de la science des maladies du système nerveux, soit employé si fréquemment et si légèrement que le mot « sclérose ». Ainsi, on parle non seulement de la sclérose primitive et de la sclérose secondaire, mais encore de la sclérose des cordons antérieurs ou des cordons latéraux, des scléroses ascendante et descendante, de la sclérose en plaques, diffuse et amyotrophique. Utilisée au premier abord pour désigner certaines apparences morbides constatées à l'autopsie dans certaines parties du système nerveux, cette expression s'est étendue graduellement pour la nomenclature de certaines maladies, telles que l'ataxie locomotrice progressive, ou le *tabes dorsalis*, qui constitue aujourd'hui la sclérose des cordons postérieurs, et la paralysie spastique, encore désignée sous le nom de sclérose des cordons latéraux. Dans la pratique, on qualifie souvent de sclérose toute maladie du système nerveux, obscure et à marche chronique; on suppose que ce mot explique tout. On ne peut toutefois nier qu'il existe dans la pratique médicale une grande confusion sur la valeur scientifique du mot sclérose. Le sujet est d'une importance assez grande pour essayer de l'éclaircir, car dans les derniers temps, le chapitre de la pathologie a reçu des développements considérables qui doivent contribuer au diagnostic et au traitement.

Quoique le terme sclérose (de σκληρὸς, dur) ou induration soit appliqué aujourd'hui à une grande variété de maladies de la moelle épinière, il importe de savoir que l'on ne découvre pas invariablement une induration très prononcée dans les parties lésées. Dans quelques cas, et notamment là où la maladie est relativement récente, les parties malades peuvent présenter les apparences d'un ramollissement ; mais quand le processus morbide dure depuis un temps assez long, comme c'est le plus souvent le cas, les tissus malades offrent décidément une consistance plus grande, plus dure qu'à l'état normal et, pour cette raison, on peut les appeler sclérosés.

La sclérose de la moelle épinière est un *processus morbide de nature irritative, occupant une place intermédiaire entre l'inflammation et l'atrophie simple, envahissant certaines régions de cet organe qui, au point de leur évolution, de leur anatomie et de leur physiologie, sont bien définies; progressivement ce processus conduit à une désagrégation et à une perte des fibres nerveuses, presque généralement à une destruction partielle ou complète du cylindre axile et à une prolifération du tissu conjonctif.* La mieux connue de ces maladies est le *tabes dorsalis*, encore désignée sous les synonymes modernes d'*ataxie locomotrice progressive* (Duchenne), d'*asynergie locomotrice progressive* (Trousseau), de *sclérose des cordons postérieurs* (Erb) et de *leucomyélite postérieure* (Vulpian). Le nom d'ataxie locomotrice progressive ne paraît pas avoir été bien choisi, parce que l'ataxie de la démarche qui constitue le symptôme prédominant de la maladie pleinement confirmée, peut manquer, même des années après le début de la maladie. Nous ferons la même observation pour l' « Asynergie » de Trousseau, tandis que les autres termes mentionnés ci-dessus se rapportent uniquement à l'anatomie pathologique de la lésion. C'est pourquoi nous donnons la préférence à l'ancienne dénomination « tabes dorsalis »; elle tend graduellement à remplacer les dénominations plus récentes qui ont dominé pendant tout un temps dans la littérature médicale. Pour l'édition française de notre ouvrage nous maintiendrons néanmoins le terme « ataxie locomotrice progressive », mieux connu et plus usité en France.

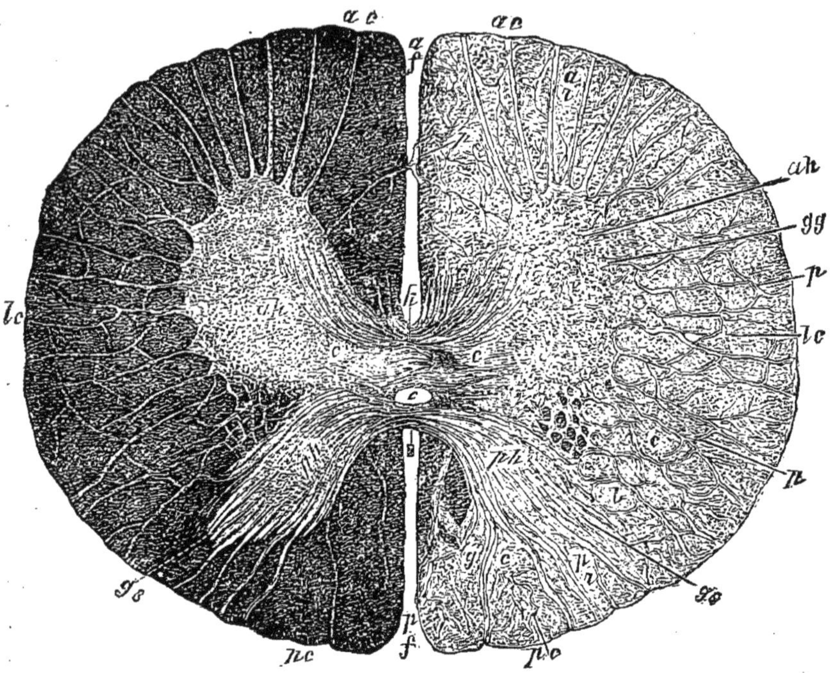


Fig. 1. — Section transversale de la moelle épinière chez l'adulte : *af*, fissure antérieure; *pf*, fissure postérieure; *c*, canal spinal; *ac*, cordons antérieurs; *lc*, cordons latéraux; *pc*, cordons postérieurs; *ah*, cornes antérieures; *ph*, cornes postérieures; *gs*, substance gélatineuse; *cc*, cordons de Clarke; *gc*, cordons de Goll; *bc*, cordons de Burdach; *k*, commissure antérieure; *gg*, cellules ganglionnaires des cornes antérieures; *pp*, vaisseaux sanguins de la pie-mère; *ar*, racines antérieures; *pr*, racines postérieures.

Une affection des cordons latéraux de la moelle épinière, analogue en apparence, a été introduite depuis quelque temps dans le cadre nosologique par Erb; il l'a désignée sous le nom de *paralysie spinale spastique;* Charcot, qui s'occupait du même sujet et vers la même époque, a donné à cette maladie le nom de *tabes dorsalis spasmodique*. Elle a encore comme synonymes les noms de *sclérose primitive des cordons latéraux* (Berger), et de *sclérose des cordons pyramidaux* (Dreschfeld).

Leyden nie l'existence de cette affection comme maladie spéciale et comme l'anatomie pathologique n'a pas encore confirmé son existence d'une manière absolue, nous préférons la désignation de « paralysie spastique »; cela nous dispensera d'ailleurs d'admettre une théorie absolue sur la nature de l'affection.

On ne peut révoquer en doute l'existence d'une affection combinée des cordons latéraux et des cornes antérieures. Charcot l'a démontré en premier lieu et l'a appelé *sclérose latérale amyotrophique;* elle se caractérise par une parésie motrice et une rigidité, suivie d'une atrophie de la fibre musculaire. Il y a également une affection primitive de cette nature, la *sclérose multiple* ou *diffuse*, encore appelée *sclérose en plaques*, qui peut atteindre non seulement les diverses portions de la moelle épinière, mais encore la moelle allongée, la protubérance, la substance blanche centrale du cervelet et la substance médullaire des hémisphères cérébraux. Généralement le processus morbide de cette affection n'est pas aussi grave que dans l'ataxie locomotrice; dans cette dernière maladie, la fibre nerveuse subit éventuellement une destruction complète, tandis que dans la sclérose diffuse il arrive souvent que la partie la plus importante de cette fibre, c'est-à-dire le cylindre axile, reste intacte. Il existe encore d'autres différences anatomiques entre la sclérose diffuse et les autres formes de sclérose; nous y reviendrons ultérieurement.

*Toutes les formes de la sclérose primitive sont symétriques;* exceptionnellement la maladie ne s'étend qu'à la moitié de l'organe.

La *sclérose secondaire est le plus souvent unilatérale;* elle est le résultat de quelque autre maladie primitive, telle qu'une hémorragie cérébrale, un ramollissement du cerveau à la suite d'une embolie ou d'une thrombose des vaisseaux sanguins, ou d'une hémorragie médullaire, d'une myélite aiguë, du mal vertébral de Pott avec compression de la moelle, etc. Quand la sclérose se présente à la suite des lésions destructives dans la sphère motrice du cerveau, elle atteint uniquement cette portion de la moelle qui physiologiquement correspond à l'hémisphère malade, c'est-à-dire le faisceau pyramidal croisé et le faisceau pyramidal direct (cordon antérieur de Turck). Dans ces dernières régions, la maladie affecte une marche descendante, tandis que dans la sclérose secondaire elle affecte les cordons postéro-internes (cordons de Goll) en suivant une marche ascendante.

L'observation clinique et l'anatomie morbide semblent conduire vers la conclusion, que ces différentes maladies se rapprochent de très près quant aux caractères et aux apparences, mais qu'elles diffèrent entre elles par rapport à la localisation.

Au fur et à mesure que nos connaissances progressent, nous constatons que les fibres qui partagent certaines fonctions entre elles sont les plus exposées à devenir simultanément malades à des hauteurs très différentes de la moelle, tandis que d'autres, qui se trouvent dans le voisinage immédiat, mais dont les fonctions ne sont pas les mêmes, restent intactes. De plus, ces fibres sont encore exposées à être atteintes d'une manière symétrique dans les deux moitiés latérales de la moelle, et le degré d'altération morbide est souvent absolument parallèle dans les deux côtés médullaires.

Les différences dans la fonction physiologique sont naturellement en corrélation avec les modifications évolutionnelles, anatomiques et peut-être chimiques dans les diverses parties. En effet, *la moelle, comme le cerveau, est composée d'une série de régions différentes ou systèmes:* chacune de ces régions, tout en étant histologiquement identique, suit cependant un type spécial d'évolution à l'état fœtal, possède des connexions différentes avec plusieurs parties périphériques et centrales, et pourrait avoir une composition chimique différente des parties qui l'entourent; ces régions présentent des prédispositions pathologiques caractéristiques auxquelles les parties contiguës ne participent pas, quoiqu'elles aient entre elles des rapports anatomiques et que leurs éléments histologiques paraissent similaires.

Nous possédons une excellente preuve des particularités

qui précèdent dans le mode d'action des différents poisons sur les différentes parties de la moelle. Le pain qui renferme du *seigle ergoté* produit, quand on le prend d'une manière continue et pendant un certain temps, une affection bien déterminée des cordons postérieurs ; le pain contenant un mélange du *Lathyrus cicera* que consomment les classes inférieures dans certaines parties des Indes, de l'Algérie et de l'Italie, amène des symptômes absolument semblables à ceux de la maladie des cordons latéraux. La strychnine a la propriété de pouvoir augmenter l'excitabilité de la substance grise de la moelle, tandis que le bromure de potassium peut la diminuer. Le plomb enfin, absorbé d'une manière continue et pendant quelque temps, cause une désagrégation graduelle des grandes cellules ganglionnaires des cornes antérieures ; il détermine ainsi une forme nouvelle de l'atrophie musculaire.

C'est pour ce motif et afin de rendre intelligible la pathologie des maladies que nous nous proposons d'étudier, qu'il nous faudra entrer dans quelques explications sur la structure très complexe et la disposition de la moelle épinière. L'histologie et la physiologie expérimentale n'ont fait relativement que peu de progrès pour élucider ce sujet, tandis que l'étude de l'évolution et de l'anatomie pathologique des dégénérescences auxquelles cet organe est exposé, ont rendu les plus grands services en en démêlant la structure intime et la disposition. L'une des deux méthodes d'investigation peut être utilisée pour contrôler les résultats fournis par l'autre; il en résulte ainsi une plus grande garantie que si l'on n'avait qu'une seule méthode à sa disposition.

Pour ce qui concerne l'évolution, Flechsig [1] a démontré que la fibre nerveuse centrale se présente d'abord comme un cylindre axile nu et que ce n'est que beaucoup plus tard que le cylindre axile reçoit sa couche de myéline. Cette myéline est donc de formation secondaire et, dans certaines parties de la moelle, elle se développe à des périodes très différentes de la

1. *Die Leitungsbahnen in Gehirn und Rückenmark des Menschen*, Leipzig. 1876.

vie fœtale, absolument comme le cylindre axile. Le mode d'évolution suit une loi précise, quant au temps; l'on comprend ainsi pourquoi des trajets de fibres qui, au point de vue anatomique, sont à une grande distance les uns des autres, ont en réalité une relation beaucoup plus intime que d'autres qui en paraissent bien plus voisins.

L'évolution des différentes parties de la moelle se fait de la manière suivante :

1° Les faisceaux fondamentaux des cordons antérieurs;
2° Les cordons postéro-externes ou cordons de Burdach;
3° La zone antérieure mixte des cordons latéraux;
4° La couche terminale latérale de la substance grise;
5° Les cordons postéro-internes ou cordons de Goll;
6° Les cordons cérébelleux directs;
7° Les faisceaux pyramidaux croisés.

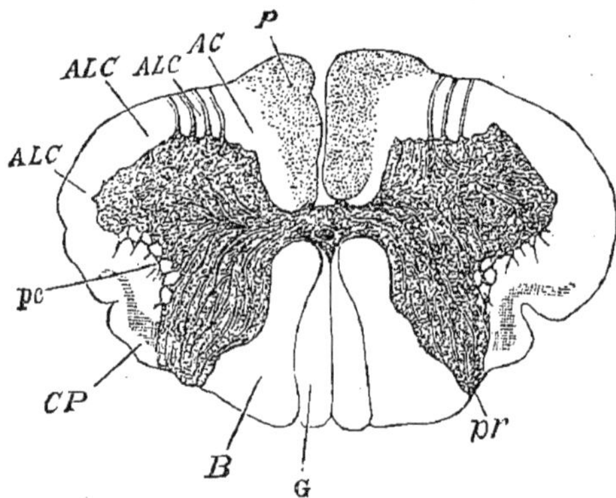


Fig. 2. — Section de la moelle épinière à la région du cinquième nerf cervical (de Türck) d'un fœtus, ayant une longueur de 12 centimètres (d'après Flechsig). *P*, faisceau pyramidal antérieur; *AC*, faisceaux fondamentaux des cordons antérieurs; *ALC*, cordon latéral antérieur mixte; *pc*, processus réticulaire; *CP*, faisceaux pyramidaux croisés; *B*, cordons de Burdach; G, cordons de Goll.

De ces sept parties différentes de la moelle, celles marquées 1°, 2° et 3°, c'est-à-dire les faisceaux fondamentaux des cordons antérieurs, les cordons de Burdach et la zone antérieure des cordons latéraux se développent dès les premières périodes de la vie fœtale. Les cylindres axiles nus se présentent déjà dès la fin de la quatrième semaine et leur couche de myéline semble complètement formée vers la fin du cinquième mois; il faut donc environ quatre mois pour qu'elle acquière son développement complet. Ces trois parties de la moelle ont encore ceci de commun, que leur section transversale diffère aux différentes hauteurs de la moelle; elle est la plus développée dans le renflement cervical. L'étendue de la section transversale est proportionnelle au nombre des fibres nerveuses qui y pénètrent.

De ce qui précède, il faut conclure qu'un grand nombre de fibres longitudinales, renfermées dans ces parties, ne restent pas dans la substance blanche de la moelle, mais qu'elles la quittent après un trajet plus ou moins long dans cette substance même, pour pénétrer dans la substance grise où elles se terminent. Ces fibres établissent ainsi une connexion, entre la substance médullaire grise et les organes terminaux de la périphérie d'une part, et entre les différentes parties de la moelle épinière d'autre part.

Les *cordons postéro-externes ou de Burdach* (B, fig. 2) sont pour nous d'une importance capitale parce qu'ils sont le principal siège du processus morbide dans l'ataxie locomotrice. En France on les désigne sous les noms de *bandelettes externes*, ou de *zones radiculaires postérieures*. Nous conserverons le terme « cordons de Burdach », comme étant le plus généralement accepté.

La section transversale de ces cordons montre de grandes variations. Dans le renflement cervical, ces cordons ont une dimension de plus du double, par rapport à celle qu'ils ont vers le milieu de la partie dorsale; dans le renflement lombaire, ces cordons n'ont que les deux tiers de la dimension du renflement cervical. En haut ces cordons se terminent dans les noyaux des *funiculi cuneati* de la moelle allongée. Ils constituent la continuation directe des fibres radiculaires postérieures et, pour ce motif, ils établissent une connexion directe et immédiate de la moelle avec des parties périphériques et conséquemment avec des influences extérieures. Ces cordons sont des voies conductrices courtes pour autant que les fibres radiculaires postérieures qui y pénètrent pendant leur trajet, les traversent dans une direction horizontale, ou se dirigent en haut ou en bas pour prendre une direction longitudinale. Aussi, lorsqu'un grand nombre de fibres radiculaires pénètrent à une hauteur donnée de la moelle, le calibre des cordons sera plus grand que lorsque les fibres radiculaires sont moins nombreuses. Un grand nombre de fibres qui dérivent des cordons de Burdach, pénètrent dans la substance grise de la moelle vers la partie médiane des cornes postérieures; ces fibres se dirigent en partie vers la commissure postérieure, en partie vers les cornes postérieures, et le reste vers les cordons de Clarke.

Ces parties contiennent des fibres qui établissent une connexion entre les différents niveaux de la matière grise, tandis que d'autres fibres pénètrent dans la moelle allongée. Le plus grand nombre semble se terminer dans les cellules ganglionnaires du *formatio reticularis* du bulbe, tandis qu'une autre partie communique avec les *noyaux* des cordons caudés et des corps olivaires.

Les physiologistes français, représentés essentiellement par Charcot, Vulpian et Pierret, ont cru pendant longtemps que le processus morbide de l'ataxie locomotrice commence dans les cordons de Burdach, et que les portions internes des cordons postérieurs ne sont atteintes que bien plus tard lorsque la maladie s'étend à d'autres parties. Cette manière de voir fut généralement acceptée pendant un temps assez long; mais les dernières découvertes des pathologistes allemands, et spécialement celles de Strümpell, de Leipzig, ont démontré que tel n'est pas invariablement le cas, et que, chez quelques malades, la partie la plus interne des cordons de Goll peut se scléroser tout au début de la maladie.

Aucune règle précise n'a été formulée au sujet de la *couche terminale latérale de la matière grise* (4°).

Les *cordons postéro-internes, cordons médian-postérieurs, ou cordons de Goll* (G, fig. 1 et 2) sont visibles à la fin du deuxième mois; la formation de leurs couches de myéline semble terminée vers la fin du sixième mois; le développement complet se termine ainsi au bout de quatre mois. Ces voies ne peuvent être nettement tracées que dans la partie cervicale et la portion dorsale supérieure de la moelle épinière; il est difficile de les poursuivre plus bas. Leur section transversale augmente en diamètre de bas en haut. Ils ne cèdent pas de fibres à la substance grise de la moelle; ils en reçoivent au contraire de cette substance. Ces fibres dérivent de la face interne des cornes postérieures, spécialement des cordons de Clarke et de leur plus proche voisinage, ainsi que de la commissure postérieure. Quoique les cordons de Goll ne soient vus bien distinctement que dans la moelle cervicale, il n'y a pour ainsi dire pas de doute qu'ils ne suivent tout le trajet à partir de la moelle allongée jusqu'au renflement lombaire, où leur étendue occupe le moins d'espace. Les cordons de Goll se terminent en haut dans les noyaux des *funiculi graciles;* on doit les considérer comme un système spécial de fibres, eu égard à la qualité et au calibre des fibres nerveuses dont ils sont composés, à leur origine dans la matière grise et à leur relation avec certains noyaux de la moelle allongée. Les cordons de Burdach, au contraire, n'étant que des voies conductrices courtes, les cordons de Goll doivent être considérés comme des voies conductrices longues, ayant pour but de relier certains centres extra-médullaires du cerveau et du cervelet qui ont, au point de vue physiologique, des systèmes de fibres identiques aux différents niveaux de la moelle.

Le système de fibres appelé les *faisceaux cérébelleux directs* (G, fig. 1 et 2) est aperçu vers le commencement du troisième mois; leur couche de myéline s'observe, à l'état de développement complet, vers le commencement du septième mois. Le système se trouve ainsi complété en quatre mois. Les cordons cérébelleux directs renferment des fibres qui établissent une connexion entre la substance grise de la moelle — probablement les cordons vésiculaires de Clarke — d'une manière spéciale, et les centres cérébelleux. Les considérations suivantes paraissent former de ces fibres un système spécial : elles sont dispersées d'une manière symétrique dans la substance médullaire grise, se conduisent régulièrement en dedans des cordons latéraux, et ont la même direction dans la moelle allongée. Au moment de la naissance, ces cordons peuvent être observés d'une manière distincte dans la moelle cervicale, où ils sont complètement séparés des autres parties des cordons latéraux.

Dans leur section transversale, on en observe un accroissement continu de bas en haut et on ne peut les poursuivre comme des cordons compacts que jusqu'à la partie supérieure du renflement lombaire.

Le dernier système de fibres que nous ayons à étudier est connu sous le nom de *faisceaux pyramidaux croisés* (CP, fig. 2 et 3). Ces faisceaux se forment en dernier lieu. Ils se dessinent vers le milieu du cinquième mois, et ses couches de myéline n'atteignent leur complet développement que vers la fin du

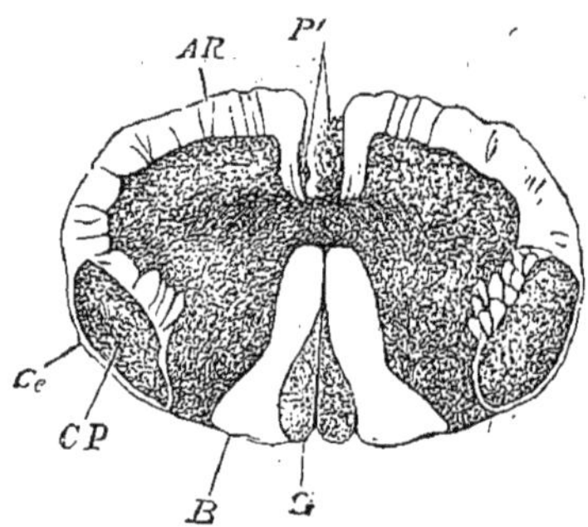


Fig. 3. — Section de la moelle épinière (depuis la portion moyenne du renflement cervical) d'un fœtus, ayant une longueur de 35 centimètres (d'après Flechsig). *P*, cordon pyramidal antérieur ; *AR*, racines antérieures ; *Ce*, cordons cérébelleux directs ; *CP*, faisceaux pyramidaux croisés ; *B*, cordons de Burdach ; *C*, cordons de Goll. Agrandissement 12.5 mm.

neuvième mois ; il faut ici de nouveau une période de quatre mois depuis le commencement jusqu'à leur évolution complète. Ces faisceaux sont composés exclusivement de fibres, qui sont en connexion avec les hémisphères cérébraux, à travers les pyramides de la moelle allongée et les tractus moteurs plus élevés ; ils communiquent avec certaines accumulations de substance cérébrale grise, spécialement avec le noyau lenticulaire et les circonvolutions corticales centrales.

En d'autres termes, ils contiennent toutes les fibres qui établissent une connexion directe entre la substance médullaire grise, les ganglions centraux et la portion motrice de l'écorce cérébrale. Pour ce motif, ils constituent un système spécial de fibres qui ont des propriétés et des terminaisons définies. Ces faisceaux ont, avec les cordons cérébelleux directs, le trait commun que le diamètre de leur section transversale offre un accroissement constant de bas en haut. Ils sont situés dans la moitié postérieure des cordons latéraux, et on peut les poursuivre en bas jusqu'à la partie inférieure du renflement lombaire ou jusque vers le troisième ou quatrième nerf sacré; en section transversale, ils diminuent de haut en bas parce que leurs fibres pénètrent successivement dans la substance médullaire grise, dans cette partie qui relie les cornes antérieures aux cornes postérieures. Ces faisceaux sont soumis à de nombreuses variations individuelles, dans leur étendue, parce que les fibres qui passent de la région motrice du cerveau jusque dans la moelle, se dirigent soit dans le même cordon antérieur ou dans le cordon latéral du côté opposé, avant de pénétrer dans la substance centrale grise.

De la description qui précède, il semble que *les différentes voies conductrices de la moelle épinière prennent naissance et se développent d'une manière absolument systématique*, et que, vers la même époque de la vie intra-utérine, il ne se forme qu'un seul système à la fois ou plusieurs systèmes connexes. Les voies les plus importantes pour la vie du fœtus, et qui sont d'une nature réflexe, se développent dès les premiers moments parce que leur fonction constante constitue une condition indispensable pour sa viabilité. D'autre part, les tractus, qui placent la moelle épinière sous l'influence des centres psychomoteurs, ou la volonté, ne se développent qu'ultérieurement. Ces derniers tractus sont plus abondants chez l'homme que chez les animaux inférieurs; ils manquent complètement là où il y a absence congénitale du cerveau ou dans les maladies qui sont accompagnées de la destruction de la région motrice du même organe.

Quant au volume, les cordons antérieurs renferment environ 18 pour cent, les cordons latéraux 46,6 et les cordons postérieurs 35,4 pour cent de matière médullaire blanche.

Les anomalies dans le développement anatomique ont probablement une grande influence sur l'évolution des maladies qui se présentent ultérieurement dans l'existence. Il est probable qu'elles constituent *la principale base matérielle de ce que nous désignons sous le nom de constitution névropathique.* Des fissures ou des cavités congénitales peuvent être le point de départ de certaines maladies, prédisposant à la formation du gliôme, du glio-sarcome ou à la dégénérescence chronique interstitielle ou parenchymateuse. On rencontre assez souvent de curieuses irrégularités dans la distribution de la substance médullaire blanche ou grise chez des personnes décédées à la suite d'une maladie du système nerveux. Schultze a découvert de ces anomalies dans la paralysie spastique et la paralysie générale des aliénés. Kahler et Pick ont trouvé, chez une personne morte à la suite d'une ataxie, une petitesse anormale et une forme très irrégulière de la substance centrale grise, et un volume très réduit des cordons postérieurs, ce qu'on ne pouvait attribuer exclusivement à la dégénérescence. Comme il y a des sujets nés hommes d'État, artistes et voleurs, il existe des hommes nés *sclérotiques* qui, généralement, descendent d'un syphilitique, d'un goutteux ou d'un alcoolisé. Le développement graduel des couches de myéline des fibres nerveuses centrales qui suit une règle fixe pendant la vie fœtale, peut aussi se faire d'une manière défectueuse et conduire ultérieurement à une maladie de la partie imparfaitement développée ou incomplètement protégée. Quand on réclame une trop grande activité de la part d'une moelle allongée ou d'une moelle épinière, petite ou mal développée, quand le tissu conjonctif l'emporte sur les cellules nerveuses ou les fibres, il doit y avoir une plus grande tendance au développement de l'asthme, du diabète, de l'ataxie ou de la paralysie, que dans les cas où les principaux éléments constituants de ces organes ont atteint un développement plus avancé ou mieux encore un développement parfait.

# CHAPITRE II

## ANATOMIE PATHOLOGIQUE DE L'ATAXIE LOCOMOTRICE

Les lésions anatomo-pathologiques de l'ataxie ont été étudiées par un très grand nombre d'observateurs et les principaux faits relatés à ce sujet, semblent aujourd'hui assez positifs, quoique leur interprétation puisse se faire de différentes manières :

1. Pour ce qui concerne les *membranes spinales*, on a constaté que la dure-mère est habituellement normale, tandis que l'arachnoïde peut être opaque; la pie-mère est souvent congestionnée et épaissie au niveau des cordons postérieurs. Le liquide spinal a augmenté, quelquefois même d'une manière considérable. Les trabécules, qui traversent l'espace sous-arachnoïdien, peuvent être plus épais et plus abondants qu'à l'état normal. L'épaississement de la membrane et l'hypérémie des vaisseaux de la pie-mère diminuent progressivement vers la région des cordons latéraux; dans la majorité des cas, cette lésion est plus prononcée dans la région dorso-lombaire que dans la région cervicale de la moelle épinière. La *leptoméningite spinale postérieure* doit conséquemment être considérée comme accompagnant habituellement l'ataxie, surtout lorsque la maladie est observée à une période avancée.

2. Les *cordons postérieurs* de la moelle offrent, même dès le début de la maladie, les lésions les plus constantes. Ils présentent une altération définie, déjà reconnaissable au microscope à un

moment où les symptômes cliniques ont à peine commencé à se manifester et où la moelle paraît parfaitement normale à l'œil nu. Si l'ataxie a duré depuis des années, comme c'est généralement le cas, l'œil nu reconnaît les indices de l'induration grise, c'est-à-dire la sclérose des cordons postérieurs; ces parties semblent affaissées et réduites dans leur diamètre transversal; leur couleur a passé du blanc au gris. Dans quelques cas, la couleur est plutôt rosée, rougeâtre ou même jaunâtre. Cette modification est généralement plus tranchée dans les parties inférieures et moyennes de la moelle; elle diminue graduellement au fur et à mesure que l'on approche de la moelle allongée ou de la queue de cheval.

La consistance du tissu des cordons postérieurs est plus grande qu'à l'état normal; leur tissu est réellement sclérosé. Exceptionnellement sa consistance est normale et peut même paraître moindre qu'à l'état normal. On doit rapporter ces variations à un trop grand développement du tissu conjonctif, développement qui est très prononcé dans la majeure partie des cas; d'autres fois, il est moins perceptible. En règle générale, la dégénérescence ne s'étend pas au delà de la moelle allongée, mais on rencontre quelquefois une modification analogue dans les couches superficielles de la protubérance et des corpuscules quadrijumeaux.

La nature réelle de l'altération pathologique n'est révélée que lorsque la moelle épinière a subi artificiellement un durcissement et une coloration dans différents liquides et qu'on l'examine au microscope sous forme de couches minces. Gerlach et Lockhart Clarke ont été les premiers à durcir la moelle épinière; ils se sont servis d'une solution à 0,25 pour cent d'acide chromique cristallisé. On ne tarda pas néanmoins à constater que le durcissement par ce procédé n'est pas aussi complet ni aussi uniforme que lorsqu'on se sert des sels de chrome. Une des préparations les plus usitées est le liquide de Müller, composé d'une partie de sulfate de sodium et de deux parties et demie de bichromate de potassium dans cent parties d'eau. En plongeant la moelle dans ce liquide, non seulement elle subit un durcissement qui permet de la couper en tranches minces, mais encore les parties malades sont rendues plus perceptibles en offrant une couleur plus pâle, tandis que les parties saines absorbent facilement le sel de chrome, ce qui leur donne une coloration plus foncée. Le procédé de Exner, de Vienne, pour durcir et colorer la moelle, est aussi très recommandable; il consiste dans l'emploi d'une solution d'acide osmique à 1 pour 100. En France, ce procédé est décrit comme appartenant à Ranvier. L'acide osmique a la propriété de teindre profondément la couche de myéline de la fibre nerveuse centrale; cet acide la rend presque noire et n'agit point sur le cylindre axile. Aussi recommande-t-on de compléter le traitement par une solution d'aniline bleue foncée, dans la proportion de 1 à 4 pour 100 d'eau; ce procédé a été introduit par Bevan Lewis. Ce dernier liquide produit un effet tout opposé; la couche médullaire reste sans modification, mais le cylindre axile acquiert une coloration noirâtre. Charcot et Vulpian emploient essentiellement une solution ammoniacale de carmin qui colore beaucoup plus la substance grise que la substance blanche; dans cette dernière, elle teint le tissu conjonctif, sans toucher aux fibres nerveuses. Par ce réactif, les cordons blancs de la moelle offrent une coloration rouge, même à l'œil nu, à l'endroit sclérosé; la coloration sera d'autant plus prononcée que la dégénérescence aura fait plus de progrès. Parmi les autres réactifs utiles, nous mentionnerons la solution de picro-carmin de Ranvier, la picro-aniline, l'hématoxyline avec l'aniline, le picro-carmin avec le vert à l'iode, la nigrosine, la fuchsine et l'éosine.

Tout en appréciant l'importance de ces diverses méthodes de durcissement et de coloration de la moelle épinière, nous ne pouvons perdre de vue qu'elles réclament un temps considérable, qu'elles échouent assez souvent entre des mains peu expérimentées et qu'elles modifient considérablement la structure par corrugation. Pour éviter ces inconvénients, les histologistes ont proposé, il y a quelque temps, de congeler les tissus frais pour les prémunir contre toute modification chimique. Pendant quelques années on a employé, presque d'une manière exclusive, le microtome congélateur à la glace et au sel, perfectionné par Rutherford et Williams; mais ce procédé a l'inconvénient de ne pouvoir régulariser le processus de la congélation. Un abaissement de température trop considérable fait en sorte que les cristaux de glace qui ont pris naissance, cassent le tissu nerveux si fragile et rendent la pièce inapte à l'examen. Le microtome congélateur à l'éther, recommandé par Bevan Lewis [1], constitue un véritable progrès; en construisant cet instrument on a utilisé ingénieusement le principe du pulvérisateur de Richardson; on peut ainsi arrêter la congélation à toute période et la renouveler à tout moment; aussi les tissus n'acquièrent-ils pas la consistance dure de la glace qui émousse le bord de la lame, et peut-on les préparer de manière à leur faire acquérir le degré de densité voulue pour être coupés en tranches minces.

Un autre procédé, recommandé principalement pour l'examen des cellules ganglionnaires de la substance grise de la moelle fraîche, est celui que l'on connaît sous le nom de procédé de dissociation; il fut préconisé par Gerlach et perfectionné par Bevan Lewis. Dans ce procédé on place les coupes pendant quelques minutes dans le liquide de Müller, et graduellement on les comprime à l'aide d'une aiguille montée entre le couvre-verre et la glissoire jusqu'à ce que les grandes cellules ganglionnaires se présentent facilement.

Malgré les nombreux procédés dont nous pouvons disposer pour l'examen microscopique, nous devons avouer, tout en ayant indubitablement une connaissance suffisante de la localisation du processus morbide, que les plus fines altérations subies par la matière nerveuse à l'état de maladie, échappent jusqu'à un certain degré à notre attention; en effet, les moyens dont nous nous servons pour en examiner les caractères, produisent une modification mécanique ou chimique des parties affectées et contribuent ainsi à y introduire

1. The human Brain, p. 92, London, 1882.

un élément artificiel que l'on ne peut pas encore éviter.

Dans les périodes avancées de l'ataxie, l'examen microscopique des parties malades démontre la disparition de l'enveloppe médullaire ainsi que du cylindre axile des fibres nerveuses qui constituent les cordons postérieurs. Ces parties ont été remplacées par un tissu aréolaire très lâche dont les mailles contiennent un liquide pendant la vie; après la préparation, on y rencontre les différentes substances qui ont été employées à cet effet. Ce tissu renferme encore quelques fibres nerveuses intactes, éparpillées çà et là; d'autres fibres se présentent dans différents états de dégénérescence ; elles ont acquis une forme granuleuse et variqueuse; elles sont plus minces qu'à l'état normal. On y observe presque invariablement différents degrés de métamorphoses hyperplasiques et fibrillaires du tissu conjonctif qui réunit les fibres nerveuses centrales; peu de cellules, peu de noyaux se rencontrent dans la névroglie hypertrophiée, ce qui s'explique par le progrès lent de l'altération morbide qui fait vieillir les cellules et les transforme graduellement en un tissu fibrillaire très serré; on y rencontre toutefois de nombreux corpuscules amyloïdes entremêlés dans la masse.

Les *artérioles des cordons postérieurs* ont également subi des modifications notables. L'adventice est devenue plus épaisse et a englobé des globules graisseux et des corpuscules granuleux pigmentaires. Ces dernières productions s'observent encore dans les espaces lymphatiques qui entourent les vaisseaux, même les plus petits capillaires dont les parois sont réduites à l'endothélium. Les artérioles dont la direction est longitudinale, se présentent sous forme de lignes blanchâtres sur le fond gris des cordons dégénérés. D'innombrables corpuscules amyloïdes existent sur le trajet des artérioles; on les voit principalement là où la dégénérescence n'est pas très avancée, tandis qu'ils sont moins fréquents lorsque la matière nerveuse a été complètement détruite.

*Quelle est la région des cordons postérieurs qui est affectée en premier lieu?* Généralement la modification semble commencer, et se trouve certainement la plus marquée, à la région dorsale inférieure et à la région lombaire supérieure de la moelle, tandis que la région lombaire inférieure et la région cervicale sont moins atteintes. Cependant, même dans les cas récents, la moelle semble être affectée dans toute son étendue, à partir de la moelle allongée jusqu'à la partie inférieure. Dans les cas de longue date, toute la section transversale des cordons postérieurs, y compris les cordons de Goll et de Burdach, se trouve

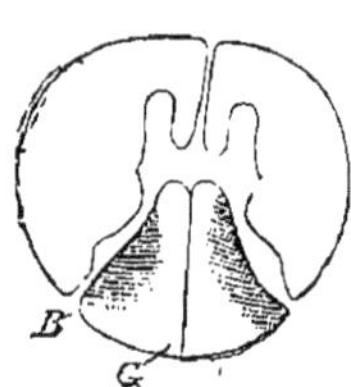


Fig. 4. — Section de la moelle où les cordons de Burdach sont sclérosés (*B*) et les cordons de Goll intacts (*G*).

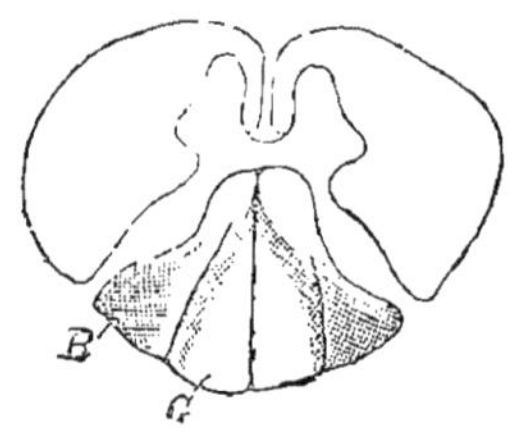


Fig. 5. — Section de la moelle où à la fois les cordons de Burdach (*B*) et les cordons de Goll (*G*) sont sclérosés.

sclérosée, tandis que, dans les cas récents, le processus morbide se localise plus strictement dans certaines régions.

Pierret, qui a été le premier à examiner cette question dans ses détails, conclut de ses observations que la maladie commençait par deux îlots symétriques de dégénérescence dans les colonnes de Burdach, et que les cordons de Goll ne sont affectés que consécutivement par une espèce de dégénérescence secondaire. Cette manière de voir a été adoptée par Charcot et Vulpian, et pendant tout un temps elle fut généralement acceptée; mais récemment Strümpell [1] s'est occupé de cette question et est arrivé à de nouveaux résultats importants qui modifient sensiblement les conclusions de Pierret.

D'après Strümpell, les lésions ne seraient pas les mêmes, pour les ataxies récentes, dans les différentes portions de la moelle. Dans la partie dorsale, deux zones étroites antéro-latérales sont atteintes en premier lieu (fig. 6, 3) et c'est de là que partent les fibres vers les cornes postérieures; mais presque au même moment se présente une dégénérescence analogue dans une petite zone médiane le long de la fissure pos-

1. *Archiv für Psychiatrie*, p. 749, Berlin, 1883.

térieure (fig. 6, 1) vers la partie la plus interne des cordons de Goll. Au fur et à mesure que la maladie progresse, le gros des cordons de Goll (fig. 6, 2) commence à souffrir, spécialement dans leurs parties postérieures. Le champ postéro-externe des cordons de Burdach (fig. 6, 5) reste normal pendant longtemps, mais, dans les cas avancés, toute la masse des cordons postérieurs se trouve atteinte.

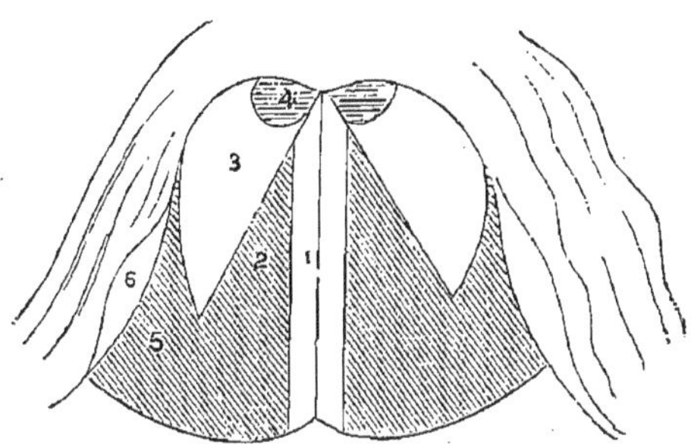


Fig. 6. — Figure schématique des diverses régions de dégénérescence des cordons postérieurs, d'après Strümpell.

1. Petite portion de tissu malade de chaque côté de la commissure postérieure. 2. Le gros des cordons de Goll qui convergent en avant sous forme de coin. 3. Zone antéro-latérale des cordons de Burdach, avec pointe dirigée en arrière. 4. Petit champ rond à l'extrémité antérieure large de la zone antéro-latérale, et nettement séparé du sommet des cordons de Goll. 5. Champ postéro-externe, avec pointe dirigée en avant. 6. Petite bande de tissu au côté interne des racines postérieures.

Pour la portion lombaire de la moelle, la maladie commence dans la partie moyenne de la zone radiculaire postérieure, tandis que sa partie antérieure et sa partie postérieure restent saines pendant longtemps. Plus tard la partie postérieure dégénère également, et près de la fissure postérieure une zone très limitée reste seule intacte. La partie antérieure conserve des caractères normaux pendant un temps beaucoup plus long et semble même échapper à la lésion dans les cas d'ataxie typique.

Dans la moelle cervicale, il y a dégénérescence des deux petites parties latérales (fig. 6, 4), qui sont plus larges en avant. Les cordons de Goll semblent être atteints au commencement. Après un certain temps la zone radiculaire postérieure devient sclérosée, mais la section antéro-latérale (fig. 6, 3) et le champ postéro-externe (fig. 6, 5) résistent à l'invasion de la maladie pendant un temps considérable.

D'après ces nouvelles recherches, les choses paraissent beaucoup plus compliquées qu'elles ne semblaient l'être autrefois. Les cordons de Goll seraient formés de trois parties : la première, un cordon mince de fibres situées le plus intérieurement, tout près de la fissure postérieure; elles auraient une position spéciale dans le système en subissant la dégénérescence isolée au début de la maladie; la deuxième partie forme la masse des cordons de Goll qui se termine en avant sous forme de coin; et la troisième constitue le petit champ rond antérieur (fig. 6, 4) qui serait nettement séparé de la pointe contiguë des cordons de Goll.

3. Les *racines nerveuses postérieures* ont généralement subi la dégénérescence; dans les cas anciens, cette dégénérescence est telle qu'il devient parfois difficile de découvrir ces racines, spécialement dans la portion dorso-lombaire de la moelle, où en général la modification est la plus prononcée. Leur coloration est grise, rougeâtre ou noirâtre et contraste singulièrement avec les racines antérieures, qui restent blanches et larges. En examinant les racines postérieures, il semble que les fibres nerveuses sont détruites, qu'elles ont subi la dégénérescence granuleuse et graisseuse; ce processus destructif envahit plus particulièrement le cylindre axile, tandis que la gaine médullaire résiste plus longtemps et peut même être observée, alors que tout le reste a été détruit. S'il existe encore des fibres nerveuses dans les cas avancés, leur diamètre se trouve néanmoins considérablement réduit.

4. Les *ganglions rachidiens* ne montrent, en règle générale, aucune altération; pas même ceux qui, au point de vue anatomique, correspondent aux régions les plus affectées des racines postérieures et des cordons. Vulpian a constaté que ces régions étaient peut-être un peu plus pigmentées qu'à l'état normal; on doit toutefois considérer que les cellules saines renferment souvent une bonne quantité de pigment. En général, le noyau et le nucléole de la cellule ne paraissent pas modifiés. Dansquelques cas, Luys et Pierret ont vu un certain degré de destruction dans les masses ganglionnaires, mais cela ne se

rencontre que dans des circonstances tout à fait exceptionnelles. Ne perdons toutefois pas de vue que les moyens dont nous disposons pour reconnaître la condition exacte des cellules ganglionnaires sont très défectueux, et qu'il est très difficile de démontrer s'il y existe réellement un travail atrophique.

5. La *substance grise de la moelle* semble, au contraire, participer assez souvent à la maladie. Ce sont spécialement les cornes postérieures et le lieu de jonction entre les cornes antérieures et postérieures et les cordons vésiculaires de Clarke qui peuvent être affectés. La sclérose paraît néanmoins envahir davantage les fibres nerveuses et la névroglie que les cellules ganglionnaires; il est presque hors de doute que les mêmes fibres qui dégénèrent dans les cordons postérieurs subissent la même destruction en pénétrant dans la substance grise. Il en résulte que là où les cornes postérieures ont été trouvées réduites de volume, on doit l'attribuer à une atrophie des fibres et non à celle des cellules. Les cornes antérieures et leurs cellules géantes se rencontrent le plus souvent à l'état sain; Leyden [1] toutefois a appelé dernièrement l'attention sur un état particulier de ces cellules, spécialement dans le renflement lombaire de la moelle; cet état serait assez fréquent. Il n'y existe aucun travail destructif, mais ces cellules semblent fortement pigmentées, plus dures, plus arrondies qu'à l'état normal et plus ou moins réduites de volume; leurs prolongements sont étroits et fragiles. Il se pourrait que ce soit là la raison d'être anatomique de la condition flasque, affaiblie, mal nourrie, que l'on rencontre habituellemeut dans les muscles des malades tabétiques. Nous avons observé un nombre assez considérable de cas où, tôt ou tard, les symptômes cliniques bien connus de l'atrophie musculaire, c'est-à-dire la dégénérescence des fibres et les tiraillements fibrillaires dans les muscles affectés, marchaient de pair avec les symptômes ataxiques.

Il est hors de doute que ce n'est pas là une simple coïncidence, mais qu'il existe une connexion spéciale entre les

1. Leyden, *Tabes dorsalis*, p. 15, Vienne, 1883.

cordons postérieurs et l'atrophie des cornes antérieures. L'atrophie musculaire observée chez les tabétiques n'offre pas la distribution bien connue de l'atrophie musculaire progressive ou de la paralysie saturnine; elle se trouve en général limitée à certaines régions, la main par exemple, où elle affecte les éminences thénar et hypothénar, aussi bien que les muscles interosseux; ou bien, elle peut atteindre le pied, certaines parties du dos ou de la nuque et, après avoir existé pendant quelque temps d'un seul côté, envahir les parties symétriques du côté opposé.

Nous avons actuellement en traitement un malade où les symptômes tabétiques ont envahi spécialement, mais non exclusivement, le côté gauche du corps et chez qui il existe une atrophie de tous les muscles de la main gauche. Les muscles de l'avant-bras, du bras et de l'épaule ne montrent pas le moindre signe de l'atrophie. D'autre part, les tiraillements musculaires ont commencé à se présenter dans les muscles interosseux de la main droite, accompagnés d'une débilité considérable, prouvant ainsi que la maladie commence à envahir la partie symétrique du côté opposé.

Des cas de ce genre se présentent rarement à l'autopsie; mais Pierret[1] a rapporté un cas où il y avait pendant la vie, une atrophie très prononcée des muscles du côté droit du corps, et où à l'autopsie on a pu constater une dégéneresence de toute la corne antérieure droite, la corne antérieure gauche étant restée normale. Le diamètre de la corne antérieure droite était plus petit dans la portion cervicale que celui de la corne du côté opposé; dans le voisinage des cellules géantes on pouvait voir des groupes de myélocytes; les cellules géantes étaient le siège d'une grande accumulation de pigment et elles offraient un commencement d'atrophie.

Dans la moelle, les cordons vésiculaires de Clarke étaient profondément altérés; quelques-unes de leurs cellules avaient entièrement disparu, d'autres étaient malades et ne furent

1. *Archives de physiologie*, p. 599. Paris, 1871.

représentées que par de petits amas de granulations brunes. La corne antérieure droite n'avait que la moitié de la dimension de la corne antérieure gauche, et quelques-unes de ces cellules avaient subi l'atrophie pigmentaire à différents degrés. Dans la région lombaire, cette lésion était beaucoup plus prononcée; les cellules géantes avaient complètement disparu et étaient remplacées par un tissu fibreux finement granulé, contenant des globules graisseux et des corpuscules amyloïdes. Indubitablement le resserrement de ce tissu avait été pour une bonne part la cause de la diminution du diamètre de la corne antérieure droite, et c'est également du côté droit que les muscles des membres et du tronc offraient un aspect particulier; ils étaient pâles et minces; quelques faisceaux étaient atteints d'une dégénérescence granuleuse, tandis qu'un nombre beaucoup plus grand n'avait subi que l'atrophie simple tout en ayant conservé les stries transversales. Les noyaux de sarcolème avaient proliféré d'une manière considérable et ont ainsi coopéré à distendre quelques faisceaux musculaires. Ces modifications correspondaient exactement, quant au degré, à celles observées dans les cornes antérieures; elles étaient plus prononcées dans les muscles de l'extrémité inférieure que dans les muscles du tronc et de l'extrémité supérieure.

Bevan Lewis [1] a décrit un cas de tabes où les cordons postérieurs paraissaient presque complètement détruits dans la portion dorsale de la moelle; dans les régions où le mal avait fait le plus de ravages, les cornes antérieures avaient également souffert, les divers groupes de cellules étant considérablement atrophiés, ou même complètement absents. La distribution hémisphérique de la lésion était telle que, lorsqu'une corne restait entièrement libre de toute lésion, le côté opposé était diminué de la moitié de ses dimensions. Cette atrophie était plus apparente dans le groupe central et dans les groupes latéraux des cellules; dans ce cas le cordon cérébelleux direct était également malade, tandis que le faisceau pyramidal croisé

1. *Binra*, janvier 1884.

et les cordons de Türck étaient parfaitement sains. Néanmoins la zone radiculaire antérieure offrait une modification morbide limitée à un hémisphère, probablement par suite des altérations produites dans la corne correspondante. Chose singulière à noter, c'est qu'il n'est fait aucune mention, dans l'histoire clinique de cette observation, d'une atrophie musculaire pendant la vie; c'est peut-être un oubli.

6. Les *cordons latéraux* de la moelle ont été trouvés normaux dans les premières périodes de la maladie; plus tard, ils peuvent devenir malades. On pourrait supposer que cette lésion dérive d'une simple extension de la dégénérescence de l'*endroit malade* dans une direction transversale, comme dans la myélite; mais il est plus probable que ce soit une maladie systématique indépendante, qui constitue une complication du tabes dans les périodes plus avancées. Cette opinion nous semble d'autant plus probable parce que nous constatons que le cordon latéral n'est pas maladif *dans toute son étendue*, mais uniquement cette partie connue sous le nom de cordon cérébelleux direct de Flechsig. Dans quelques cas rares, néanmoins, on a vu la lésion étendue jusqu'aux cordons antérieurs.

7. Le *nerf grand sympathique* semble rester intact. Dans quelques cas toutefois, on a observé une dégénérescence des gaines de myéline et des cellules nerveuses des ganglions sympathiques. A la suite de récentes études faites par Raymond et Arthaud, sous la direction de Vulpian, ces observateurs ont trouvé une prolifération du tissu conjonctif, un épaississement des parois vasculaires, une atrophie des cellules ganglionnaires, des globules graisseux avec de la matière colorante et une dégénérescence des noyaux des fibres de Remak.

8. Le *cerveau* n'est souvent le siège d'aucune modification. En règle générale, l'affection ne s'étend pas au delà du bulbe où les noyaux des nerfs de la cinquième paire et des nerfs acoustiques sont quelquefois sclérosés. Néanmoins si l'ataxie se complique ultérieurement d'épilepsie, de paralysie générale des aliénés ou d'autres affections analogues, on peut découvrir des altérations diffuses dans l'écorce cérébrale et dans la pie-mère.

9. Les *nerfs craniens* sont assez fréquemment atteints.

Le *nerf olfactif* peut s'atrophier; sa gaine peut être remplie de corpuscules amyloïdes. Cette dégénérescence semble atteindre spécialement la racine externe que l'on peut poursuivre jusqu'à la scissure de Sylvius; cette racine a une plus grande importance pour l'olfaction que la racine moyenne ou interne. Nous avons observé à l'hôpital un malade qui avait souffert des symptômes de névrite aiguë du nerf olfactif, suivie d'anosmie complète à la première période du tabes; il est mort à la suite d'un collapsus subit, survenu huit ans plus tard. A l'autopsie nous avons constaté une dégénérescence des nerfs olfactifs à la base du cerveau.

Le *nerf optique* souffre habituellement dans le tabes, et souvent tout au début de la maladie. On l'a trouvé réduit à la moitié, même au tiers de son diamètre ordinaire; à l'œil nu, il montre la même induration grise que l'on observe dans les cordons postérieurs de la moelle; il y a dégénérescence du cylindre axile et de l'enveloppe médullaire, et il reste une masse dure de névroglie hypertrophiée, mêlée à une matière amorphe, à quelques globules graisseux et à des corpuscules amyloïdes. Il persiste quelquefois quelques fibres nerveuses intactes. La papille du nerf optique est plus blanche et plus déprimée qu'à l'état normal, et ses artérioles sont moins visibles.

On croit généralement que la maladie commence à l'extrémité périphérique du nerf et qu'elle progresse vers le centre. Si les deux nerfs sont malades, la dégénérescence s'étend en arrière vers le chiasma, les couches optiques et les corps genouillés. S'il n'y a qu'un nerf malade, le chiasma perd sa forme et l'on constate que la couche optique du même côté est intacte, tandis que celle du côté opposé se trouve sclérosée. Cet examen prouve qu'il y a entrecroisement des fibres dans le chiasma des nerfs optiques.

On a généralement admis jusqu'à présent que l'atrophie du nerf optique commence dans l'expansion périphérique du nerf; Poucet prétend au contraire que l'altération est plutôt centrale que périphérique. Il a examiné un cas d'ataxie où le malade avait été aveugle pendant dix ans, et chez lequel il a découvert la sclérose du nerf optique dans sa portion cérébrale. Dans la rétine, il y avait une destruction des fibres propres au nerf optique et des cellules ganglionnaires, tandis que les couches granuleuses externe et interne (la couche interne correspond aux cellules visuelles de Ranvier) étaient intactes. Dans la région de la macula, les cônes étaient également intacts; aussi Poucet prétend-il que, dans la cécité tabétique, l'altération n'est pas périphérique mais centrale ; que la sclérose de la portion orbitaire du nerf optique est consécutive à l'atrophie parenchymateuse et que le tissu et les cellules de la névroglie ne montrent aucune hypertrophie : il en résulte naturellement que de nouvelles recherches doivent être faites à cet effet.

Le *troisième nerf*, ou l'*oculo-moteur commun*, a été trouvé dégénéré, soit dans sa totalité ou dans quelques-unes de ses branches; nous avons observé la même lésion dans la *sixième paire*, ou l'*oculo-moteur externe*, chez un malade qui avait souffert d'une paralysie persistante du muscle droit externe.

Les noyaux du *trijumeau* et du *nerf acoustique* ont été trouvés dégénérés par Hayem et Pierret; mais il n'est pas démontré que ces nerfs souffrent dans leurs extrémités périphériques. Comme leur influence trophique dépend non seulement de leurs noyaux dans la moelle allongée, mais encore des cellules ganglionnaires avec lesquelles elles sont mises ultérieurement en rapport, il n'en résulte pas, d'une manière absolue, que la sclérose de leurs noyaux doive nécessairement entraîner la dégénérescence des expansions nerveuses périphériques des nerfs.

Il y a quelque temps nous donnions nos soins à un malade ataxique qui était devenu complètement sourd par suite de ce qui nous semblait devoir être un accès de névrite aiguë double des nerfs acoustiques. Le malade est guéri de tous ses symptômes ataxiques, mais il est resté sourd; nous croyons que l'autopsie révélerait ici une atrophie complète des nerfs acoustiques.

Dans les recherches ultérieures qui seront faites sur cette matière, il serait important de se ressouvenir que, physiologiquement et histologiquement, il a été prouvé que le nerf acoustique est un nerf mixte et qu'il est composé de deux parties : l'une servant spécialement au sens de l'ouïe, l'autre destinée au sens de l'espace, desservant les canaux semi-circulaires qui sont les organes périphériques du sens de l'espace. Pendant leur passage à travers le méat auditif interne, ces deux nerfs sont parfaitement distincts, grâce à un épais cordon de tissu conjonctif qui les sépare.

L'histologie de ces nerfs a été refaite dans ces derniers temps par Erlitzky, Axel Key et Retzius. D'après ces observateurs, le nerf acoustique est composé d'une grande portion, qui est antérieure et inférieure, et d'une petite portion, qui est postérieure et supérieure. Ces deux portions se distinguent par les caractères de leurs fibres nerveuses. Dans la grande portion, la dissociation fait ressortir des fibres délicates dont les cylindres axiles sont à peine colorés par le carmin, et qui sont couvertes d'une couche circulaire très fine de myéline. La gaine de Schwann n'y présente ni noyaux, ni constrictions annulaires; les fibres montrent de fréquents renflements sur leur trajet, dus probablement aux cylindres axiles et leurs enveloppes, tandis que la couche de myéline offre la même épaisseur à l'endroit des renflements et dans les parties intermédiaires; c'est là le *nerf cochléaire* ou le *vrai nerf acoustique*. La deuxième portion renferme des fibres beaucoup plus épaisses, qui sont bien colorées par le carmin, et qui offrent des constrictions annulaires; elles ressemblent aux autres nerfs et constituent le *nerf vestibulaire*, ou le *nerf de l'espace*. De ces deux portions, le nerf de l'espace semble beaucoup plus atteint dans l'ataxie que le vrai nerf acoustique, spécialement dans les premières périodes de la maladie; dans l'examen du malade il importe donc d'y porter une attention spéciale.

Les noyaux du *nerf glosso-pharyngien* et du *pneumogastrique avec l'accessoire* présentent quelquefois la lésion de la sclérose. Les racines de ces nerfs forment, concuremment avec les fibres du grand sympathique, une espèce de système intermédiaire entre les zones motrices et sensitives ; le tout correspond au « cordon solitaire » de Stilling et au « cordon mince » de Clarke, et se sépare du nerf intermédiaire de Wrisberg qui est vaso-moteur et rallié à des ganglions moteurs et sensitifs. Ce cordon commence au niveau de la décussation des pyramides vers le côté du nerf accessoire spinal; on le trouve dans la portion supérieure de la moelle, dans le tractus latéral intermédiaire où des fibres du grand sympathique trouvent leur origine. D'après Pierret la sclérose de ce tractus serait la cause des crises gastriques et autres troubles vaso-moteurs et viscéraux que nous rencontrons dans l'ataxie. Dans ces derniers temps Kahler a publié un cas caractérisé par paralysie du pharynx, une aphonie par suite de la disparition de la force musculaire des cordes vocales, des accès de toux spasmodique et des crises gastriques. A l'autopsie, la moelle allongée fut trouvée intacte, à l'exception de la sclérose sub-épendimique qui pénétrait dans la substance grise sur le plancher du quatrième ventricule, entraînant les noyaux des nerfs pneumogastrique et accessoire, et plus spécialement le noyau du côté droit.

10. Les *nerfs spinaux* et leurs terminaisons dans la peau, dans les articulations, dans les muscles, etc., sont généralement crus intacts dans l'ataxie. Dans son dernier travail sur cette maladie, Leyden [1] dit qu'on n'a pu découvrir aucune lésion dans ces nerfs. Aujourd'hui toutefois on ne peut guère douter qu'on a fréquemment laissé passer un état maladif des nerfs spinaux, soit par idées préconçues sur la nature de la maladie, soit parce que l'œil nu n'y avait fait découvrir aucune lésion, ni ramollissement, ni induration, ni œdème, ni toute autre modification. Mais aujourd'hui plusieurs observateurs ont été frappés, en examinant des ataxiques aux points de vue clinique et anatomique, de noter qu'il n'y avait aucune relation apparente entre les symptômes de la sphère de la sensibilité observés

1. Dans « Eulenburg's *Encyclopädie der medicinischen Wissenschaften* », Vienne, 1883.

pendant la vie et les lésions constatées dans les cordons postérieurs et les racines nerveuses après la mort. Cette observation permet de supposer qu'il peut y avoir, indépendamment de la lésion centrale, également une lésion périphérique dans les nerfs cutanés.

Langenbuch, en proposant l'opération de l'élongation des nerfs pour le soulagement ou la guérison de l'ataxie, a décrit certaines grosses lésions dans les gros troncs nerveux des extrémités, et qu'il a pu voir, alors qu'ils avaient été mis à nu pour subir l'opération. D'autres auteurs ont prétendu ultérieurement que ces lésions n'existaient pas et qu'il a fallu les inventer pour rendre plus intelligibles les effets surprenants de l'élongation des nerfs ! De pareilles opinions nous obligent d'étudier cette question avec plus de détails que nous l'eussions désiré.

Türck, de Vienne, fut le premier à décrire la sclérose secondaire des cordons latéraux de la moelle, consécutive à l'hémorragie cérébrale; avec ses connaissances profondes en anatomie morbide des centres nerveux, il devança beaucoup son époque, et depuis 1858 il entreprit des recherches à cet effet; ses résultats furent négatifs, ainsi que ceux de Vulpian publiés en 1868. Westphal fut le premier à découvrir, dix années plus tard, l'atrophie des branches cutanées du nerf crural dans un cas de sclérose combinée postéro-latérale. Après lui, Pierret exprima l'opinion que les douleurs fulgurantes, l'anesthésie et certains troubles trophiques de l'ataxie dérivaient d'une forme de névrite périphérique analogue à la névrite optique ; qu'on pouvait l'observer dans les expansions terminales des nerfs cutanés et devenait moins marquée à quelque distance de la périphérie, pour être retrouvée dans les terminaisons centrales des nerfs affectés.

Pitres et Vaillard [1] ont publié, dans ces derniers temps, des observations très intéressantes à ce sujet; ils ont trouvé que, dans certains cas d'ataxie, les lésions histologiques se présentent dans les branches périphériques des nerfs spinaux,

1. *Archives de névrologie*, Paris, 1883 (mars à septembre).

ressemblant assez bien à celles connues sous le nom de dégénérescence wallérienne, c'est-à-dire analogue à celle que l'on rencontre dans le nerf divisé après sa section expérimentale. Au début on observe un gonflement du noyau des fibres et une segmentation de la myéline ; ultérieurement il y a destruction complète du cylindre axile et de l'enveloppe médullaire. Néanmoins, cette forme de névrite ne suit pas cette marche uniforme de la dégénérescence wallérienne ; quelquefois elle est lente, d'autres fois elle est très rapide. La dégénérescence wallérienne ordinaire suit une évolution régulière, ses phases se poursuivent à des intervalles parfaitement définis, même avec une espèce de certitude mathématique qui a été déterminée par l'expérience et qui peut être prévue avec exactitude. Mais cette forme de névrite qui se présente dans l'ataxie n'a pas cette marche régulière ; de plus elle peut s'étendre de la périphérie au centre, ce qui n'a jamais lieu dans la dégénérescence wallérienne proprement dite. L'inflammation ne semble affecter que le nerf, et non le tissu conjonctif intertubulaire ; seulement ce dernier semble s'hypertrophier alors que la névrite a déjà opéré la destruction des fibres nerveuses. La marche de la névrite peut être très rapide ou lente ; et quoiqu'il y ait une tendance centripète ascendante, il ne semble pas toutefois qu'il y ait une lésion de continuité entre la moelle et les nerfs malades, les troncs nerveux ayant été trouvés généralement intacts.

Pitres et Vaillard ont décrit cinq types différents d'inflammation, c'est-à-dire la segmentation de la myéline, 1° en souches, 2° en globules, 3° en granulations, ces dernières donnant à la fibre nerveuse un aspect variqueux ; 4° l'atrophie des fibres avec granulations jaunes à l'intérieur des enveloppes ; 5° l'atrophie complète, les enveloppes étant vides. — Ces différentes altérations envahissent rarement les fibres nerveuses de la même manière ; elles semblent se combiner de différentes manières ; c'est ainsi que, dans les fibres dont la myéline a été divisée en souches volumineuses, on rencontre des fibres variqueuses, partiellement atrophiées ; ou bien les fibres variqueuses sont mélangées de fibres atrophiées qui ne contiennent que des granulations jaunes. Dans quelques cas on a trouvé du côté des fibres profondément dégénérées, des fibres nerveuses grêles avec des contours grisâtres, telles qu'on les rencontre dans les fibres de l'embryon plutôt que dans celles de l'adulte. Ce sont probablement des fibres régénérées, ressemblant à celles que l'on peut voir dans l'extrémité périphérique des nerfs divisés, trois ou quatre mois après leur section. Dans le tissu conjonctif intrafasciculaire, les éléments cellulaires étaient plus nombreux, gonflés, arrondis, munis d'un grand noyau; leur protoplasme était rempli de granulations dont la couleur variait du gris pâle au jaune foncé.

Il faut encore faire observer que les névrites périphériques ne produisent pas invariablement des troubles nutritifs ou sensitifs. Ces derniers troubles ne se présentent que lorsque la proportion des fibres nerveuses altérées est très grande et ils varient suivant l'étendue de la modification et les fonctions spéciales des fibres atteintes. Ainsi, dans un cas d'ataxie, Pitres et Vaillard ont trouvé que, lorsque le nerf médian et le nerf musculo-cutané étaient presque intacts à la partie inférieure de l'humérus, il y avait atrophie de la branche dorsale du nerf musculo-cutané à la partie inférieure de l'avant-bras, et dans les nerfs collatéraux du pouce, de l'index et du doigt médius. Les symptômes cliniques correspondants consistaient en une difformité de l'articulation métacarpo-phalangienne de l'index; les surfaces étaient gonflées et il était facile de disloquer la phalange sur l'os métacarpien et de réduire ultérieurement cette dislocation. On ne put observer rien de particulier dans le pouce et l'index. A l'extrémité inférieure il y avait atrophie des fibres nerveuses, principalement dans le nerf plantaire interne, et les nerfs collatéraux internes et externes du gros orteil; comme symptôme correspondant, il y avait eu pendant la vie un ulcère perforant de la plante des pieds et une dystrophie des ongles des orteils. Comme autres signes, il y avait une sclérose des racines et des cordons postérieurs, tandis que les troncs nerveux intermédiaires et les racines antérieures étaient intacts. On a encore trouvé des modifications analogues dans le mal de Pott et dans la myélite due à la carie des vertèbres cervicales; dans ce dernier cas, il y avait des escarres au sacrum et au talon, du pemphigus et une dystrophie des ongles des orteils.

Il est probable que la lésion centrale n'est pas la cause immédiate de la névrite périphérique, mais seulement un état prédisposant, et que d'autres influences, telles que la pression, etc., sont en même temps nécessaires pour la produire. Il importe également d'observer que cette forme de névrite n'est pas particulière à l'ataxie, et qu'elle se présente encore après l'hémiplégie dérivant d'un ramollissement cérébral et de la fracture du crâne, dans l'herpès zoster, la leucémie et dans d'autres états où l'énergie du système nerveux central a sensiblement diminué. D'après la fonction du nerf malade, il en résulte, soit des symptômes graves dans la sphère de la sensibilité, soit des troubles nutritifs tels que des éruptions vésiculaires et bulbeuses, l'œdème dur et l'ulcère perforant, ainsi que l'escarre aiguë qui se rencontre quelquefois dans le cours de certaines maladies des centres nerveux ; ces complications sont probablement connexes avec la maladie articulaire de Charcot. Apparemment, on n'y a pas prêté une attention suffisante, surtout parce que les modifications des nerfs ne sont pas perceptibles à l'œil nu; on ne les découvre que par la coloration et l'examen microscopique.

Ces arguments nous semblent trouver un appui considérable dans quelques observations récentes de Déjerine, qui a décrit deux cas dans lesquels, pendant la vie, il eut des troubles sensitifs très marqués d'une intensité à peu près égale, mais où l'inspection montrait dans l'un des cas une lésion étendue des cordons et racines postérieurs, et dans l'autre à peine une lésion analogue. Toutefois l'examen des nerfs, du deuxième cas, fit découvrir une névrite dans les expansions périphériques, tandis que les parties plus centrales étaient intactes.

Pierret croit que les corpuscules du tact sont primitivement atteints et que la névrite périphérique est une conséquence de cette altération; cette opinion n'est pas partagée par Langerhans qui a examiné les corpuscules du tact chez six ataxiques qui pendant la vie avaient eu de sensibles altérations de la sensibilité cutanée; il les a trouvés parfaitement normaux.

L'altération des nerfs cutanés dans l'ataxie semblerait ainsi tout à fait indépendante de leurs centres trophiques et de leurs expansions terminales; elle constituerait une véritable névrite périphérique qui n'a aucun rapport avec la lésion médullaire.

Jusque dans ces derniers temps les modifications de la sensibilité, relatées chez les ataxiques, ont été attribuées à des lésions des cordons et racines postérieures; de nouvelles recherches sont nécessaires avant que l'on puisse affirmer que la névrite périphérique est constante. Cette constatation expliquerait la prédominance des symptômes cutanés, tandis que dans les cas où cette modification est absente ou peu prononcée, ces signes feraient défaut. La névrite joue probablement un rôle important dans le retard de la sensation et dans la diminution de la sensibilité faradique qu'on observe fréquemment chez les ataxiques.

11. Les *arthropathies* de Charcot appellent enfin notre attention. Il est assez curieux qu'on ait passé jusque dans les derniers temps sur cette complication, qui n'est pas rare puisque Charcot l'a observée chez un dixième de ses ataxiques, tandis que les créateurs et conservateurs des grands musées anatomiques des capitales de l'Europe, tels que Hunter, Stanley et Sir James Paget à Londres, Joh. Müller à Berlin, Dupuytren à Paris, etc., n'en possèdent aucun spécimen. Aussi, a-t-on émis cette idée que nous nous trouvons ici en présence d'une maladie toute nouvelle; mais il semble plus rationnel d'admettre que les lésions doivent avoir été confondues avec celles produites par la goutte rhumatismale, et qu'il appartenait au profond esprit clinique de Charcot, qui dispose constamment à la Salpêtrière de centaines de vieilles femmes à toutes les périodes de la maladie spinale, pour établir la connexion entre certaines lésions articulaires et l'ataxie.

On distingue dans l'arthropathie une forme bénigne et une

forme maligne. Dans le premier cas il se produit subitement, mais sans douleur, une effusion de sérum qui graduellement se trouve résorbée et n'amène à sa suite aucun trouble; dans la forme maligne on arrive promptement à une destruction de l'articulation et à une dislocation de la tête de l'os qui se corrode et s'atrophie, sans production de stalactites ou des symptômes ordinaires de l'arthrite sèche. Si la maladie attaque le corps des os, l'atrophie peut amener une fracture spontanée; dans quelques cas en effet, la fragilité des os est telle que les plus légères causes en amènent la fracture. Ainsi, un mouvement subit de la jambe peut engendrer la fracture du tibia; dans un cas rapporté par von Bruns, un malade se cassa la mâchoire pendant qu'il mangeait un morceau de sucre! Dans un autre cas, six os furent fracturés à la fois. Chose caractéristique, on observe dans ces os un élargissement des canalicules de travers et une diminution notable dans la proportion du phosphate de chaux.

La pathologie des arthropathies et des autres modifications trophiques qui se présentent dans le cours de l'ataxie, telles que la fracture spontanée, l'ulcère perforant, la chute des ongles, l'œdème dur de la peau, les éruptions, etc., est encore très obscure. Quand Charcot [1] les décrivit en premier lieu, la connexion entre l'intégrité des grandes cellules ganglionnaires des cornes antérieures et la nutrition des muscles venait d'être confirmée. On crut alors que dans l'artropathie les cornes antérieures étaient lésées; quelques observations semblaient confirmer cette idée au premier abord, mais bientôt des faits contradictoires ont fait abandonner cette théorie. Aussi serait-il difficile de comprendre pourquoi les arthropathies ne se présenteraient pas dans la paralysie infantile ou dans l'atrophie musculaire progressive, où les cornes antérieures sont notoirement atteintes. D'autre part, l'affection articulaire n'est pas habituellement accompagnée d'une dégénérescence musculaire. Il semble ainsi plus probable que l'atrophie doit être attribuée

1. « *Archives de physiologie,* » p. 160, etc. Paris, 1868.

à des modifications locales dans les nerfs périphériques. Les nerfs des articulations et des muscles peuvent être atteints de névrite, comme Pitres et Vaillard l'ont constaté dans un cas d'ataxie où le nerf sciatique gauche, aussi bien que le nerf musculaire du même côté, étaient atteints de dégénérescence. Ces modifications correspondaient aux symptômes suivants observés pendant la vie : L'extrémité inférieure gauche souffrait, depuis six mois, d'un gonflement s'étendant de la partie supérieure de la cuisse jusqu'aux malléoles; il y avait une légère arthropathie du genou gauche. L'articulation tibio-fémorale était plus volumineuse, et la rotule soulevée par une petite quantité de liquide; la jambe pouvait être mise en rotation et subir un mouvement de latéralité beaucoup plus grand qu'à l'état normal. La circonférence du genou gauche avait quatre centimètres de plus que celle du genou droit. La sensibilité cutanée était à peine intéressée, le sens musculaire avait beaucoup diminué et l'ataxie était notoire. Buzzard fut le premier en Angleterre à appeler l'attention sur l'arthropathie de l'ataxie; en se basant sur la coexistence fréquente des crises gastriques avec cet état morbide, il croit qu'on pourrait trouver, pour expliquer l'affection osseuse, une lésion dans le voisinage du noyau du pneumogastrique dans la moelle allongée; mais comme on a démontré que la névrite et l'atrophie consécutive des nerfs articulaires peuvent se rencontrer dans ces cas, on doit abandonner cette théorie, qui suppose l'existence d'un centre nutritif, inconnu et problématique, pour les articulations et les os.

Charcot et Iséré [1] ont appelé l'attention sur une lésion trophique des os du tarse et du métatarse qu'ils ont observée chez plusieurs malades atteints d'ataxie locomotrice. Ils ont dénommé cette lésion *pied tabétique*. Cliniquement l'affection se traduit par une déformation au niveau de l'articulation tarso-métatarsienne, caractérisée par une saillie angulaire prédominant le plus souvent sur le bord interne, quelquefois sur la

1. *Affections osseuses et articulaires du pied chez les tabétiques*, dans les « *Archives de Neurologie* », n° 18, 1883.

face dorsale du pied. Les altérations osseuses ont été étudiées macroscopiquement sur un malade à l'Hôtel-Dieu, dont les pièces ont été recueillies par Capitan. Chez ce tabétique, le premier cunéiforme était augmenté de volume, épaissi dans le sens de la hauteur. Il en était de même de la partie postérieure du premier métatarsien, auquel le premier cunéiforme était soudé. Le deuxième cunéiforme déformé en arrière était aussi soudé au deuxième métatarsien. Tous les os du tarse et du métatarse offraient un aspect spongieux, une friabilité, une légèreté inusitées.

Herbert Page [1] a également vu un malade présentant aux deux pieds la déformation et les altérations du pied tabétique de Charcot et Iséré. Il avait également souffert de crises gastriques. Cette observation tend conséquemment à confirmer l'idée émise par Burrard sur la coexistence des crises gastriques avec les arthropathies.

1. *British medical Journal*, avril, 1883.

## CHAPITRE III

### PATHOGÉNIE DE L'ATAXIE LOCOMOTRICE

Dans le chapitre qui précède nous avons donné une description succincte des lésions que l'on rencontre dans les diverses parties du système nerveux chez les ataxiques. Nous nous proposons maintenant d'étudier quelle est celle de ces nombreuses altérations qui doit être considérée comme primitive et essentielle et quelle en est la nature pathologique exacte. Il nous est impossible d'énumérer ici les nombreuses théories émises à ce sujet et nous nous bornerons à en discuter les plus nouvelles et les plus importantes.

1. Lorsque Duchenne crut à la découverte d'une nouvelle maladie, « l'ataxie locomotrice », il émit l'opinion que le *cervelet* devait être le siège de la maladie. Récemment Neftel, de New-York, déclarait que l'ataxie était une véritable affection du cerveau, et que toutes les autres modifications que l'on peut y rencontrer, doivent être considérées comme secondaires de la lésion cérébrale. Mais que nous enseigne la pathologie? Nous avons déjà vu qu'en règle générale, l'altération morbide s'arrête brusquement dans la moelle allongée et qu'il est rare de rencontrer des modifications dans l'écorce et les autres parties du cerveau; les cas exceptionnels se présentent là où l'ataxie se complique, vers la fin de la maladie, d'épilepsie, de paralysie générale des aliénés, ou d'autres condi-

tions analogues. Il est vrai que nous rencontrons de temps à autre dans la première période de l'ataxie des affections mentales temporaires, de l'aphasie, de l'apoplexie, de l'hémiplégie et d'autres symptômes qui dérivent d'un trouble cérébral, mais tous ces symptômes sont temporaires et disparaissent. Ils se présentent principalement, peut-être exclusivement, chez les personnes atteintes de syphilis et qui, quelques années après qu'ils ont été infectés, sont prédisposées à ces symptômes, même lorsqu'il n'existe encore aucun signe d'ataxie. Ces symptômes font partie de la forme congestive de la syphilis cérébrale; on les rencontre aussi dans l'alcoolisme, la démence sénile, la paralysie générale des aliénés et la sclérose en plaques.

La théorie de l'origine cérébrale de cette maladie semble donc uniquement basée sur quelques observations cliniques mal comprises; on peut y opposer l'évidence pathologique d'un nombre infini de bonnes observations. Aussi jugeons-nous inutile d'indiquer d'autres arguments pour la combattre.

2. Une autre théorie qui ne compte qu'un petit nombre de partisans, invoque l'influence du *nerf grand sympathique*. Nous avons vu que dans les cas avancés d'ataxie on rencontre quelquefois une dégénérescence des fibres et des cellules ganglionnaires de cette partie du système nerveux. Mais c'est trop se hasarder d'en conclure que le grand sympathique ait été primitivement affecté, et que de là l'altération se soit étendue sur les vaisseaux sanguins et les fibres nerveuses. Pour réfuter cette théorie, il suffit de se rappeler que cette altération, loin d'être constante, ne se présente qu'exceptionnellement; d'ailleurs Vulpian a, à juste titre, appelé l'attention sur cette circonstance que, même à l'état de santé, la structure du grand sympathique n'est pas toujours la même. Chez l'homme bien portant, on rencontre de grandes variations dans la proportion des fibres nerveuses munies d'une enveloppe médullaire et des fibres de Remak; il en est de même du volume et de la pigmentation des cellules ganglionnaires. Mais même en supposant qu'il y eût une modification constante et bien établie dans le

grand sympathique, il serait néanmoins impossible d'expliquer pourquoi cette affection conduirait à une maladie des cordons postérieurs et non à une affection des autres parties constituantes de la moelle épinière.

3. Tacàsz et d'autres prétendent que le point de départ se retrouve dans les *racines nerveuses postérieures*, et que la maladie remonte de ce point dans la moelle épinière, à l'instar d'une névrite ascendante. Il est vrai qu'à une période avancée de la maladie, les racines postérieures sont habituellement aussi affectées que les cordons postérieurs, mais jamais les racines ne souffrent à l'exclusion des cordons. Aussi, des observateurs consciencieux, tels que Jädersholm, Westphal et Tuczek, ont constaté que dans les périodes récentes de l'ataxie les racines étaient saines alors que les cordons étaient incontestablement malades. Cette constatation porte le coup de grâce à la théorie des racines nerveuses postérieures.

4. Dernièrement Herbert Page [1] a essayé de trouver le point de départ de cette maladie, au moins dans quelques cas, dans *un cor au pied!* Nous semblons être arrivé ici à l'infiniment petit pour nous rendre compte d'une chose bien grande. D'après cette théorie, on pourrait prévenir l'ataxie en s'entendant avec les pédicures. Suivant Page, l'ataxie locomotrice peut quelquefois avoir un début périphérique, et un cor douloureux au-dessous de l'articulation métatarso-phalangienne ne serait nullement une affection futile, ne méritant aucun traitement; l'ulcère perforant serait un symptôme ou la conséquence de quelque trouble nutritif de la partie malade, et dans ces cas la maladie peut réellement avoir débuté dans les parties périphériques du système nerveux, de manière que la lésion nerveuse est produite à l'origine par la pression douloureuse et continue des cors, le trouble sensitif continu produisant à la longue une modification de texture; il en résulterait ultérieurement une dégénérescence à marche ascendante, atteignant la moelle épinière, et déterminant alors les symptômes

1. « *Brain* », octobre, 1883, p. 368.

de l'ataxie! L'auteur croit sa théorie confirmée par les dernières recherches de Pitres et Vaillard, sur la névrite périphérique non traumatique; à l'appui il décrit un cas où un cor semblait le point de départ de tous les troubles que le malade a éprouvés dans la suite.

Il nous semble que le malaise éprouvé par la majorité des Européens, en raison de leurs cors, est suffisamment triste pour ne pas accuser ces petites pestes d'être aussi méchantes que de prédisposer à l'ataxie. Il paraît assez probable que les cors, spécialement à certains endroits, amènent quelquefois une modification nutritive dans une jambe; mais dans le cas actuel il n'existe pas un enchaînement aussi important, car il n'est pas démontré que le malade n'avait pas de maladie de la moelle au moment où il fut tourmenté par son cor.

Il paraît donc certain que l'ataxie constitue une modification primitive, quelle qu'en soit la cause. Ce fait engage la responsabilité d'un trouble nerveux périphérique, de telle sorte que certaines causes excitantes, telles qu'une pression prolongée ou une lésion de structure, conduisent plus probablement au mal que chez des personnes saines où la vitalité ne laisse rien à désirer et chez qui la nutrition n'est troublée ni par une maladie ni par une dégénérescence des centres nerveux. Sous ce rapport, les observations de Pitres et Vaillard sont très suggestives; elles démontrent que la lésion nerveuse périphérique n'offre pas une continuité entre l'extrémité distale du nerf et la môelle épinière, et au contraire, que les grands troncs nerveux entre la périphérie et la moelle sont sains. Aussi n'y existe-t-il pas de mouvement ascensionnel de la névrite périphérique jusqu'à la moelle; nous nous trouvons plutôt en présence d'une névrite provoquée par une cause locale, limitée aux terminaisons nerveuses périphériques et favorisée par une résistance insuffisante dans le centre nerveux préalablement malade. Il a encore été démontré que cette forme de névrite périphérique n'existe pas seulement chez les ataxiques, mais qu'elle peut encore surgir après une hémorrhagie cérébrale, une fracture du crâne, l'herpès zoster, la leucocythémie, l'alcoolisme, la variole, la diphthérie et autres maladies.

5. Les modifications relatées pour la *pie-mère* (p. 14) ont amené quelques observateurs, tels que Arndt, Waldmann et autres, à croire que la leptoméningite constitue le phénomène primitif et la cause directe de la dégénérescence des cordons postérieurs et que la modification médullaire est une dégénérescence secondaire. Cette opinion toutefois est combattue par deux séries de faits; d'abord par des cas de méningite bien constatée où les lésions propres à l'ataxie faisaient défaut; puis par des ataxies primitives où il n'y avait aucune méningite spinale. Comme généralement l'ataxie n'a pas la moindre tendance à abréger la vie, les cas qui n'existent qu'à la période initiale se présentent rarement à l'autopsie; néanmoins Strümpell a pu examiner soigneusement la moelle d'une femme qui n'avait souffert de cette maladie que pendant peu de temps et qui est morte à la suite d'une fièvre typhoïde. Elle avait eu des douleurs fulgurantes depuis deux ans, avec absence du réflexe rotulien, rigidité réflexe des pupilles et ptosis de la paupière supérieure gauche. A l'œil nu la moelle paraissait saine; mais l'examen microscopique y fit découvrir les cordons postérieurs, atteints, dans toute leur étendue, de dégénérescence, à partir de la portion moyenne de la région cervicale jusqu'à la partie inférieure de la région lombaire; il n'y avait aucune méningite spinale. De plus, Tuczek a examiné dans ces derniers temps quatre cas d'ataxie au début, provoqués par l'ergotisme; il y a découvert une sclérose des cordons de Burdach à partir de la portion lombaire jusqu'à la moelle allongée; dans tous ces cas la pie-mère spinale était restée intacte. Dans quelques cas on a également démontré qu'il n'y a pas de rapport constant entre l'intensité de la lésion de la membrane et celle de la moelle.

La distribution des vaisseaux sanguins étant la même dans les différentes parties de la pie-mère spinale et aucune particularité n'existant dans la partie correspondante aux cordons postérieurs, qui pourrait la distinguer de celle qui envahit les cordons antéro-latéraux, on a été étonné de ce que les lésions inflammatoires sont restées limitées à la portion postérieure de la membrane. On a pensé devoir l'attribuer à une sensibilité toute particulière qui existe dans la portion correspondante de la moelle où la moindre irritation se ressent plus vivement que dans les cordons antéro-latéraux. Il est vrai que ces derniers cordons offrent un léger degré de sensibilité, mais elle est récurrente, peu prononcée et en tout cas incomparable à celle des cordons postérieurs. Aussi, lorsque une cause d'irritation agit sur la partie superficielle des cordons postérieurs, il serait primâ facie probable qu'elle agirait aussi sur la partie correspondante de la pie-mère. C'est dans la partie postérieure de la pie-mère spinale que nous observons les granulations caractéristiques de la méningite tuberculeuse subaiguë; et certainement leur localisation ne peut être considérée comme accidentelle.

Ces considérations, quoique plausibles, semblent combattues par cette circonstance que la leptoméningite postérieure n'est pas constante et ne se présente que dans les dernières périodes de l'ataxie, alors que non seulement la structure des fibres nerveuses a subi des modifications intimes, mais que de grosses altérations sont devenues visibles à l'œil nu et que le volume et la consistance des cordons postérieurs se trouvent sensiblement atteints. Peut-être est-ce plus conforme aux faits connus jusqu'ici, que de prétendre que ce processus est mécanique et que l'épaississement de la pie-mère contribue à remplir le vide produit par le retrait et la dégénérescence des cordons postérieurs. L'hypothèse que les douleurs fulgurantes de l'ataxie sont produites par l'inflammation de la pie-mère n'est pas admissible puisqu'on les a observées longtemps avant toute altération de cette membrane.

6. Nos connaissances actuelles sur la pathologie de l'ataxie nous mènent vers cette conclusion que primitivement la maladie est d'origine spinale et qu'elle a son siège dans les *cordons postérieurs*. Il existe néanmoins différentes opinions au sujet de la question de savoir dans quel tissu la maladie débute.

Faut-il rechercher ce début dans les vaisseaux sanguins, dans la névroglie ou dans les fibres nerveuses?

*a.* Les *vaisseaux sanguins* de la moelle sont, d'après Ordoñez, le point de départ de la dégénérescence. Cet habile histologiste a décrit une lésion initiale des artérioles des cordons postérieurs; il a constaté que leurs parois étaient engorgées de globules graisseux et de corpuscules granuleux. D'après cet auteur, une pareille lésion doit nécessairement conduire à un échange imparfait des matériaux nutritifs entre les vaisseaux et les tissus, et conséquemment à l'atrophie et à la sclérose des parties nerveuses. La théorie d'Ordoñez, exposée avec un grand talent, se trouve combattue par Vulpian [1] qui y objecte que, tandis que les lésions des fibres nerveuses dans l'ataxie sont constantes, les lésions vasculaires varient et font souvent défaut. On ne perdra pas de vue que ces lésions vasculaires se rencontrent encore dans la dégénérescence wallérienne, c'est-à-dire après la section des nerfs chez les animaux; pour ce motif, elles sont plus probablement la conséquence que la cause des modifications qui se présentent dans la texture des nerfs.

Malgré les objections de Vulpian, la théorie d'Ordoñez a reçu une confirmation frappante par Bevan Lewis [2] qui a trouvé dans une moelle, que Buzzard lui avait envoyée à l'examen, la preuve la plus incontestable d'une péri-artérite dans les vaisseaux des cordons postérieurs; probablement cette péri-artérite a pris naissance dans les membranes, surtout dans la portion postérieure de la pie-mère, pour s'étendre intérieurement le long des vaisseaux des cordons postérieurs. Les vaisseaux de ces cordons étaient très nombreux et dilatés; leurs parois épaissies et malades. Les orifices largement béants de ces nombreux vaisseaux formaient partout le centre d'une plaque de sclérose fasciculée. Dans les sections verticales des parties sclérosées, les vaisseaux malades offraient en grand nombre des dilatations en ampoule sur leur trajet, dilatations dues à de vastes accumulations de grandes cellules à nucléoles qui occupaient la paroi péri-vasculaire des

1. *Maladies du système nerveux*, p. 385. Paris, 1879.
2. *Brain*, p. 467, janvier 1884.

vaisseaux. Le calibre du vaisseau était quelquefois augmenté; d'autres fois il était resserré par un cercle de cellules; rarement il y avait un véritable état anévrysmal le long des tuniques malades. Toute la région dorsale de la moelle semblait avoir été envahie par une affection péri-artérielle très étendue et les cordons médullaires avaient été exposés à une pression destructive par suite du développement nodullaire des vaisseaux. La péri-artérite, débutant dans les membranes et s'étendant intérieurement vers les cordons postérieurs, doit conséquemment avoir joué dans ce cas le rôle principal dans la production de la lésion qui a amené la dégénérescence des cordons de Burdach et de Goll.

L'examen de Bevan Lewis, dans le cas qui nous occupe, est un véritable modèle de ce que tout examen devrait être, et sans aucun doute il doit y avoir encore des cas où la maladie a débuté par la lésion vasculaire; ils doivent néanmoins être rares, parce qu'un grand nombre de bons observateurs ne l'ont jamais rencontré.

*b*. Une autre théorie, défendue par Adamkiewicz, admet que la principale lésion de l'ataxie consiste dans une dégénérescence interstitielle du tissu conjonctif et non dans la dégénérescence primitive des fibres nerveuses. D'après cet auteur, le tissu conjonctif devient sclérosé par plaques qui correspondent au trajet des vaisseaux sanguins, et la sclérose, une fois commencée, a une tendance à envahir les interstices du tissu médullaire. Partout où le tissu conjonctif pénètre dans les cordons postérieurs, c'est-à-dire dans la fissure postérieure de la moelle et à la limite entre les cordons de Burdach et de Goll, la sclérose est active et étrangle la fibre nerveuse. Adamkiewicz croit que cela est conforme à la théorie de l'origine syphilitique de l'ataxie, parce que la syphilis donne lieu à la dégénérescence interstitielle; on compare ce processus à la cirrhose du foie, qui consiste également en une dégénérescence du tissu conjonctif.

Cette hypothèse est basée sur l'observation d'un très petit nombre de cas dont aucun ne paraît suffisamment bien tranché pour attirer notre conviction. D'autre part, de nombreux cas se prononcent directement contre l'hypothèse; ce qui importe encore plus, c'est que l'adoption de cette manière de voir permettrait de comprendre pourquoi une maladie, attaquant primitivement la névroglie, resterait si strictement localisée à certaines régions de la moelle, comme nous l'observons dans l'ataxie. La distribution anatomique du tissu conjonctif, comme celle des vaisseaux sanguins, est exactement la même dans les diverses parties de la moelle; nous avons vu, au contraire, que les fibres nerveuses forment des groupes et des systèmes séparés et parfaitement distincts, qui au point de vue de l'évolution forment un tout; mais elles se développent successivement aux différentes périodes de la vie embryonnaire, formant des groupes séparés au point de vue fonctionnel; il est ainsi facile de comprendre pourquoi ces groupes répondent différemment aux diverses influences nuisibles qui peuvent se présenter pendant une certaine période de l'existence.

Un autre motif à invoquer contre la théorie du tissu conjonctif, c'est que dans les cas où il existe indubitablement une inflammation interstitielle des nerfs périphériques, comme dans quelques formes de névrite descendante, nous rencontrons un grand nombre de fibres nerveuses intactes, tandis que le névrilème et le tissu conjonctif interstitiel ont subi une prolifération considérable. Si dans l'ataxie la névroglie était primitivement atteinte, nous découvririons sans aucun doute de nombreuses fibres nerveuses intactes dans les racines et cordons postérieurs, concurremment avec une prolifération de la névroglie. C'est ce qui n'a pas lieu et ce qui nous fait conclure que, dans l'ataxie, la maladie du parenchyme précède la maladie interstitielle.

*c*. Quoique des considérations générales, basées sur des différences évolutionnelles et fonctionnelles bien établies entre les différents trajets de fibres médullaires, fassent conclure que la *fibre nerveuse centrale* est primitivement atteinte dans l'ataxie, et quoique l'observation directe des modifications de la névroglie fasse défaut pour prouver qu'elles se produisent indépendamment des fibres nerveuses, nous en appelons néanmoins en dernier ressort, pour décider de cette question, à l'observation directe des altérations que l'on rencontre dans les fibres nerveuses.

On sait maintenant que la première modification pathologique qui se présente, atteint généralement le cylindre axile de la fibre nerveuse centrale. Au point de vue fonctionnel, ce cylindre axile constitue l'élément principal de la fibre nerveuse; très probablement son irritation détermine ces accès de fulgurations qui généralement constituent le symptôme prédominant de la première période de la maladie. Des accès multiples d'irritation conduisent vers une nutrition imparfaite et finalement à l'atrophie. Le cylindre axile atrophié agit alors comme une substance étrangère et détermine une irritation dans le voisinage; les noyaux des fibres nerveuses se gonflent et se multiplient; le protoplasme qui environne les noyaux commence à proliférer, l'enveloppe de myéline se segmente et se réduit finalement en gouttelettes et granulations qui disparaissent à leur tour. Probablement l'irritation s'étend jusqu'au tissu conjonctif intertubulaire, dont les cellules se multiplient tandis que les fibres prolifèrent. Les tuniques des vaisseaux sanguins participent alors à la maladie et les globules blancs du sang deviennent des masses granuleuses. Aussi le processus morbide paraît plutôt un état intermédiaire entre l'atrophie et l'inflammation. Cette opinion se concilie beaucoup mieux avec d'autres faits parce que nous pouvons facilement nous expliquer pourquoi l'atrophie se limiterait à certains groupes de fibres; si l'inflammation envahit les tissus, nous ne voyons pas pourquoi elle ne s'étendrait pas par contiguïté à d'autres masses de fibres nerveuses, comme dans la myélite ordinaire, en considérant que la distribution du tissu conjonctif et des vaisseaux sanguins est invariablement partout la même.

En jetant un coup d'œil sur les modifications morbides qui se rencontrent dans l'ataxie, il nous semble que leur nature est excessivement complexe. Ces modifications ne constituent pas simplement une « sclérose des cordons postérieurs », quoique ces cordons soient le siège fondamental et le plus important de cette lésion. Nous ne pouvons également nous rallier à la théorie ingénieuse émise par Pierret au sujet de l'ataxie; d'après cet observateur, le tabes offre, au point de vue anatomique, des lésions inflammatoires qui ont leur principal siège à deux endroits différents : d'abord dans les organes récepteurs périphériques, tels que la rétine, le nerf acoustique, etc., ensuite dans les cordons et les ganglions sensoriaux à action réflexe primaire et secondaire.

Aussi les principaux symptômes consistent-ils en troubles divers de la sensibilité générale et spéciale; les troubles moteurs qui se présentent en même temps, doivent être expliqués par les relations intimes existant entre les tractus moteurs et sensitifs; ceux que l'on observe dans la sphère vasculaire, doivent être attribués à une implication du système vaso-moteur intermédiaire entre les tractus moteurs et sensitifs qui passent de la moelle épinière à la moelle allongée à travers les pyramides postérieures. Aussi Pierret et ses adeptes ont-ils donné à cette maladie le nom de tabes sensitif.

Actuellement on est convaincu que tous les mouvements se produisent sous l'influence d'impressions sensitives et que les noyaux des nerfs moteurs sont destinés à une action coordinatrice sous l'influence de noyaux sensitifs correspondants. (Broadbent.) Cette théorie peut expliquer l'ataxie, mais elle est insuffisante pour se rendre compte de la paralysie actuelle; il est néanmoins un fait, pour ne citer que la troisième et la sixième paire des nerfs crâniens qui sont purement moteurs, qu'ils sont fréquemment atteints dans l'ataxie; la paralysie de la portion dure et de la portion motrice de la cinquième paire peut également exister. Pour échapper à cette difficulté, Pierret déclare que chez certains poissons, tels que les lépidoptères [1], les muscles de l'œil reçoivent leurs branches de la cinquième paire, et que chez les amphibies la sixième paire qui anime le muscle droit externe, n'est pas séparée de la cinquième. Ces considéra-

1. *Essai sur les symptômes céphaliques du Tabes dorsalis*, Paris, 1876; et *Transactions of the international medical congress of London*, 1881, vol. I, p. 399.

tions, empruntées à l'anatomie comparée, ne peuvent toutefois être appliquées à la physiologie ou à la pathologie humaine ; on ne peut également croire avec Pierret, que toutes les paralysies qui se présentent dans le cours de l'ataxie, doivent être considérées comme des névroses réflexes.

La paralysie du muscle droit externe se présente quelquefois plusieurs années avant l'apparition des douleurs fulgurantes ou d'autres troubles sensitifs, et ne peut en aucune façon être considérée comme une paralysie réflexe. Il n'est également pas rare de rencontrer dans l'ataxie, de la paralysie de certains groupes de muscles du tronc ou des extrémités, et il en est de même de l'atrophie musculaire due à la dégénérescence des cellules ganglionnaires des cornes antérieures de la substance grise. Tous ces signes semblent complètement incompatibles avec la théorie sensitive du tabes qui, tout en étant applicable à un grand nombre de symptômes observés dans cette singulière maladie, ne peut expliquer l'ensemble à moins de placer les quelques signes extraordinaires dans le lit de Procuste soit pour y être retranchés, soit pour en être éloignés. Le temps n'est pas encore venu pour couronner cet édifice, c'est-à-dire pour former une théorie de l'ataxie qui soit applicable à tous les symptômes de cette maladie; il faudra un travail bien laborieux avant de pouvoir accomplir ce désir. *Tout ce que nous pouvons affirmer maintenant c'est que les signes anatomiques, aussi bien que les signes cliniques de l'ataxie ont un caractère excessivement complexe; qu'ils varient beaucoup dans les différents cas; que leur mode de groupement ne peut être déterminé suivant une règle fixe et qu'il serait prématuré de nous enfermer dans une doctrine quelconque exclusive sur la nature de la maladie.*

# CHAPITRE IV

## PATHOGÉNIE D'AUTRES FORMES DE SCLÉROSE

1. *Sclérose primitive des cordons latéraux.* — La sclérose que nous allons étudier maintenant est encore désignée sous les noms de *paralysie spinale spastique* et de *tabes dorsal spasmodique*; on la croit une sclérose *symétrique primitive des cordons latéraux*. L'étude de cette affection, dont les symptômes sont bien connus, laisse encore à désirer au point de vue de la pathologie. Ross [1], de Manchester, attribue à ses collègues, les professeurs Morgan et Dreschfeld, de la même ville, l'honneur d'avoir découvert par la dissection la connexion qui existe entre les symptômes de la paralysie spastique et la sclérose latérale primitive sans complications ; il dit qu'ils ont trouvé une sclérose symétrique des cordons pyramidaux croisés à partir de la moelle allongée jusqu'au cône médullaire, et une *absence complète de toute autre lésion*. Charlton Bastian [2] et Russell [3] de Birmingham, émettent la même opinion. Toutefois d'après le travail de Dreschfeld, paru en 1881, dans les « Transactions of the Medical Congress » et le « Journal of Anatomy » l'observation qu'il a publiée n'est pas une sclérose latérale sans complications, *parce que les cellules géantes des cornes antérieures étaient également affectées*. Dans son observation le cerveau

1. *A Treatise on diseases of the nervous system*, 2e édition, vol. II, p. 82. Londres, 1883.
2. *A dictionary of medicine, by Richard Quain*, M. D.F.R.S., p. 1883. Londres, 1882.
3. *Medical Times and. Gazette*, p. 4, février 1884.

et la moelle allongée paraissaient sains; la moelle épinière n'offrait à l'œil nu qu'un faible ramollissement dans la région dorsale, mais l'examen microscopique fit voir la névroglie des pyramides antérieures du bulbe légèrement augmentée et les cordons pyramidaux latéraux très malades, principalement dans les régions cervicale et lombaire de la moelle; les cellules ganglionnaires multipolaires des cornes antérieures étaient dégénérées à partir de la région dorsale supérieure jusqu'à la portion lombaire de la moelle; c'était une atrophie simple, une atrophie pigmentaire, et çà et là une absence complète de groupes entiers de ces cellules. Cette observation concerne donc une variété amyotrophique de cette maladie et n'est nullement un cas de sclérose latérale sans complications.

La plupart des autres observations faites jusqu'ici sont également incomplètes. Charcot et Pitres ont rapporté une observation où, pendant la vie, on aurait diagnostiqué une sclérose latérale primitive et à l'autopsie on a trouvé une sclérose en plaques disséminées. Schultze a décrit quatre cas où existaient les symptômes d'une sclérose latérale; ultérieurement il a trouvé dans deux de ces cas une tumeur du cerveau, le troisième était un cas d'hydrocéphalie chronique interne sans trace aucune de sclérose. Dans le quatrième cas on a trouvé une myélite par compression ou plutôt une pachyméningite hypertrophique dorsale, la dure-mère étant considérablement épaissie, spécialement sur les côtés, et offrant un détritus purulent sur sa face interne; la pie-mère y adhérait et la moelle était aplatie, comprimée et ramollie. Aufrecht et Hopkins ont dernièrement relaté des cas où il y avait des symptômes de paralysie spastique pendant la vie, et à l'autopsie on a trouvé la sclérose latérale, compliquée toutefois d'atrophie des cellules des cornes antérieures. Dans l'observation de Hopkins, les cordons latéraux et la partie adjacente des cordons antérieurs étaient presque complètement privés de fibres nerveuses à la partie inférieure de la moelle, tandis que dans les cordons antérieurs il y avait hypertrophie du tissu conjonctif intertubulaire. A une partie plus élevée de la moelle, on remarquait plus de fibres, et au milieu de la région dorsale les cordons antérieurs étaient presque normaux. Hopkins ne mentionne pas si la sclérose était limitée aux tractus pyramidaux, ou si cette lésion s'étendait également jusqu'au cordon cérébelleux direct; mais les grandes cellules des cornes antérieures étaient considérablement atrophiées dans la moitié inférieure de l'organe, excepté dans une certaine partie du renflement lombaire, tandis qu'un peu plus bas, là où les cellules étaient arrangées en trois groupes bien définis, c'est-à-dire un groupe central, un groupe antéro-latéral et un autre postéro-latéral, les deux premiers groupes étaient notablement atrophiés, spécialement à droite.

Le seul cas qui nous paraît être une véritable sclérose primitive latérale et sans complications est celui de Minkowsky [1]. Il s'est présenté à la clinique de Königsberg, sous la direction du professeur Naunyn.

C'était une fille âgée de dix-neuf ans, admise à l'hôpital, en mai 1881, pour une syphilis secondaire; on n'a pu obtenir la date de l'infection primaire. Elle fut traitée par les frictions mercurielles et allait apparemment bien lorsque, peu de temps après, il s'est présenté de nouvelles éruptions spécifiques pour lesquelles elle fut admise une seconde fois. Des symptômes de tuberculose ne tardèrent pas à se présenter, ainsi qu'une grande faiblesse dans les extrémités inférieures, accompagnée de tremblement. En janvier 1882, elle ne pouvait se promener sans soutien; même dans ces conditions, la démarche était embarrassée; elle put à peine lever les orteils du sol et il y avait un grand tremblement sclérotique. Les extrémités supérieures parurent faibles mais non paralysées. Partout la sensibilité était normale; il n'y avait pas de réflexes cutanés, mais le réflexe rotulien était exagéré des deux côtés, et il y avait le phénomène du pied. Il n'existait aucun symptôme du côté de la vessie et du rectum. On prescrivit de nouveau les frictions et en huit ou neuf jours, les réflexes rotuliens étaient beaucoup moins marqués; peu de temps après, la démarche devint meilleure et le tremblement cessa. Un mois après son admission, la malade se promenait

1. *Deutsches Archiv. für Klinisches Medicin*, vol. XXXIV, p. 433, 1884.

assez bien sans soutien; néanmoins les symptômes pulmonaires augmentaient et l'état général devint si grave qu'on dut cesser les frictions. Une fièvre hectique s'alluma, et la malade mourut en juillet 1882. A l'autopsie, l'œil nu put remarquer une légère réduction des cordons postéro-latéraux par rapport aux cordons antéro-latéraux; aucune autre lésion n'était visible. Durcis par le liquide de Müller les cordons postéro-latéraux se montrèrent beaucoup plus pâles, spécialement dans la portion dorsale de la moelle, à cette partie qui correspond au cordon pyramidal croisé et au cordon cérébelleux direct. Des sections pratiquées à la moelle dorsale démontrèrent à l'examen microscopique, que la maladie était exactement limitée aux cordons que nous venons de mentionner. Dans les cordons pyramidaux croisés, le nombre des fibres nerveuses avait beaucoup diminué, mais de nombreuses fibres restèrent encore complètement intactes. Quelques-unes étaient minces, enveloppées de myéline atrophiée; de nombreuses lacunes correspondaient aux fibres nerveuses dégénérées et l'on pouvait encore y reconnaître de minces débris de cylindres axiles. La névroglie était légèrement hypertrophiée et renfermait de nombreux noyaux avec des vaisseaux sanguins dilatés dont l'adventice était devenue plus épaisse. Il y avait quelques globules graisseux et des corpuscules amyloïdes. — Dans le cordon cérébelleux direct, les fibres nerveuses semblaient presque complètement détruites; la substance intertubulaire avait considérablement proliféré et il n'y avait pas de lacunes. Les autres cordons de la substance blanche étaient normaux.

*Dans toute la région dorsale de la moelle, les cornes antérieures étaient également normales;* les cellules ganglionnaires étaient nombreuses. Dans les cordons vésiculaires de Clarke les cellules paraissaient légèrement diminuées et quelques-unes d'entre elles renfermaient une assez bonne quantité de pigment brunâtre; il n'y avait toutefois aucun signe de dégénérescence.

*Dans la moelle lombaire*, la dégénérescence des fibres nerveuses dans les cordons malades était beaucoup moins prononcée, et la matière grise était restée normale.

*Dans la moelle cervicale*, il semblait y avoir une grande différence entre les cordons pyramidaux croisés et les cordons cérébelleux directs, de telle sorte que les premiers montraient une dégénérescence très peu prononcée, les autres une dégénérescence très avancée. Au premier abord les cordons de Goll semblaient participer légèrement à la maladie, mais un examen approfondi fit reconnaître que ce n'était pas le cas. La matière grise était normale dans sa portion supérieure; dans sa portion inférieure il y avait une légère effusion de sang au niveau du renflement entre les cornes antérieures et les cornes postérieures.

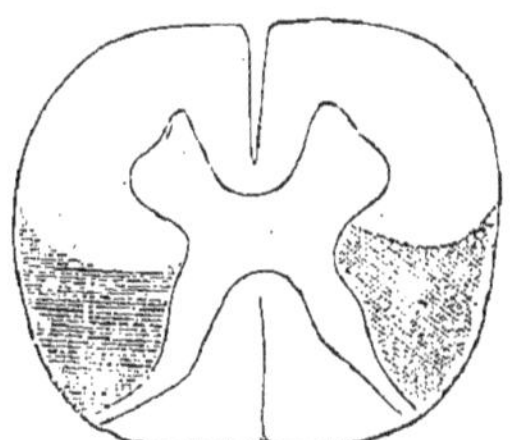

Fig. 7. — Sclérose primitive des cordons latéraux.

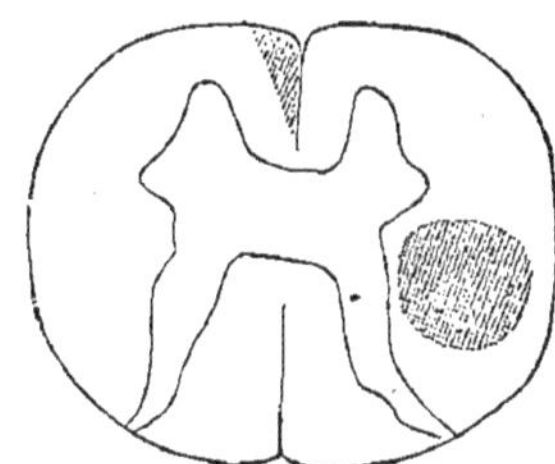

Fig. 8. — Sclérose des cordons latéraux, consécutive à un ramolissement du cerveau. (Dégénérescence de Türck).

L'observation suivante offre de l'intérêt, parce qu'elle démontre que la paralysie spastique peut également se présenter à la suite d'une syphilis. Il s'agit d'une fille qui n'avait aucune prédisposition névropathique; la maladie se fit jour après qu'elle eut été infectée et elle fut guérie presque complètement, par un traitement spécifique. Cet exemple démontre encore que, malgré la disparition des symptômes de la maladie spinale, la lésion qui lui a primitivement donné naissance, peut persister. Schultze a relaté un cas d'ataxie où la même chose fut observée.

D'après Charcot et Bouchard, le cordon pyramidal, dans la sclérose primitive des cordons latéraux, est comme garni de plaques en forme de coins, s'étendant en avant jusqu'au cordon latéral proprement dit, à l'extérieur jusqu'à la pie-mère, et à l'intérieur jusqu'à la corne postérieure. Cette particularité dans la localisation de la maladie la distingue anatomiquement de la dégénérescence de Türck, ou de la *sclérose latérale secondaire* consécutive à l'hémorragie ou au ramollissement; ici les plaques sont arrondies, n'affectent pas la forme de coins, et ne s'étendent pas jusqu'à la pie-mère. Il en est de même pour la sclérose secondaire consécutive à une myélite, à une hémorragie médullaire, etc., où les plaques grises ne s'étendent pas en arrière jusqu'aux cornes postérieures, mais où il reste une légère couche de substance blanche entre les cornes et le tissu sclérosé. On n'a pu affirmer jusqu'ici si ces légères différences sont constantes dans les diverses formes de sclérose des cordons latéraux; cette question reste à l'étude.

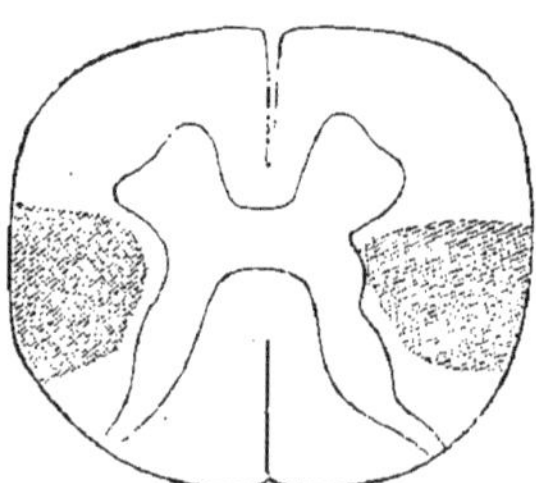

Fig. 9. — Sclérose secondaire des cordons latéraux consécutive à une myélite.

Depuis longtemps Leyden a déclaré qu'il n'admettait pas la paralysie spastique de Erb, comme une maladie spéciale; dans certains cas où pendant la vie l'on a constaté les symptômes de la maladie de Erb, il a trouvé les lésions de la myélite de la région dorsale. D'après Leyden, ces symptômes peuvent être attribués à une myélite par contusion, dont les dernières périodes ont provoqué des spasmes musculaires et de la rigidité, à une myélite par compression et dérivant d'une tumeur ou d'une carie vertébrale, à la syphilis, à la méningite, à une pio-myélite à marche aiguë ou subaiguë et enfin à cette forme de paralysie consécutive à certaines maladies aiguës, telles que la fièvre typhoïde, la variole, la fièvre intermittente et récurrente, et l'état puerpéral.

Laissant de côté ces affections de la moelle épinière et de ses membranes, les symptômes de la paralysie spastique peuvent être attribués, spécialement chez les enfants, à une maladie ou à une insuffisance de la sphère motrice de l'écorce ou bien des cordons blancs conducteurs qui relient ces derniers aux cornes antérieures de la moelle. Cela peut être congénital, et une conséquence de ce que Heschl a appelé *porencéphalie*. S'il existe une défectuosité porencéphalique dans les circonvolutions centrales du cerveau, c'est-à-dire dans la frontale et la pariétale ascendantes, le passage descendant des cordons pyramidaux qui dérivent des cellules ganglionnaires de l'écorce à travers le pédoncule, le pont de Varole et la moelle allongée, se trouve interrompu. Si cette interruption a lieu à un endroit élevé, les quatre extrémités peuvent être atteintes; si elle a lieu plus bas, les extrémités inférieures seules souffrent de paralysie spastique. Dans presque tous les cas, il y aurait en même temps des accès épileptiformes, de l'imbécillité plus ou moins prononcée et des symptômes cérébraux.

Meschede a décrit un cas où il y avait une lésion de l'os pariétal qui permettait de voir les pulsations cérébrales; à l'autopsie, on a constaté immédiatement au-dessous de l'os lésé et dans l'hémisphère droit, une cavité d'une longueur de dix centimètres, ayant à peu près la même largeur et la même profondeur; elle était remplie d'un fluide séreux. Cette cavité communiquait avec les ventricules latéraux, et ces deux ventricules étaient tellement distendus par le fluide qu'il y avait compression de l'écorce et des ganglions de la base. Les cordons pyramidaux n'étaient pas arrivés à un complet développement.

Kundrat rapporte un cas du même genre où l'hémisphère gauche aux environs de l'île de Reil était creusé d'une cavité analogue. Les ventricules latéraux étaient distendus par le fluide et les tractus pyramidaux de la moelle n'étaient pas arrivés à leur complet développement. Ross et Hadden ont rapporté dernièrement des cas semblables. Pendant un travail laborieux, spécialement chez une primipare, le cerveau de l'enfant peut être lésé par hémorragie, par ramollissement ou par encéphalite localisée, ce qui conduit à l'atrophie des sphères motrices de l'écorce et à la sclérose des cordons pyramidaux. Les symptômes de la sclérose des cordons latéraux peuvent ainsi être compliqués de ceux de la paralysie générale des aliénés.

La *sclérose secondaire des cordons pyramidaux* se rencontre le plus souvent après une hémorragie cérébrale qui a entrepris les circonvolutions motrices de l'écorce cérébrale ou le corps strié, ou après une embolie ou une thrombose des vaisseaux sanguins qui nourrissent ces parties, surtout l'artère cérébrale moyenne gauche, d'où résulte un ramollissement de la zone motrice du cerveau.

Le degré et l'étendue de cette sclérose varie. Dans quelques cas, on a trouvé une destruction complète de toute la texture du cordon pyramidal; il ne restait plus de fibres nerveuses, seulement des corpuscules amyloïdes et du tissu conjonctif hypertrophié. Dans d'autres cas le processus de dégénérescence semble plus limité; les plaques blanches ne paraissent plus entremêlées dans la masse grise qui renferme des fibres nerveuses intactes. L'étendue de la lésion primitive du cerveau détermine le degré de la sclérose secondaire du cordon pyramidal.

L'état sclérosé de ce tractus de fibres commence immédiatement derrière la lésion et suit, en descendant, sa distribution anatomique. On l'observe spécialement dans le pédoncule cérébral, surtout dans sa portion moyenne. Dans le pont de Varole cette modification n'est pas aussi évidente, mais elle se dessine davantage dans la pyramide antérieure de la moelle allongée au moment où elle se croise pour aller du côté opposé de la moelle, et pour descendre dans la portion postérieure du cordon latéral jusqu'au renflement lombaire. Cette sclérose détermine une irritation dans les cellules motrices des cornes antérieures de la moelle épinière et amène la rigidité des muscles paralysés, c'est-à-dire une exagération de leur tonicité normale. Ce n'est qu'exceptionnellement que la sclérose s'étend du cordon pyramidal aux cornes antérieures et entraîne une dégénérescence dans les cellules géantes de la substance grise. La destruction du centre de la tonicité musculaire est alors suivie de l'atrophie des muscles paralysés qui au même moment perdent leur rigidité. Toutes les cellules grises étant connexes, le processus peut s'étendre des cornes antérieures aux cornes postérieures, ou vice versâ, à l'aide de la commissure antérieure; il ne se produit pas alors une hémiplégie, mais une paraplégie avec atrophie musculaire. Quelques-unes des cellules ganglionnaires peuvent avoir complètement disparu, tandis que celles qui résistent semblent chétives, jaunâtres et granuleuses, privées de leurs noyaux et des prolongements de Deiters. Quelquefois même, les cellules latérales intermédiaires que l'on croit être les centres de l'action vaso-motrice, ont été trouvées détruites.

Dans les cas où la décussation est incomplète, on constate la sclérose dans le cordon pyramidal direct de Türck (fig. 2, p. 7). Flechsig a démontré que l'entrecroisement complet des fibres d'un côté à l'autre n'a lieu que dans un certain nombre de cas; d'autres fois il peut y avoir entrecroisement complet d'une pyramide et semi-décussation de l'autre, ou bien encore semi-décussation des deux cordons. Dans ces cas, plus de cinquante pour cent des fibres du cordon pyramidal direct peuvent rester non croisées, et se rendre directement vers les cordons antérieurs du même côté. C'est pourquoi la sclérose peut être découverte dans les deux cordons pyramidaux croisés ou non croisés. D'après Bouchard les fibres du cordon de Türck disparaissent graduellement dans la région dorsale de la moelle, et c'est pour ce motif qu'on ne rencontre la sclérose que dans le cordon pyramidal croisé des parties inférieures de la moelle. Dans la compression de la moelle la dégénérescence descendante ne se rencontre dans les cordons de Türck que lorsque le siège de la lésion est plus élevé. Cette constatation a été confirmée par plusieurs auteurs, mais elle ne paraît réelle que dans un petit nombre de cas.

*La sclérose de cette portion des cordons latéraux connus sous le nom de faisceaux cérébelleux directs* se rallie généralement à d'autres formes de sclérose, spécialement à celle des cordons de Goll et des faisceaux pyramidaux; elle semble toujours secondaire et ascendante. Elle se présente dans le mal de Pott et se trouve généralement compliquée d'une dégénérescence des cordons vésiculaires de Clarke que l'on considère comme le centre trophique des faisceaux cérébelleux directs.

2. *Sclérose des cordons de Goll.* — La sclérose primitive des cordons postéro-internes ou de Goll, sans autre complication, est excessivement rare; jusqu'ici on n'en a rapporté que trois

cas (Pierret, Du Castel, Gowers). Elle est assez fréquente à l'état combiné ou de sclérose secondaire. On la rencontre habituellement dans le mal de Pott, à la région dorsale de la moelle, et dans d'autres affections de la substance médullaire blanche située inférieurement; on l'appelle alors la dégénérescence ascendante et elle peut, comme nous l'avons déjà mentionné, exister simultanément avec la sclérose des faisceaux cérébelleux directs. Elle ne se présente pas à la suite d'une affection de la substance grise de la moelle, telle que l'atrophie des cellules ganglionaires des cornes antérieures dans la paralysie infantile et l'atrophie musculaire progressive. Les faisceaux pyramidaux croisés peuvent être sclérosés en même temps que les cordons de Goll et les faisceaux cérébelleux directs. Tous ces cordons renferment de longues fibres et, au point de vue de leur évolution, on peut les distinguer en ce que leur enveloppe de myéline se développe tardivement.

La sclérose ascendante des cordons de Goll a été déterminée expérimentalement par Singer qui l'a vu se produire après la section des racines postérieures des nerfs sacrés et lombaires. Cette expérience a fait conclure que les cordons sont presque exclusivement composés de fibres qui montent directement de ces racines vers la moelle allongée. Une autre expérience faite par Kahler confirme cette conclusion; il a injecté de la cire liquide dans l'espace épidural de la sixième vertèbre dorsale, et lorsque la cire se fut solidifiée, elle comprimait la moelle aussi bien que les racines nerveuses; il en est résulté cette conséquence inévitable de la dégénérescence des racines dorsales supérieures et cervicales inférieures; comme phénomène secondaire, il y eut une dégénérescence ascendante des cordons de Goll.

3. *Sclérose latérale amyotrophique.* — Cette forme particulière de sclérose, décrite pour la première fois par Charcot, se caractérise par l'affection simultanée des cordons latéraux de la moelle et des grandes cellules ganglionnaires des cornes antérieures. Presque toujours cette maladie débute dans la région cervicale de la moelle, et de ce point elle tend à s'étendre

en haut et en bas. Aussi les régions dorsale et lombaire sont-elles graduellement atteintes et de la même manière; l'affection peut même remonter jusqu'à la moelle allongée et scléroser les noyaux moteurs. Les observations de Charcot ont été largement confirmées par d'autres pathologistes.

Dans une observation soigneusement relatée dans ces derniers temps par Stadelmann, les faisceaux pyramidaux croisés laissaient voir dans la moelle cervicale de nombreux corpuscules graisseux, moins de fibres nerveuses qu'à l'état normal et une hypertrophie de la névroglie. Les faisceaux cérébelleux et ceux de Türck étaient normaux. Dans les faisceaux pyramidaux il y avait un état particulier appelé « le trou d'épingle », correspondant à des fibres nerveuses détruites; le vide était rempli par une substance pâle et finement granuleuse. Dans les cornes antérieures, il y avait en même temps une grande diminution des cellules géantes, principalement dans le groupe médian et antéro-latéral, tandis que, dans le tractus intermédio-latéral, elles ne paraissaient pas diminuées. Les cellules existant encore dans les cornes antérieures, étaient ou rétrécies ou gonflées, colorées et avec des petits prolongements. Les racines antérieures étaient minces et paraissaient dégénérées; les cordons vésiculaires de Clarke étaient normaux.

Dans la moelle dorsale, l'affection des faisceaux pyramidaux croisés était beaucoup plus étendue; il y restait fort peu de fibres; les globules graisseux et les trous d'épingles étaient nombreux. La dégénérescence s'étendait en arrière jusqu'aux cordons postérieurs; la zone antéro-latérale et le cordon de Türck étaient également sclérosés. Les cornes antérieures y étaient plus malades que dans la moelle cervicale, tandis que l'affection était beaucoup moins prononcée dans la moelle lombaire. Dans la moelle allongée, les faisceaux pyramidaux semblaient détruits; la substance grise du plancher du quatrième ventricule, y compris les noyaux du nerf hypoglosse et du nerf accessoire,' tait atrophiée; les cellules ganglionnaires restantes semblaient ratatinées ou gonflées, pigmentées et presque toujours privées de leurs prolongements protoplasmiques ou nerveux.

4. *Sclérose en plaques ou sclérose disséminée.* — Il existe trois formes de cette maladie : la forme *spinale* qui affecte différentes régions de la moelle spinale ; la forme *cérébrale*, qui envahit principalement la zone motrice du cerveau, et la forme *cérébro-spinale*, ou la réunion des deux formes précédentes. C'est à Vulpian, et plus particulièrement à Charcot et à son école, que revient l'honneur de la découverte de cette maladie.

Dans la sclérose en plaques, la multiplication des noyaux et la prolifération des fibres de la névroglie constituent le fait initial, tandis que l'atrophie dégénérative des fibres nerveuses constitue un phénomène secondaire.

Dans la forme spinale, on rencontre les plaques principalement dans les cordons antéro-latéraux, mais elles peuvent également exister dans les diverses parties de la moelle, dans la substance blanche aussi bien que dans la substance grise. Ces plaques varient d'étendue et de volume depuis celui d'un grain de millet à celui d'un pois ou d'un petit haricot ; elles contrastent singulièrement avec les tissus sains qui les environnent ; elles ont la même coloration grisâtre ou jaunâtre que l'on rencontre dans les bandes de sclérose que nous avons appris à connaître comme affectant des cordons entiers. Lorsque la prolifération du tissu conjonctif est très étendue, ces plaques peuvent être légèrement élevées au-dessus de la surface de section ; il y a, au contraire, une dépression lorsqu'il y a eu un grand ratatinement.

Quant à leurs caractères microscopiques, Charcot y distingue trois zones différentes, savoir :

1° Une *zone périphérique*, où l'on rencontre la prolifération du tissu conjonctif et la dégénérescence de l'enveloppe de myéline, le cylindre axile étant normal ou hypertrophié ;

2° Une *zone de transition*, où l'enveloppe de myéline a disparu, les fibres nerveuses ayant diminué, le cylindre axile augmenté ;

3° Une *zone centrale*, où la névroglie et la myéline ont disparu et où le cylindre axile se trouve réduit.

Un certain nombre de cylindres axiles persiste néanmoins dans ce tissu si profondément modifié, et ce caractère distingue cette sclérose de toutes les autres formes. Les parois des vaisseaux sanguins sont plus épaisses; des corpuscules amyloïdes sont entremêlés dans le tissu fibrillaire; des globules graisseux, qui sont les débris des fibres nerveuses dégénérées, abondent dans la zone périphérique mais font défaut dans la zone centrale où le processus morbide s'est arrêté.

Klein, de Moscou, a fait dernièrement des recherches anatomiques sur cette maladie et il a constaté que les premières modifications se rencontrent dans les vaisseaux sanguins qui sont dilatés. Les espaces périvasculaires renferment des cellules lymphoïdes; les noyaux de la névroglie sont devenus plus grands et le gros de la substance intertubulaire semble augmenté. Ultérieurement, le trouble de la circulation dans les vaisseaux sanguins modifiés et la pression indue exercée par les nouveaux éléments cellulaires, mènent vers une atrophie dégénérative des fibres et des cellules nerveuses. Enfin, la névroglie se trouve remplacée par du tissu conjonctif sclérosé et quelquefois les vaisseaux sanguins sont complètement oblitérés, de manière à amener un trouble dans la nutrition des parties malades.

Pour ce motif il nous semble que, dans quelques formes de la sclérose en plaques, il doit y avoir une modification dans les vaisseaux sanguins des parties malades, analogue à celle décrite par Ordõnez et Bevan Lewis dans certaines formes d'ataxie. Bastian [1] semble partager cette opinion; il a constaté un épaississement considérable des parois des vaisseaux capillaires, des artères et des veines, spécialement pour leur membrane adventice; il a vu cet épaississement s'étendre à l'intérieur et amener une dégénérescence fibroïde des parois moyenne et interne du vaisseau (endartérite). Sans déclarer nettement si le processus commence dans la névroglie ou dans les vaisseaux sanguins, Bastian partage l'avis d'autres observateurs que, dans cette forme de sclérose, les modifications de la névroglie sont primitives, et que celles des nerfs sont secondaires; dans les bandes de dégénérescence secondaire, au contraire, les nerfs

1. Bastian, *Loc. cit.*, p. 1490.

sont primitivement atteints; la névroglie l'est consécutivement.

Les plaques de la sclérose disséminée primitive ne semblent pas conduire vers une dégénérescence secondaire, soit ascendante dans les cordons de Goll, soit descendante dans les cordons antéro-latéraux; très probablement on doit se l'expliquer par le caractère anatomique particulier de la lésion : malgré la persistance du cylindre axile, l'influence nerveuse n'est pas complètement abolie entre les fibres et leurs centres trophiques. Aussi ne pouvons-nous nous attendre à trouver une dégénérescence secondaire que dans les cas très avancés de sclérose disséminée.

5. Quant aux *autres maladies systématiques* de la moelle épinière, nos connaissances sont tout à fait rudimentaires. Kahler et Pick ont décrit des cas où les faisceaux pyramidaux, les faisceaux cérébelleux directs et les cordons de Goll étaient malades. Strümpell en a rapporté où les malades offraient pendant la vie les symptômes de la sclérose latérale amyotrophique et chez qui l'on a trouvé à l'autopsie une dégénérescence combinée des faisceaux pyramidaux, d'une portion des cordons postérieurs, des faisceaux cérébelleux directs, et une atrophie des cellules dans les cordons vésiculaires de Clarke. Les cordons blancs se distinguent, au point de vue de l'évolution, par la formation tardive des enveloppes de myéline. Dans cette affection, la lésion ne s'étend pas dans le sens transversal; chaque système est affecté d'une manière isolée, comme le prouvent les différents degrés d'intensité de l'affection dans chaque maladie, tandis que le caractère symétrique reste parfaitement conservé. Quant au cordon postérieur, la lésion s'observe exactement dans les parties qui échappent aux premières périodes de l'ataxie, c'est-à-dire le corps des cordons de Goll, le petit champ rond à l'extrémité antérieure de la zone antérieure et le champ postéro-externe (2, 3, et 5 dans fig. 3) dans les cordons de Burdach.

En 1863, Friedreich [1] a appelé l'attention sur une forme par-

1. *Virchow's Archiv*, vol. XXVI et XXVII, 1863; vol. LXVIII et LXX, 1877 et 1878.

ticulière de la maladie à laquelle on a donné le nom d'*ataxie héréditaire*. Ce nom nous paraît impropre, parce qu'il semble impliquer d'abord que la maladie connue sous le nom d'ataxie n'est pas héréditaire, et en second lieu, que la maladie décrite par Friedreich, tant au point de vue clinique que pathologique, est identique avec le tabes dorsalis de Romberg ou l'ataxie locomotrice de Duchenne. C'est là une erreur, parce que l'influence héréditaire ne fait pas complètement défaut dans l'ataxie locomotrice; de plus la maladie décrite par Friedreich diffère par tant de points de l'ataxie locomotrice que nous considérons aujourd'hui ces deux maladies comme distinctes.

Les cas rapportés par Friedreich n'étaient pas des exemples de la transmission directe d'une forme particulière de maladie spinale de parents à enfants, mais des exemples d'une maladie qui s'est présentée chez des frères et sœurs et dont les parents n'ont pas été atteints. L'expression « ataxie héréditaire » est donc erronée. Le terme « ataxie de famille », quoique plus correct, ne sonne pas bien; nous proposons de désigner provisoirement cette affection sous le nom de *Maladie de Friedreich*, qui a l'avantage de ne réveiller aucune théorie pathologique particulière.

Les lésions pathologiques dans la maladie de Friedreich montrent une plus grande variété de dégénérescence que celles que l'on rencontre dans l'ataxie ordinaire. On ne constate pas seulement une lepto-méningite et une sclérose dans les cordons de Goll et de Burdach, mais encore une sclérose des cordons latéraux, des cordons vésiculaires de Clarke, de la substance centrale grise et même des cordons antérieurs. Dans la moelle allongée, la sclérose s'étend jusqu'aux pyramides postérieures et au plancher du quatrième ventricule entraînant les noyaux et les troncs des nerfs hypoglosses. Les racines postérieures sont généralement dégénérées et indurées, les nerfs brachiaux, cruraux et sciatiques sont atrophiés.

Aussi la maladie de Friedreich semble-t-elle être une sclérose diffuse des différentes parties de la moelle épinière et de la moelle allongée; cliniquement et pathologiquement elle diffère de l'ataxie et de la sclérose en plaques. Il est inutile de discuter sérieusement l'opinion de Hammond « que la maladie commence dans le bulbe pour envahir ultérieurement le cervelet » ; en effet, l'observation clinique prouvera plus tard qu'elle commence dans le renflement lombaire, et l'anatomie pathologique a déjà démontré que le cervelet reste intact, même lorsque la maladie a duré plus de trente ans. La première théorie de Duchenne sur l'ataxie locomotrice, faisant croire à une maladie du cervelet, aurait dû empêcher Hammond de remettre le cervelet en jeu dans la maladie qui nous occupe.

6. Enfin, il a été démontré qu'il existe une *pseudo-sclérose* où l'on peut observer tous les symptômes de la sclérose des cordons latéraux ou de la sclérose en plaques, et où l'on ne découvre aucune lésion à l'autopsie. Chez les filles hystériques, Müller, de Gratz, et mon collègue Hughes Bennett ont appelé l'attention sur cette pseudo-sclérose latérale et Westphal a rencontré dernièrement deux cas de pseudo-sclérose sans lésion anatomique; un de ces malades était un garçon qui, à ses dix-huit ans, offrait les symptômes d'une débilité motrice dans les extrémités supérieures et inférieures et était atteint de diplopie; six années après, il devint imbécile ; il tremblait des extrémités supérieures et inférieures à chaque mouvement volontaire ; il présentait aussi le phénomène connu sous le nom de contraction paradoxale; le tremblement s'étendait aussi à la tête, la langue et la mâchoire inférieure; la parole était traînante, les mouvements lents et maladroits. Trois années après, le malade mourut, et l'on ne découvrit à l'autopsie aucune lésion dans le système nerveux. Nous avons soigné à notre hôpital une fille alitée depuis trois années avant son admission; à l'examen elle présentait tous les symptômes d'une sclérose latérale primitive. Après trois mois, elle quitta l'hôpital presque complètement guérie ; cela nous a fait supposer qu'il n'y avait existé aucune lésion de structure et nous considérons ce cas comme une pseudo-sclérose des cordons latéraux.

# CHAPITRE V

## ÉTIOLOGIE DE LA SCLÉROSE

Nous savons que des poisons, pris pendant un temps suffisamment long, peuvent engendrer une sclérose de certaines parties de la moelle épinière. Nous savons également qu'il existe une forme spéciale de débilité spinale qui se développe en mangeant du pain contenant une proportion trop grande d'ergot de seigle, « le Mycelium ou le Sclerotium permanent d'un Fungus de la famille des Pyrenomicetes », qui croît sur la fleur et le fruit du Secale cereale, et qui, d'après Dragendorff et Podwissotzki, renferme deux principes actifs, l'acide sclérotinique (environ 4,5 pour cent) et une substance colloïde appelée scléromucine (2 à 3 pour cent). Le mot ergotine, employé d'abord par Wiggers, ensuite par Bonjean et Wenzell, devrait être rayé de la pharmacologie, parce que ce produit est un mélange de substances très différentes. On connaît fort peu l'action des alcaloïdes que l'on dit exister dans le Mycelium, savoir l'ergotinine et l'echoline. Néanmoins l'acide sclérotinique est un poison à composition définie; trente centigrammes suffisent pour tuer un petit chat, soixante centigrammes tuent un lapin. D'après Nikitin, l'administration de ce poison donne lieu aux phénomènes suivants : paralysie, diminution de la température du corps, et ralentissement de la respiration qui cesse avant que l'action du cœur soit arrêtée.

Tuczek a essayé de produire une ataxie artificielle en nourrissant des animaux avec des petites doses d'ergot et d'acide sclérotinique ; sous l'influence de l'ergot de seigle, les souris et les poulets meurent rapidement avec des symptômes de dégénérescence, même graisseuse, des principaux organes. Les lapins semblent résister à l'action de ce poison ; ils paraissent se porter parfaitement bien lorsqu'on les nourrit pendant des mois avec des doses variant de 15 à 30 grammes. Les chats et les chiens dégénéraient ou devenaient chancelants, spécialement dans les extrémités postérieures ; le réflexe rotulien persistait ; à l'autopsie on n'observait aucune modification dans la moelle épinière. — A petites doses, l'acide sclérotinique produit plus nettement, d'après le même auteur, les symptômes de l'ataxie locomotrice, d'abord dans les extrémités postérieures, ensuite dans les extrémités antérieures ; mais le réflexe rotulien continuait à persister ; l'examen de la moelle prouva ultérieurement qu'il n'y avait aucune lésion. Les expériences faites avec la triméthylamine n'offrirent également aucun résultat.

Tandis que les résultats de la pathologie purement expérimentale sont ambigus et que les recherches faites par Vulpian, il y a quelques années, démontrent qu'il est impossible de produire artificiellement une ataxie chez les animaux, il est néanmoins certain que, lorsque le pain falsifié par l'ergot de seigle doit servir pendant quelque temps à l'alimentation, il se produit une sclérose des cordons postérieurs.

Jusque dans ces derniers temps, la description des symptômes qui se présentent dans ces cas est restée quelque peu obscure, et les résultats de l'examen n'ont pas été suffisamment clairs ; mais dernièrement Tuczek a donné une description lucide d'une épidémie de cette nature qui s'est présentée dans le district de Frankenberg (Hesse), à la suite de la mauvaise récolte de 1879, où la farine qui servait à la fabrication du pain renfermait jusqu'à dix pour cent de seigle ergoté.

Ce district est composé de douze villages avec une population de 2500 habitants ; 500 de ces habitants devinrent malades et parmi eux beaucoup d'enfants. La position de la classe ouvrière est misérable; les habitations et l'alimentation laissent énormément à désirer; ajoutons que le peuple a un grand penchant pour les boissons alcooliques, chaque personne faisant une consommation journalière et moyenne de trois litres d'alcool brut de pommes de terre, les enfants même s'adonnant à cette habitude pernicieuse. La récolte de 1880 contenait moins de seigle ergoté que celle de 1879 et ne semble pas avoir amené de nouveaux cas de cette maladie; toutefois il y eut de nombreuses rechutes, et quoique la récolte de 1881 fut bonne et fournit une farine pure, il s'est présenté néanmoins à l'hôpital quelques nouveaux cas que l'on doit attribuer à des rechutes.

Dans quelques cas rares, l'action du poison semblait être rapide, puisque l'on a observé des symptômes cérébro-spinaux peu de temps après l'ingestion du pain empoisonné. Néanmoins, dans la grande majorité des cas, l'affection mentale, l'épilepsie ainsi que l'ataxie, ne se présentèrent qu'après quelques mois; quelquefois même l'ergotisme ne s'est présenté que longtemps après que l'on avait cessé de manger le pain.

Cela tend à prouver qu'il existe, en dehors de l'affection primitive, une espèce d'intoxication ayant une certaine analogie avec les progrès de la syphilis, et qui peut amener éventuellement une grave maladie du système nerveux central.

Dix-sept malades atteints de l'ataxie ergotinique furent admis à l'hôpital de l'Université de Marbourg, onze hommes et six femmes, ainsi que six enfants au-dessous de quinze ans.

Certains cas étaient précédés des symptômes de la manie, avec convulsions épileptiformes. Dans tous, sans exception, le réflexe rotulien faisait défaut et n'est revenu que chez un seul malade, un bon nombre d'autres malades ayant néanmoins pu guérir; même chez les enfants où, en règle générale, le réflexe rotulien est si net, on ne put le découvrir dès qu'ils avaient présenté les symptômes de l'ergotisme.

Dans les cas d'ataxie, il y avait de l'engourdisssement, des picotements, des douleurs fulgurantes, une sensation de constriction autour de la ceinture, de l'analgésie, de l'hésitation lorsque les yeux étaient fermés et la démarche de l'ataxie. La sensibilité faradique avait beaucoup diminué; la brosse faradique, appliquée à l'aide d'un courant énergique, faisait à peine rougir la peau. Les pupilles étaient dilatées, comme cela s'observe souvent au début de l'ataxie. Dans quatre cas, où la terminaison fut fatale, les cordons de Burdach étaient sclérosés, tandis que ceux de Goll semblaient normaux ou à peine atteints. Les cordons antéro-latéraux et la substance grise étaient intacts. Dans les cordons de Burdach, la dégénérescence existait dans toute leur étendue depuis la portion lombaire jusqu'à la moelle allongée. La pie-mère spinale était normale. Les modifications de la moelle consistaient essentiellement en une hypertrophie de la névroglie avec atrophie des fibres nerveuses. Il n'y avait nulle part de trace de myélite aiguë, mais on a retrouvé des corpuscules amylacés.

L'absence du réflexe rotulien était ici de la plus grande importance au point de vue du diagnostic. Dans quelques cas où l'on ne remarquait au premier abord que des accès épileptiques ou des symptômes mentaux, ce signe justifiait la conclusion qu'il y avait simultanément une altération anatomique définie dans les cordons postérieurs de la moelle épinière. Chez un de ces malades, l'absence du réflexe rotulien constituait le seul symptôme de l'ataxie; l'examen ultérieur a confirmé que, déjà lors du début, il existait une atrophie dégénérative de la moelle épinière. Les vaisseaux sanguins et la pie-mère étaient intacts, ainsi que les racines postérieures et les ganglions spinaux; mais dans la moelle lombaire et dorsale inférieure on a constaté, à la section transversale, que les cordons de Burdach étaient malades; plus haut, seule la partie médiane de ces cordons semblait souffrir, tandis qu'à la moelle cervicale il n'y avait qu'un trajet étroit, contigu aux cordons de Goll qui fut trouvé atteint de sclérose.

La contre-partie de l'ergotisme se rencontre dans la production de la paralysie spinale spastique, probablement une sclérose des faisceaux pyramidaux de la moelle, déterminée par l'ingestion du pain préparé avec une farine falsifiée par le *Lathyrus cicera*. Ce pain se consomme dans la classe pauvre du nord et du centre des Indes, spécialement dans les environs d'Allahabad, dans le nord de la Suède, en Algérie, dans quelques parties de la France et dans le sud de l'Italie où le peuple l'appelle « mochi ». Hippocrate et Galien parlent de *Crurum impotentia* chez ceux qui sont nourris d'un Ervum, qui est l'analogue du Lathyrus. Targioni-Tozzetti a observé au dernier siècle une épidémie de cette maladie qu'il appelait « epidemia di storpio » (fléau des impotents). En 1873, le professeur Cantani, de Naples, proposait de l'appeler le lathyrisme, pour faire ressortir son analogie avec l'ergotisme.

Ce fut Brunelli [1], de Rome, qui reconnut en premier lieu que l'affection particulière produite par l'ingestion du Lathyrus présente les symptômes de la paralysie spinale spastique. Il a pu voir, en octobre 1880, cinq cas de ce genre, et a constaté que tous les malades étaient venus de la commune d'Alatri, près de Rome. C'étaient des petits fermiers, dont trois appartenaient à la même famille; pendant plusieurs mois ils avaient été obligés de vivre d'un pain composé de parties égales de seigle et de Lathyrus. En se rendant à Alatri, Brunelli y rencontra six autres cas de la même maladie, dont la plupart étaient des jeunes gens en deçà de trente-cinq ans. Les plus âgés, ainsi que les enfants qui avaient mangé le même pain, ne semblaient pas souffrir. Dans cette commune, la maladie était restée inconnue jusqu'en 1875, époque à laquelle on a importé une grande quantité de graines de Lathyrus qui ont été vendues à un très bas prix.

Le premier symptôme de la maladie consistait en une débilité avec tremblement dans les jambes; les malades semblaient ivres, spécialement après les repas exclusivement composés de pain mêlé de Lathyrus. En cessant de prendre ce pain, les habitants se rétablissaient; mais chez ceux qui par la misère étaient obligés de continuer à le manger, la maladie fit de

1. *Transactions of the international medical Congress*. Londres, 1881, vol. II, p. 45.

rapides progrès, de telle sorte qu'après deux ou trois mois elle présentait l'aspect de la paralysie spastique. Il existait une grande roideur dans les jambes et une difficulté dans la marche; les pas furent petits, les pieds traînaient par terre; les jambes étaient rapprochées l'une de l'autre par la rigidité des muscles adducteurs des cuisses; les orteils étaient fléchis et les talons soulevés du sol par la contraction des muscles gastrocnémiens. Ceux qui souffraient le plus semblaient comme rivés à leur chaise lorsqu'ils affectaient la position assise et ils ne pouvaient se lever qu'après des efforts répétés. Les béquilles et les cannes leur servaient fort peu; les malades marchaient mieux en se servant d'un long bâton analogue à celui dont on se sert pour franchir les Alpes; ils en saisissaient l'extrémité supérieure par les deux mains. La nutrition des muscles n'était pas altérée, il n'y avait aucun trouble de la sensibilité ou des organes des sens spéciaux, des sphincters ou du cerveau. Il y avait une exagération des réflexes tendineux, particulièrement pour ce qui concerne la rapidité avec laquelle la jambe était projetée en avant lorsqu'on produisait le réflexe rotulien; le réflexe était néanmoins moins prononcé pour ce qui concernait l'étendue du mouvement produit.

On a observé en Italie que les cochons, après avoir été nourris avec la plante fraîche du Lathyrus cicera, commencent aussitôt à traîner leurs extrémités postérieures. La graine sèche de la même plante, mangée par les cochons, les chiens et les lapins, produit des effets analogues. Les lapins semblent mourir peu de temps après en avoir mangé, tandis que les cochons résistent à l'action de ce poison pendant un temps beaucoup plus long. Quelques auteurs croient que le lathyrisme est identique au béri-béri, mais de récentes recherches tendent à supposer que la paraplégie du béri-béri n'est pas due à une maladie de la moelle épinière, mais à une névrite multiple aiguë.

M. Barron, de Liverpool, nous a fait un rapport intéressant d'une épizootie qui a régné dernièrement dans cette ville chez les chevaux, parce que ces animaux avaient été nourris de graines des Indes que l'on croit être les semences du Lathyrus cicera. Un propriétaire de voitures commença par en nourrir soixante-dix-huit chevaux (dont quatre poneys) au commencement d'octobre 1883. Ces animaux semblaient assez bien se porter; cependant les domestiques accusaient une lenteur des mouvements latéraux de ces bêtes dans leurs étables et une difficulté à reculer. On n'y prêta aucune attention jusqu'à la fin de mars 1884; il faisait alors froid et humide et il régnait un vent d'est. A ce moment un cheval fut pris de spasme au milieu de la rue et succomba par asphyxie. Depuis lors neuf autres chevaux moururent, ayant offert les mêmes symptômes. Parmi les trente-trois chevaux qui avaient été malades, aucun poney n'avait souffert et seulement une jument; chez un cheval on pratiqua la trachéotomie en raison du spasme laryngé. M. Barron n'a fait jusqu'ici qu'une autopsie; il ne put se procurer la moelle allongée, mais il a constaté une atrophie complète du nerf récurrent laryngé et des muscles que ce nerf anime; les autres muscles paraissaient intacts à l'œil nu, mais l'examen microscopique du nerf récurrent droit et de ses muscles montrait un commencement d'atrophie. Il y avait également une dégénérescence des cellules motrices des cornes antérieures de la moelle épinière, surtout à gauche, avec une sclérose du faisceau pyramidal croisé correspondant.

Il serait intéressant de vérifier dans les observations ultérieures de cette espèce si ce sont principalement ou exclusivement les abducteurs des cordes vocales qui sont atteints, et si les adducteurs restent intacts ou sont en état de contraction. On a observé chez des tabétiques des crises laryngées qui se sont terminées par la mort; leur existence dans la paralysie spinale spastique reste toutefois problématique. L'examen des réflexes rotuliens chez les chevaux malades démontrerait si leur maladie participait plus de la sclérose des cordons latéraux que de celle des cordons postérieurs. La dégénérescence des cellules ganglionnaires des cornes antérieures, observée par M. Barron, tendrait à prouver que c'était plutôt une variété de la maladie spinale connue sous le nom de sclérose latérale amyotrophique

Le poison dont nous comptons nous occuper maintenant, est, de sa nature, beaucoup plus subtile, bien plus répandu sur le globe et plus destructif du genre humain et du bonheur que tout autre agen vénéneux. Nous voulons parler de la syphilis. La *syphilis*, qui débute comme une infection du sang, envahit à la fois le sang et les tissus si on ne l'arrête dans sa marche. On sait depuis longtemps qu'elle joue un rôle très important dans la production de certaines maladies du cerveau, telles que les tumeurs, les thromboses artérielles et la méningo-encéphalite. Ce n'est toutefois que très récemment qu'il a été démontré à l'évidence qu'elle est la cause de la plupart des ataxies qui se présentent à l'observation ; nous avons même la conviction qu'elle contribue également pour beaucoup, directement ou indirectement, à la production d'autres formes de sclérose primitive de la moelle épinière. C'est là un des points les plus importants qui aient été prouvés dans ces derniers temps ; il semble offrir des vues nouvelles pour prévenir, dans beaucoup de cas, par un traitement énergique et prolongé de l'infection syphylitique, le développement de l'ataxie, et même pour la guérir si le malade se soumet à un traitement sérieux dès le début de la maladie.

A partir du moment où les médecins se pénètreront suffisamment de l'idée qu'un traitement insuffisant des premiers symptômes de la syphilis prédispose à l'invasion d'une maladie aussi terrible que l'ataxie locomotrice, qui produit les souffrances les plus atroces que l'homme puisse endurer, et qui, lorsqu'elle est en plein développement, déjoue toutes nos ressources thérapeutiques, on pourra espérer que le traitement de la syphilis primitive et des premières périodes de la syphilis secondaire se pratiquera d'une manière plus systématique que cela ne se fait maintenant, et qu'on mettra tout en œuvre pour détruire ce poison perfide et mortel avant qu'il ait pénétré profondément dans l'économie. Au lieu de dire au malade, comme cela se fait généralement, que l'affection primitive est un « rien du tout » et « sera vite guérie », son attention doit être portée sur la nécessité d'un traitement long et persévérant, s'il tient à sa santé et à son bonheur; le médecin doit ouvertement déclarer que cette maladie paraît très bénigne au début, mais qu'après quelques années, les conséquences les plus terribles peuvent se présenter. Nous avons heureusement des antidotes spécifiques dans le mercure et l'iodure de potassium ; mais ces antidotes n'agissent complètement que lorsqu'on s'en sert avec persévérance pendant plusieurs années et à partir du début de la maladie. Ce n'est qu'alors qu'on peut réussir éventuellement en prévenant l'évolution de l'une des plus affreuses maladies qui puissent affliger l'espèce humaine.

Les premiers observateurs de l'ataxie n'ont pas reconnu la connexion qui existe entre cette maladie et le virus syphilitique. Ainsi Romberg [1], ce médecin sagace, auquel nous devons la première description réellement magistrale de cette maladie, ne mentionne pas la syphilis en traitant des causes de l'ataxie. Duchenne [2] a observé, trente ans après, que plusieurs de ses malades avaient été infectés de syphilis et que cette infection lui semblait la seule cause rationnelle de l'ataxie; il ajoutait toutefois que cette conclusion était hasardée, parce que ces cas n'offraient aucun symptôme nouveau ou spécial, si l'on en excepte les caractères bien connus de l'infection vénérienne. Il est vrai que, dans quelques cas, la douleur était plus intense ou n'était sentie que la nuit, mais cela s'observe encore là où la syphilis n'existe pas. Quant au traitement, les remèdes anti-syphilitiques n'avaient aucune influence sur la maladie.

Fournier fut le premier qui, en 1876, insista d'une manière toute spéciale sur l'origine syphilitique de l'ataxie; dernièrement il a développé ses vues dans un ouvrage [3] qui, tout en constituant un plaidoyer spécial, renferme néanmoins des faits irréfutables à l'appui de sa thèse. Il fut suivi en France par Vulpian [4] qui mit la syphilis au premier rang des influences qui peu-

1. *Lehrbuch der Nervenkrankheiten*, Berlin, 1840.
2. *De l'électrisation localisée*, etc., p. 655. 3e édition. Paris, 1872.
3. *De l'ataxie locomotrice d'origine syphilitique*. Paris, 1882.
4. *Maladies du système nerveux*, p. 245. Paris, 1879.

vent provoquer la maladie; Vulpian prétend qu'il y a peu de malades ataxiques qui, peu d'années avant l'apparition des premiers symptômes, n'ont pas eu un chancre et des symptômes de la syphilis secondaire ; que peu de ces malades avaient été convenablement traités et que la plupart avaient été très mal soignés ; que, parmi les vingt malades ataxiques, il y en avait au moins quinze qui autrefois avaient été syphilitiques. Dans un travail spécial, Caisergues [1] rapporte une centaine de cas d'affections syphilitiques de la moelle, observés par lui et d'autres auteurs ; personnellement il a vu trois cas manifestes d'ataxie syphilitique. Récemment Grasset [2] a examiné un de ces derniers cas, et il a trouvé dans le cerveau les lésions diffuses de la méningo-encéphalite et dans la moelle une sclérose systématique qui, en deçà du renflement cervical, atteignait les cordons postérieurs ; au-dessus de ce point, il y avait sclérose des cordons de Goll. Dans ce cas, l'ataxie était restée limitée aux extrémités inférieures, mais le malade avait également souffert d'une paralysie générale (mégalomanie). D'après Caisergues, la circonstance que la syphilis détermine habituellement des lésions diffuses dans le cerveau, ne démontre nullement qu'il ne peut pas se produire des lésions systématiques de la moelle; pour ce qui concerne cette question il attache une plus grande importance à l'évidence clinique qu'à l'anatomie pathologique.

En Angleterre, Moore, Dreschfeld, Drysdale, Gowers, Hutchinson et d'autres encore se sont prononcés en faveur de l'origine syphilitique dans la plupart des ataxies.

Il y a quelques années, l'idée nous [3] vint qu'il serait important de pouvoir certifier l'influence de la syphilis dans la production d'autres maladies du système nerveux, et de comparer les chiffres ainsi obtenus avec ceux déjà relatés au sujet de l'ataxie. On ferait de cette manière une contre-expérience qui

1. *Des myélites syphilitiques*, p. 72. Montpellier, 1878.
2. *Traité pratique des maladies du système nerveux*, p. 1017, 2e édition, Montpellier, 1880.
3. *The Lancet*, 1880, vol. II, p. 496, et *Transactions of the international Congress*, 1881, vol. II, p. 38.

permettrait de jeter une nouvelle lumière sur cette question. Aussi avons-nous utilisé un millier de cas d'affections nerveuses annotées dans notre registre au sujet de cette question et sans y faire le moindre choix.

Nous avons noté 206 cas d'épilepsie, 101 cas de neurasthénie sans apparence de lésion du système nerveux, 77 cas d'hémiplégie consécutive à une apoplexie ou un ramollissement cérébral ; 51 cas de névralgie ; 32 cas d'ataxie en plein développement ; les autres cas étaient des hystéries, des paralysies infantiles, des paralysies locales, de l'atrophie musculaire, de l'anesthésie, de la chorée, des tumeurs du cerveau, de l'impuissance, de la paralysie agitante, du torticolis, etc. ; des 32 cas d'ataxie, 29 cas étaient d'origine syphilitique. Dans ces 29 cas, il y en avait 28 avec syphilis secondaire ; dans un seul cas il y eut un chancre mou et un bubon sans symptômes secondaires.

Cela démontre une proportion de 90, 6 pour cent en faveur de l'origine syphilitique du tabes, chiffre qui paraît très élevé si on le compare aux proportions fournies pour les autres maladies du système nerveux, puisque la syphilis n'avait précédé l'affection que 10 fois chez 206 épileptiques, 12 fois sur 101 cas de neurasthésie, 5 fois chez 77 hémiplégiques, et 2 fois sur 51 cas de névralgie. Nous avons ainsi les proportions suivantes :

| | | |
|---|---|---|
| Ataxie précédée de syphilis............ | 90,6 | pour 100 |
| Neurasthénie précédée de syphilis...... | 11,8 | — |
| Hémiplégie précédée de syphilis....... | 6,2 | — |
| Epilepsie précédée de syphilis.......... | 4,8 | — |
| Névralgie précédée de syphilis.......... | 3,9 | — |

Il y avait 6 autres cas où une paralysie des muscles oculaires, des douleurs fulgurantes et une débilité sexuelle firent croire à une sclérose en voie de formation dans les cordons postérieurs de la moelle, et dans quatre de ces cas il y eut des antécédents syphilitiques. Toutefois ces cas furent perdus de vue avant l'arrivée des symptômes indubitables, et comme ils se présentèrent quelque temps avant que la perte des réflexes rotuliens pût être utilisée pour le diagnostic de cette maladie, nous avons jugé opportun de ne pas les mentionner. Il est néanmoins très significatif de constater que la syphilis avait précédé dans 4 cas sur 6.

Quant à ce qui concerne le temps écoulé entre les premiers symptômes de la syphilis et ceux de l'ataxie, on a constaté que les premiers avaient précédé les derniers environ vingt ans dans 2 cas, entre dix et vingt ans dans 7 cas, entre deux et dix ans dans 19 cas, et environ dix-huit mois dans 1 seul cas. Dans les 3 cas où l'existence de la syphilis n'a pu être démontrée, on a attribué la maladie, dans un cas à une opération pour les hémorrhoïdes, dans un autre à un accident dans une voiture du tram et dans un troisième à l'exposition au froid et à l'humidité. L'âge auquel l'ataxie s'est produite, variait de vingt-un à quarante-cinq ans, et tous les malades étaient des hommes. Dans tous les cas, on a fait mention de toute autre cause qui aurait pu favoriser l'éruption du mal, telle que les accidents, les excès de fâtigues, l'influence de l'humidité ou du froid, les abus sexuels et alcooliques.

Depuis que nous avions pris ces proportions, nous avons à enregistrer 34 nouveaux cas [1] d'ataxie en plein développement. Parmi ces malades, il y en avait vingt-huit qui ont reconnu avoir eu la syphilis, six ont nié toute infection de ce genre. La proportion des ataxiques syphilitiques dans ce nouveau chiffre serait conséquemment de 82, 4 et celle des non syphilitiques de 17, 6. Nous croyons encore devoir y ajouter que des six malades qui ont nié l'existence de la syphilis, il y en avait deux qui, en raison des circonstances particulières dans lesquelles ils se trouvaient placés, avaient les motifs les plus sérieux pour attribuer leur maladie à des accidents et pour nier toute infection syphilitique. Un de ces derniers présentait à la poitrine une éruption papulaire suspecte.

1. Ces cas appartiennent à notre pratique privée. Nous nous sommes abstenus à dessein des résultats fournis par notre pratique à l'hôpital, parce que nous avons constaté que les statistiques fournies par les malades de l'hôpital, pour ce qui concerne l'infection préalable, ne méritent aucune confiance.

La proportion totale des deux séries de chiffres monterait conséquemment à 86, 5 pour l'ataxie syphilitique et 13, 5 pour l'affection non syphilitique.

En Allemagne, ce fut surtout Erb [1] qui se fit le champion de l'origine syphilitique de l'ataxie. Il a constaté que sur 122 cas qui se sont présentés dans sa pratique, la syphilis avait précédé l'ataxie dans une proportion de 89 pour 100. Dans ces derniers temps, il a publié une autre série de chiffres qui fait remonter la somme totale à 200. Dans cette deuxième série la proportion syphilitique remontait à 91. Sur 1 200 cas d'autres affections nerveuses, la proportion ayant des antécédents syphilitiques était seulement de 22, 75 ; 77, 25 pour 100 n'avaient offert aucune manifestation de ce genre. Pour ce motif Erb conclut que peu de gens qui sont restés indemnes de la syphilis sont prédisposés à l'ataxie. Leyden [2], au contraire, remarque d'une manière presque péremptoire que cette théorie est erronée, parce qu'elle est uniquement basée sur des statistiques et que celles-ci peuvent tout prouver; il estime que les modifications anatomiques trouvées dans l'ataxie n'ont pas la moindre ressemblance avec les autres lésions notoires de la syphilis et que le traitement spécifique ne fait aucun bien dans l'ataxie. Aussi rejette-t-il la théorie spécifique de la maladie ; il fait toutefois observer que l'iodure de potassium doit être considéré comme le remède le plus utile dans l'ataxie! Westphal [3], dont l'opinion mérite le plus grand respect, a été également, et dès le début, un adversaire sérieux de cette théorie ; il n'ajoute aucune foi aux statistiques, parce qu'il est impossible de se baser sur les rapports des malades. Tels malades considèrent tout mal des organes sexuels comme de nature vénérienne, et il y a même des médecins qui, pour se mettre à couvert, traitent toute affection de ces parties comme ayant une origine syphilitique.

Quand parmi les observateurs les plus compétents les opi-

1. *Centralblatt*, etc., 1881, p. 195; *Transactions of the international medical Congress*, 1881, vol. II, p. 32; et *Berliner Klinische Wochenschrift*, n° 32, 1883.
2. *Tabes dorsalis, dans Eulenburg's Encyclopädie*, Vienne et Leipzig. 1883.
3. *Archiv für Psychiatrie*, Berlin, 1879-1883.

nions sont si divergentes, il nous semble, pour éclaircir la question, qu'il faut pouvoir discuter les différents points qu'elle soulève.

1. Pour ce qui concerne les statistiques, il serait peu loyal de les exclure d'une manière complète, puisqu'on les utilise constamment pour éclairer la pathologie des autres maladies, telles que les fièvres, la tuberculose, l'épilepsie, etc. Nous croyons que les adversaires de la théorie syphilitique de l'ataxie combattraient plus efficacement cette manière de voir, s'ils voulaient nous fournir les statistiques de leur propre pratique, en démontrant que la syphilis a fait défaut dans un grand nombre de cas. Les proportions centésimales publiées jusqu'ici plaident en faveur de la syphilis, comme ayant une grande influence prédisposante à l'ataxie. Les voici :

| | | | |
|---|---|---|---|
| Althaus | 86,5 | Gowers | 70,0 |
| Bernhardt | 58,8 | Pusinelli | 52,0 |
| Buzzand | 45,0 | Quinquano | 100,0 |
| Erb | 90,0 | Ross | 95,0 |
| Fournier | 91,45 | Vulpian | 75,0 |

On n'oserait affirmer que ces chiffres constituent une pure coïncidence; de plus, si on connaissait toute l'histoire des malades, il est probable que cette proportion serait encore plus élevée que maintenant. On sait que des personnes négligentes ne prêtent aucune attention à la syphilis quand leurs manifestations primaires ou secondaires ne sont pas graves. Un mal primitif peu intense, qui guérit promptement, peut être suivi de quelques taches de roséole et d'une légère douleur à la gorge et à la langue. Ces accidents disparaissent avec ou sans traitement, et le malade croit qu'il n'a jamais eu la syphilis ; mais quatre, cinq, même dix années après, il se produit une diplopie, et un accès de douleurs fulgurantes annonce l'invasion de l'ataxie qu'on doit attribuer à la maladie vénérienne aussi bien que les tumeurs gommeuses ou le sarcocèle.

2. On observe fréquemment, dans la pratique médicale, que les malades nient avoir été exposés à l'infection, au moment même où ils en offrent les signes les plus évidents. C'est sur-

tout dans les hôpitaux que nous voyons des malades couverts d'une éruption syphilitique, qui souffrent d'ulcérations à la gorge et au palais et qui soutiennent néanmoins n'avoir jamais été infectés. Il en est de même dans la pratique privée où des malades, par un sentiment de fausse honte, refusent de nous donner ce renseignement si précieux. Nous voulons croire qu'à la longue il est des malades qui l'oublient, d'autres qui n'y ont fait aucune attention; ceux qui ont eu un chancre intra-uréthral ou chez qui il y avait une syphilis héréditaire, sont excusables parce qu'ils ont ignoré leurs souffrances.

1re *Observation.* — Au mois d'août 1879, le Dr Wright, de Derby, nous pria d'aller voir un représentant de commerce, âgé de cinquante-trois ans, qui avait été marié deux fois et qui reconnaissait avoir péché par des excès vénériens. Il avait mené une vie irrégulière. Il y a environ trois ans, la maladie dont il souffre en ce moment a débuté par une sensation d'engourdissement dans ses deux mains. Mettant ses mains dans ses poches pour y prendre quelque chose, il ne put en aucune façon distinguer ce qui s'y trouvait. Nous lui faisions fermer les yeux et nous lui mettions dans les mains des pièces de monnaie et d'autres objets familiers; il fut totalement incapable d'en déterminer la nature. Il put toutefois distinguer les piqûres et les pincées. Il portait une atrophie des deux nerfs optiques d'une étendue telle qu'il ne put lire avec les caractères de Jäger n° 19. Le symptôme d'Argyll-Robertson existait. L'ouïe était défectueuse du côté de l'oreille gauche. Il se plaignait d'une douleur dans les jambes qui quelquefois était aiguë et lancinante, d'autres fois elle était sourde et fréquemment limitée à une petite place qui n'excédait pas la dimension d'une pièce de cinq francs. Dans les deux jambes il y avait absence du réflexe rotulien. Il était très chancelant sur les jambes, ne pouvait rester sur une seule sans assistance, les yeux même restant ouverts; il ne pouvait se tenir sur les deux jambes lorsque les yeux étaient fermés. La démarche était ataxique au plus haut degré. Il avait la plus grande difficulté pour descendre des escaliers, et il lui était impossible de marcher dans l'obscurité. La colonne vertébrale semblait sensible à la pression, la vessie était paresseuse, l'énergie et le désir sexuels avaient beaucoup diminué; en essayant la copulation, l'érection était imparfaite et l'éjaculation prématurée. Dans les derniers temps, il avait souvent souffert de petits abcès au second doigt de la main gauche, qui avaient rendu tout ce bras tellement sensible qu'il ne pouvait en faire usage. En lui demandant s'il avait jamais eu la syphilis, il répondait « qu'il croyait avoir eu *quelque chose* », sans se rappeler rien de précis en dehors d'une cautérisation faite par son médecin.

Dans l'observation suivante, le malade nia d'abord tout antécédent syphilitique, et l'avoua ensuite :

2e *Observation.* — En octobre 1879, le Dr Bader nous pria d'examiner un négociant, âgé de quarante-quatre ans, qui, trois années auparavant, avait été atteint d'une paralysie du muscle droit externe gauche et d'une atrophie progressive des deux nerfs optiques. Il ne pouvait lire que le no 9 de Jäger; il avait souffert d'achromatopsie et de myosis bilatéral. Il nia avoir jamais eu la syphilis, et il attribua sa maladie à un excès de travail et à des contrariétés dans les affaires. Autrefois il a eu une chorée qui avait commencé dès son enfance et qui ne l'a jamais quitté; il avait été impuissant pendant cinq ans. Le réflexe rotulien était absent; il y avait de l'ataxie dans la position debout, mais non dans la marche. Après que nous avions soigné pendant quelque temps ce malade, un jour il nous avoua que réellement il avait eu la syphilis il y a environ dix ans, qu'il avait souffert pendant environ douze mois de diverses manifestations de cette infection, principalement dans la bouche et la gorge. Il avait nié ce fait au premier abord « parce que l'idée seule de sa folle conduite d'autrefois l'avait tellement ennuyé en ce moment qu'il préférait n'en pas parler ».

3e *Observation.* — En avril 1879, nous fûmes appelé en consultation près d'un négociant, âgé de trente-cinq ans, marié et père de quatre enfants. Il attribuait les symptômes de l'ataxie dont il était atteint à un accident qu'il avait eu dans une voiture du tram. Il y a dix mois, il remarqua brusquement qu'il vit tout en double ; que l'œil droit regardait en dedans et que conséquemment il y avait paralysie du muscle droit externe de cet œil. Il en guérit au bout d'environ trois mois. Lorsque nous le vîmes pour la première fois, il y avait un certain degré de ptosis de la paupière droite, de telle sorte que l'œil paraissait sensiblement plus petit à droite qu'à gauche. Le réflexe rotulien manquait des deux côtés. La marche était difficile et la jambe droite était plus pesante que la gauche. Il pouvait assez bien se trouver debout sur la jambe gauche, mais cette position était impossible sur la jambe droite. Il avait une sensation de constriction à la ceinture et à la gorge et un grand engourdissement vers les parties inférieures à partir de la ceinture. Sur notre demande s'il avait eu la syphilis, il nia avec indignation; l'examen du pénis fit toutefois découvrir une énorme cicatrice sur le gland. Lorsque nous lui en demandions l'origine, il répondit que c'était à la suite de la résistance qu'il avait rencontrée en consommant le mariage ! Elle avait néanmoins l'aspect d'une cicatrice syphilitique. Un traitement spécifique guérit complètement le malade.

Dans quelques circonstances les premiers symptômes de la syphilis sont si peu prononcés qu'un malade a de la peine à croire qu'un si petit mal peut entraîner une si grande conséquence ; ce n'est que le médecin qui peut saisir la gravité de la situation.

4e *Observation.* — En septembre 1882, nous étions consulté par un praticien Irlandais, âgé de quarante ans, célibataire. Il raconta qu'il y a environ vingt ans, il avait eu une syphilis très bénigne, à la suite d'un petit chancre qui guérit rapidement, et, six semaines après, un petit ulcère à la langue. Jamais il n'avait eu la moindre éruption à la peau, ni une ulcération à la gorge, ni aucune autre manifestation de la diathèse syphilitique; en apparence il avait continué à jouir d'une bonne santé *pendant quinze années*. Il y a cinq ans, les premiers symptômes de la maladie actuelle se firent jour et atteignirent particulièrement le côté droit du corps. D'abord la vue s'obscurcissait du côté de l'œil droit qui, actuellement, est le siège d'une atrophie du nerf optique bien caractérisée ; vinrent ensuite des douleurs fulgurantes dans le genou droit; en ce moment elles peuvent se présenter dans toutes les parties du corps. Ces douleurs durent alors pendant quelques heures, et disparaissent généralement sous l'influence du chloral ; après huit jours un autre accès de douleurs se répète. Il existe un léger ptosis de la paupière droite, mais pas de paralysie dans les muscles moteurs de l'œil. Un grand engourdissement règne dans la région du nerf cubital droit. Il n'y a plus de désir ni de puissance génitale; il y a environ douze mois qu'il eut le dernier rapport, mais celui-ci avait été imparfait ; il continue néanmoins à avoir de temps à autre des pollutions nocturnes. La vessie est lente et assez fréquemment il y a incontinence d'urine ; il y a constipation. Des deux côtés il n'existe plus de réflexe rotulien et il y a une grande faiblesse des muscles des extrémités inférieures. Le malade chancelle quand il se tient debout avec les yeux fermés ou bien dans l'obscurité ; sa démarche est ataxique. Jamais il n'a pu prendre l'iodure de potassium; il revenait à peine d'Aix-la-Chapelle où on lui avait fait quarante frictions mercurielles sans le moindre résultat.

On pourrait certainement prétendre dans cette observation que, si le malade n'avait pas été un médecin, il pourrait avoir oublié tout ce qui concerne l'affection syphilitique qui avait précédé la maladie actuelle de quinze ans. Il fut toutefois convaincu de la nature spécifique de son mal, ne pouvant imaginer une autre cause qui aurait pu amener ses souffrances.

5e *Observation.* — En août 1881, le Dr Meurer, de Wiesbaden, nous envoya un malade, âgé de quarante-deux ans, marié et grand chasseur. Ce malade avait observé, il y a quelques années, qu'il voyait tout en double et il en avait éprouvé une grande difficulté pour la chasse. Probablement cet accident doit être attribué à une parésie du muscle droit interne de l'œil droit. Quand nous le vîmes, ce muscle était presque complètement paralysé et il y avait également ptosis et paralysie du muscle droit supérieur de l'œil droit. Il n'y avait plus de réflexe rotulien, et le malade offrait les symptômes caractéristiques de la marche et de la station debout. En lui demandant s'il avait eu la syphilis, il nous répondit qu'il y a vingt cinq-ans il avait eu « un chancre mou qui n'avait duré que deux jours », qu'il avait pris d'énormes doses d'iodure de potassium et subi un long traitement à Aix-la-Chapelle sans le moindre résultat; il ne peut pas s'imaginer qu'il ait jamais eu la syphilis.

Il est à noter ici, d'après Fournier, que l'ataxie se produit généralement quand les premiers symptômes syphilitiques ont été très bénins. Sur quatre-vingt-quatre cas pas une seule fois la syphilis ne fut grave ; dans dix cas, l'infection fut de moyenne intensité; vingt et une fois elle fut bénigne; quarante fois elle fut très bénigne; dix fois il y eut un chancre sans syphilis secondaire; trois malades ignoraient qu'ils avaient été contaminés. Fournier déclare que la majeure partie de ses ataxiques n'ont eu qu'une faible éruption cutanée, des érosions insignifiantes des membranes muqueuses, de l'alopécie et du gonflement des glandes lymphatiques; que tous ces symptômes ont disparu rapidement avec ou sans traitement. Il en résulte cette conséquence naturelle que ces malades sont insuffisamment traités. Sur soixante-neuf malades, deux n'avaient subi aucun traitement, quarante-six avaient été traités pendant quinze jours à quatre mois, et trente et un avaient subi un traitement plus prolongé. On sait néanmoins que la syphilis ne saurait être guérie par un traitement de courte durée parce que ce dernier ne supprime alors les manifestations que d'une manière temporaire.

Il faut observer que dans d'autres cas les symptômes de la syphilis sont plus graves et d'une durée plus longue et qu'ils sont entrelacés avec ceux de l'ataxie, de sorte que personne ne pourrait expliquer, qu'avec une forte dose de sophisme, la connexion qui existe entre ces deux maladies.

6e *Observation.* — En janvier 1883, le Dr Mullar, de Kilburn, nous appela en consultation pour un malade âgé de trente et un ans, boulanger, marié et sans enfants; il avait eu un chancre induré et un bubon, il y a six ans, suivi peu après de symptômes secondaires. Depuis ce moment il a toujours souffert de quelques manifestations de la dyscrasie syphilitique; et jamais sa santé n'avait été bonne. Il y a six mois, il s'est développé un sarcocèle du testicule gauche. Dix jours auparavant, il avait eu un accès grave d'épilepsie qui avait duré cinq minutes; la veille de notre examen, il eut un autre accès avec urines et selles involontaires. Depuis quelque temps, sa mémoire avait beaucoup perdu; il était incapable de diriger ses affaires parce qu'il se sentait toujours troublé et confus. Le réflexe rotulien manque des deux côtés et le malade chancelle lorsqu'il se trouve debout avec les yeux fermés. Nous l'avons vu une seconde fois, au mois d'octobre suivant, mais avec de nouveaux symptômes ataxiques : paralysie du muscle droit externe de l'œil gauche et des douleurs fulgurantes. L'état d'hébétude était plus prononcé et alternait avec de violents accès de colère; un jour il tenait un propos indécent à sa servante, en présence de plusieurs autres personnes; il se jeta alors sur le pavé où il se roula sur ses quatre membres et jura d'une manière si violente qu'il effraya toutes les personnes présentes. Il est évident que les symptômes ataxiques marchaient ici de pair avec ceux de la paralysie générale progressive des aliénés; si ultérieurement on avait à procéder à son autopsie, il est très probable qu'on découvrirait les lésions de la méningo-encéphalite combinées avec celles de la sclérose des cordons postérieurs.

7e *Observation.* — Vers la même époque nous avons vu, en consultation avec le Dr Grasemann, un malade, crieur d'encan, âgé de quarante-quatre ans, marié et sans enfants; il y a environ dix ans, il avait eu une grave atteinte de syphilis, un chancre induré et un bubon, suivi bientôt de symptômes graves d'une syphilis secondaire. Il avait mené une vie de débauche, s'était adonné à la masturbation dans son jeune âge, commit plus tard des excès vénériens et se livrait à la boisson et aux excès de tabac. Il y a quelque temps il avait souffert de diplopie; il y a cinq ans il eut une attaque d'aphasie et d'hémiplégie droite dont il fut rétabli en quelques jours. Depuis ce moment il avait eu plusieurs de ces accès, mais ils disparurent en peu de temps. Le dernier accès d'hémiplégie avait eu lieu il y a cinq jours et atteignit le côté *gauche* du corps. La mémoire s'était beaucoup affaiblie et, à certains moments, le malade se sentit tellement confus qu'il était incapable de soigner ses affaires. Quand nous le vîmes, l'hémiplégie du côté gauche avait déjà disparu. Il y avait néanmoins une disparition complète des réflexes rotuliens, le symptôme de Romberg, une constipation, une surexcitation avec débilité sexuelle et parfois des accès spasmodiques et de l'incontinence d'urine; il n'y avait plus à douter du diagnostic de l'ataxie locomotrice.

L'ataxie peut quelquefois se produire à la suite de l'inoculation directe du virus syphilitique.

8e *Observation.* — Un chirurgien nous consulta en mai 1871, et nous déclara que, tandis qu'il examinait une femme dans un hospice de bienfaisance en 1866, il s'inocula la syphilis à l'index de la main droite. Pour nous servir de ses propres mots, il ne fut jamais libre, à partir de la troisième année, de cette affreuse maladie sous l'une ou l'autre forme. Il s'améliora alors assez bien et continua ainsi jusqu'à la Noël de 1870, lorsque il fut pris tout à coup d'une urtication dans les jambes et d'un engourdissement dans le bras gauche et le même côté du corps; un ou deux jours après survint la diplopie; il y avait une sensation de constriction autour de la ceinture et une incapacité pour la marche. Quelques confrères qu'il consulta, crurent devoir attribuer ces symptômes au grand froid qui avait régné vers cette époque; d'autres crurent à une syphilis; pour ce motif ils hésitaient dans le traitement à instituer. Il s'améliora néanmoins lentement et progressivement; depuis six mois il était en état de reprendre son art. Actuellement il se plaignait surtout d'une constriction plus ou moins constante à la ceinture, constriction qui, à certains moments, était presque insupportable. Son bras gauche et ses deux jambes étaient engourdis et raides; il ne put rester debout lorsque ses yeux étaient fermés et serait tombé en arrière si on ne l'avait soutenu. Il avait aussi des accès subits de douleurs lancinantes dans les extrémités inférieures, et, en se réveillant le matin, il sentait comme une vague descendant le long du bras gauche et remontant les jambes jusqu'au périnée.

3. Plusieurs observateurs pensent que l'anatomie morbide de l'ataxie plaide contre l'origine syphilitique de l'ataxie. D'après Chauvet [1], la syphilis ne produit jamais une sclérose des zones radiculaires postérieures. Lancereaux [2] prétend que les lésions tertiaires de la syphilis n'envahissent jamais un organe dans toute son étendue; d'après cet auteur, les lésions seraient circonscrites, formant des nœuds simples ou multiples, groupés en un ou plusieurs endroits, puis subissent une dégénérescence granuleuse, graisseuse ou hyaline pour terminer par une perte de substance ou une cicatrice. D'autre part, les lésions de l'ataxie sont diffuses, étendues, systématiques, et quoiqu'elles se soient développées lentement, comme celles de la syphilis, elles ne produisent pas de perte de substance et ne laissent pas d'escarre.

Westphal professe la même opinion. Néanmoins, nous n'hésitons pas à dire que personne, quelque expérience qu'il ait, ne peut par une simple inspection, même par un examen microscopique, décider ce qui est syphilitique ou non. De plus nous sommes habitués aux modifications diffuses qui se présentent non seulement dans les vaisseaux sanguins, mais encore dans le foie, les reins et d'autres organes, et que l'on attribue généralement à la syphilis. L'hépatite aiguë diffuse et la glossite aiguë peuvent être de nature spécifique et affecter toute ou presque toute la langue ou le foie. L'opinion de Lancereaux « que l'ataxie ne semble pas amener une perte de

1. *Thèse d'agrégation*, p. 55. Paris, 1880.
2. *Transactions of the international Congress*, London, 1881, vol. II, p. 40.

substance », ressemble quelque peu à un solécisme. Est-ce qu'une dégénérescence n'est pas une perte de substance?

En jetant un coup d'œil dans la littérature de la pathologie, nous trouvons toute espèce de lésion de la moelle épinière décrite par des observateurs dignes de foi, comme provenant de la syphilis. Il existe des observations sur la myélite aiguë, diffuse ou limitée à certaines portions de la moelle, telles que le renflement lombaire, les portions lombo-dorsale, dorsale et cervicale; cette lésion à son tour peut être transverse, superficielle ou centrale. Il y a également des observations sur la paralysie spinale ascendante aiguë sans lésion anatomique appréciable et les différentes formes de la myélite chronique; tandis que tous les autres systèmes de la moelle, y compris les cornes antérieures, peuvent être atteints séparément ou collectivement. Si cela est vrai, — et tout le monde peut s'en convaincre, en jetant un coup d'œil dans la vaste bibliographie des travaux sur l'anatomie morbide, — nous ne pouvons certainement accepter cette opinion *ex cathedrâ :* que la syphilis *ne peut* engendrer la sclérose des cordons postérieurs. Les principales lésions de la syphilis sont les tumeurs gommeuses et la sclérose; le chancre induré est une forme de sclérose; et la cirrhose que l'on rencontre dans la syphilis tertiaire au rectum, au foie, aux poumons et aux reins, n'est autre qu'une sclérose.

On ne peut soutenir l'objection que la syphilis ne produit jamais quelque autre maladie systématique. Nous savons que cette affection attaque souvent, et d'une manière exclusive, des systèmes, tels que la peau et les cheveux, les glandes lymphatiques et le périoste. Comme le virus syphilitique a toujours un caractère spécial, il semble rationnel d'admettre qu'il peut atteindre tel système plutôt que tel autre. Nul n'ignore que l'influence du froid peut produire l'ataxie; mais il est plus difficile de comprendre comment une cause générale, telle que le froid, peut donner lieu à des modifications morbides dans les systèmes spéciaux plutôt qu'un virus spécial, le virus syphilitique par exemple.

Malgré ce que nous venons de dire, nous avons vu, p. 46, que l'ataxie n'est pas absolument une maladie systématique limitée aux cordons postérieurs de la moelle, mais que presque toujours, en dehors de la sclérose de ces parties, on rencontre simultanément de la méningite spinale postérieure, une dégénérescence des racines et des cornes postérieures, et des cordons vésiculaires de Clarke, tandis que les cellules ganglionnaires de la substance grise antérieure sont assez souvent en voie de dégénérescence et les nerfs craniens sclérosés. Nous sommes conséquemment autorisé à dire que l'ataxie est une maladie beaucoup plus générale qu'on le prétend par le terme « sclérose des cordons postérieurs ».

L'idée qu'il faut découvrir quelque chose d'absolument spécial pour démontrer l'origine syphilitique, nous semble déraisonnable, spécialement si nous considérons que le soi-disant « type classique » de l'ataxie n'est que rarement idiopathique, plus fréquemment spécifique.

Enfin, on devra reconnaître que là où l'anatomie morbide et la clinique semblent se choquer au sujet de la nature d'une maladie, la science clinique triompherait. C'est ici le cas de rappeler une intéressante discussion qui eut lieu le 26 octobre 1883 au « Clinical Society [1] » de Londres, et où nous avons rapporté une observation de tumeurs des membranes du cerveau, apparemment syphilitiques, chez une malade où nous n'avons trouvé, pendant la vie, aucune trace de syphilis congénitale ou acquise. Dans cette observation, les apparences anatomiques faisaient croire à la syphilis; mais on était presque unanime à dire à ce sujet que *la texture anatomique, sans connaissance de l'histoire de la maladie, est, en règle générale, insuffisante pour établir un diagnostic,* et que les tumeurs décrites pouvaient être attribuées à une tuberculose ou à une autre dyscrasie.

4. Une autre objection, fréquemment faite à la théorie syphi-

1. *British medical Journal*, vol. II, 1883, p. 874.

litique de l'ataxie, c'est que *nous ne rencontrons aucun symptôme spécial dans l'ataxie de cette nature* qui puisse la distinguer de l'ataxie ordinaire. Nous venons de mentionner que ce fut cette circonstance qui empêcha Duchenne de se prononcer plus ouvertement en faveur de l'origine syphilitique de cette maladie. Si toutefois nous considérons que la symptomatologie de l'ataxie est généralement empruntée aux observations d'ataxies syphilitiques, nous n'en sommes pas fortement étonnés; de plus il est évident que cette objection, si elle est permise, s'applique aussi aux autres formes de la syphilis tertiaire, spécialement à celle qui peut se présenter dans le cerveau, et que l'on prend généralement pour une affection syphilitique. Une hémiplégie, à la suite d'une maladie des vaisseaux cérébraux, peut avoir, et a souvent eu, exactement les mêmes symptômes que l'hémiplégie provenant d'une embolie ou d'une hémorrhagie cérébrale, sans trace de syphilis. Quelques affections viscérales, engendrées par la syphilis, ne produisent pas des symptômes très différents de ceux de la maladie idiopathique des mêmes viscères. On considérerait l'ataxie comme une réponse des cordons postérieurs de la moelle à certaines influences nuisibles; cette manière de voir expliquerait pourquoi tous les symptômes qui se présentent dans l'ataxie non syphilitique, peuvent se rencontrer dans la forme spécifique et *vice versa*. La principale différence que nous rencontrerons dans la forme syphilitique, c'est qu'il existe assez fréquemment d'autres symptômes de l'affection vénérienne, et qui ne sont pas localisés dans la moelle épinière.

5. Ce qui précède nous mène à parler d'une autre objection faite à la théorie que nous discutons en ce moment, c'est-à-dire que dans l'ataxie nous ne rencontrons *pas d'autres symptômes bien connus de la syphilis*. Nous répondrons que, si l'on veut chercher ces symptômes, on les trouve fréquemment; ils étaient très frappants dans les cinquième et sixième observations que nous avons relatées, et nous pourrions y ajouter plusieurs autres. En effet, on découvre fréquemment à la peau des

cicatrices primaires ou secondaires, une perte de substance du voile du palais, le sarcocèle, des exostoses et d'autres symptômes notoires de la syphilis chez ces malades; la syphilis du cerveau et spécialement sa forme congestive est également fréquente. Sans doute, il y a des cas où ces symptômes font défaut, surtout à la peau et aux membranes muqueuses, mais nous n'en sommes pas étonnés, si nous considérons que l'ataxie est généralement une manifestation tertiaire de la syphilis. De même nous trouvons que, dans les maladies cérébrales spécifiques, l'hémiplégie, avec rigidité consécutive des muscles paralysés, peut constituer le seul symptôme; de plus l'histoire clinique de l'affection démontre suffisamment qu'elle est de nature syphilitique. Une observation remarquable de cette espèce, qui s'est présentée dans ma clientèle, se trouve décrite dans les « Transactions of the clinical society of London », vol. XV, p. 203. 1883. Fréquemment les ataxiques et quelques syphilitiques terminent leur existence par la paralysie générale des aliénés.

6. Une dernière objection, souvent faite à la théorie syphilitique de l'ataxie, c'est que *la maladie ne peut se guérir par un traitement spécifique*. Mais la guérison de n'importe quelle affection qui ait amené une destruction d'un organe important, est impossible. Certainement nous observons tous les jours que des syphilitiques guérissent sous l'influence d'un traitement spécifique; mais aucune proportion de mercure et d'iodure de potassium ne peut guérir un grand trou qui a été fait dans le palais, ou l'altération particulière qu'un testicule a subie par le processus du sarcocèle. Aujourd'hui l'on sait très bien que, même au début, l'ataxie n'est pas une maladie fonctionnelle, mais une lésion de texture; et généralement, tout ce qu'on peut en attendre est d'arrêter le progrès ultérieur du mal, de guérir ou d'améliorer ces symptômes qui ne dépendent pas d'une destruction absolue de la matière nerveuse. Le plus souvent un traitement spécifique ne peut plus rien faire lorsque la deuxième période de la maladie est nettement établie; il en est de même

pour l'amblyopie et l'amaurose de la première période. *Plus les organes spéciaux sont atteints dans leur texture, moins on doit attendre du traitement;* c'est pour ce même motif que l'atrophie du nerf optique est si désespérante pour la thérapeutique.

La syphilis cérébrale est également très rebelle au traitement spécifique, une fois que des parties importantes ont été lésées dans leur texture. Jamais l'iodure de potassium ne guérira un ramollissement de la zone motrice du cerveau dépendant d'une thrombose de l'artère cérébrale moyenne; cependant la connexion la plus étroite peut exister entre la syphilis primitive et l'affection consécutive des vaisseaux cérébraux.

La plupart des ataxies locomotrices qui se présentent à notre examen ont déjà été traitées depuis nombre d'années sans avoir été reconnues. Trop fréquemment les douleurs fulgurantes sont considérées comme de nature rhumatismale ou goutteuse et les paralysies des muscles de l'œil sont attribuées à un refroidissement brusque. Néanmoins Ricord a dit, depuis nombre d'années, que la paralysie d'un muscle oculaire était la signature de la syphilis sur l'appareil de la vue! Heureusement l'abolition du réflexe rotulien constitue aujourd'hui un moyen de diagnostic de la plus grande valeur pour reconnaître l'ataxie à son début, un moyen qui probablement nous conduira plus tard à un heureux progrès dans la thérapeutique de cette maladie.

Pour ce motif, si des cas incontestables d'ataxie syphilitique très avancée ne peuvent être guéris par un traitement spécifique, celui-ci néanmoins rend des services aussi longtemps qu'un processus morbide irritant fait des ravages dans la moelle épinière. *Plus un symptôme est nouveau, plus il cèdera probablement* au mercure et à l'iodure de potassium; même des symptômes de longue date bénéficient souvent de ce traitement. Cela se présente particulièrement dans les cas avec douleurs fulgurantes, qui peuvent céder au chlorure mercurique (sublimé corrosif) après avoir résisté aux injections de morphine. Souvent on arrête le progrès ultérieur du mal; des malades qui vont constamment à reculons, se rétablissent quelquefois jusqu'à un certain degré par un traitement spécifique.

Le malade, dont l'observation est relatée p. 81, guérit complètement. Rumpf, de Bonn, a guéri un homme, qui fut à la deuxième période de l'ataxie, par un traitement mercuriel prolongé pendant huit mois consécutifs. Hammond rapporte un cas analogue. Les paralysies des muscles des yeux sont souvent traitées tout au début par un traitement spécifique énergique, avec ce résultat que non seulement les malades guérissent de ces paralysies, mais que les autres symptômes qui étaient sur le point d'éclater arrêtent leur apparition. Même Leyden, qui se moque sérieusement de l'idée d'une connexion entre l'ataxie et la syphilis, doit reconnaître que, malgré tout, l'iodure de potassium est encore le meilleur spécifique dans cette maladie!

Il est impossible de déterminer le temps qu'il faut au germe syphilitique pour engendrer l'ataxie; il varie chez les différents individus. La période la plus fréquente pour son développement est de six à dix ans après l'infection primitive. Exceptionnellement ce temps est plus court; nous avons à notre hôpital un homme chez qui la maladie a débuté douze mois après qu'il avait eu un chancre.

9e *Observation.* — En avril 1883, le Dr Shepard, de Euston road, nous pria d'aller voir un artiste, âgé de quarante ans, célibataire; son modèle lui avait transmis une syphilis il y a huit ans. *Après douze mois*, survinrent des symptômes indubitables d'ataxie; le malade avait une grande peine à se tenir debout et à se promener; il avait la démarche caractéristique de l'ataxique; à de longs intervalles il souffrait de douleurs fulgurantes peu intenses. Il subit un traitement à l'iodure de potassium qui ne lui fit aucun bien; il fut ensuite soumis aux frictions mercurielles et aux pilules de mercure qui le soulageaient pendant quelque temps, mais qui finalement ne semblaient plus agir, le cours de la maladie faisant des progrès trop rapides. Quand nous vîmes le malade, il put faire quelques pas sur un sol uni et à l'aide de deux bâtons; sa démarche était classiquement ataxique et les réflexes rotuliens avaient disparu. Il pouvait à peine se tenir debout, les pieds étant écartés et les yeux ouverts ; il serait tombé instantanément s'il les avait rapprochés ou s'il avait fermé les yeux. Il n'éprouvait cependant aucune difficulté à croiser les jambes et il avait une force musculaire suffisante pour résister à l'essai fait pour fléchir les genoux. Le cerveau et les nerfs craniens étaient sains. La constipation était opiniâtre, le pouvoir viril complètement perdu. Il y avait un engourdissement dans les plantes des pieds, mais la sensibilité était normale dans toutes les autres parties du corps. Ne souffrant ni des yeux ni des mains, il continuait encore la peinture aussi bien qu'au commencement de sa maladie ; seulement il était incapable de prendre une perspective de ses tableaux en marchant de son chevalet en arrière.

10e *Observation.* — Ici les symptômes ataxiques se sont présentés peu de temps après la syphilis ; ce malade nous était envoyé, en février 1880, par le Dr Bader. C'était un négociant âgé de trente-quatre ans, marié, avec trois enfants ; il avait eu la syphilis et une gonorrhée il y a dix ans. *Douze mois après* il souffrait de douleurs lancinantes qui affectèrent plus ou moins les diverses parties du corps. Il y a dix-huit mois sa vue commençait à faiblir ; il souffrait du symptôme d'Argyll-Robertson et d'une amblyopie résultant d'une atrophie du nerf optique. Le réflexe rotulien était aboli. Il avait dans les jambes la sensation comme si elles ne lui appartenaient pas. Le pouvoir viril avait diminué ; sa femme toutefois était enceinte et il avait eu encore un rapprochement il y a quinze jours.

Néanmoins le malade peut jouir encore pendant des années d'une santé relativement bonne après avoir contracté la syphilis, de telle sorte que les premiers symptômes tabétiques ne semblent pas avoir de relation avec la spécificité et qu'on pourrait attribuer son mal à une autre cause.

11e *Observation.* — Il s'agit ici d'un malade âgé de quarante et un ans, célibataire, qui nous fut confié par le Dr Bader, en août 1883. Au lycée il s'est adonné fortement à la masturbation et, il y a dix ans, il devint syphilitique. Les symptômes de ce dernier accident étaient peu prononcés et de courte durée; le malade avait joui d'une santé relativement bonne jusqu'il y a trois ans, lorsque sa vue commençait à s'obscurcir. On crut d'abord que c'était là une affection locale qui fut traitée comme telle jusqu'au moment où le Dr Bader la suspecta et crut à une maladie générale. Nous avons constaté l'absence du réflexe rotulien et la présence du symptôme de Romberg, de la constipation, une difficulté de la miction et des douleurs fulgurantes. Le diagnostic ne laissait aucun doute.

Dans l'observation suivante il y eut une différence de *dix-sept ans* entre le début syphilitique et l'apparition des premiers symptômes ataxiques.

12e *Observation.* — Au mois de mai 1883, nous fûmes consulté par un chirurgien de l'armée, âgé de quarante-deux ans, marié, avec trois enfants; il avait eu une forte atteinte de syphilis, *il y a vingt ans*, et depuis ce moment il avait toujours été bien portant. Il y a trois ans les douleurs fulgurantes commencèrent dans les jambes, les bras et la tête; peu de temps après, il sentit une grande difficulté dans la marche. Actuellement il se promène pendant environ quinze minutes à la fois, après quoi il se sent très fatigué. Il accuse de l'engourdissement dans les jambes et dans la sphère des deux nerfs cubitaux. Le symptôme de Romberg est bien marqué et la douleur en ceinture le tourmente beaucoup; le réflexe rotulien manque dans les deux jambes qui sont émaciées. Il y a de la constipation, mais aucun symptôme du côté de la vessie. Le désir vénérien a diminué, mais il y a assez fréquemment des pollutions nocturnes.

L'espace de temps qui existe entre le début des deux maladies ne plaide pas contre la règle dans la relation de cause à effet. Dans les autres maladies bon nombre d'années peuvent s'écouler avant qu'une cause produise un effet. Sir Benjamin

Brodie eut un accident de cheval en 1834, suivi d'une luxation de l'épaule droite; il mourut, en septembre 1862, à la suite d'un cancer qui s'était développé dans la même articulation; il y eut ainsi un intervalle de vingt-huit ans entre l'accident et la maladie consécutive. Il serait assez facile de multiplier ces exemples. Aussi, personne ne songe à nier que des symptômes manifestement syphilitiques peuvent et doivent se rencontrer dans les os, les testicules et la peau vingt ou trente années après l'affection primitive.

Quelques observateurs, qui se plaisent à rallier des opinions contradictoires, prétendent que la syphilis agit d'une *manière indirecte* pour produire l'ataxie et ils la qualifient de cause prédisposante; ils disent que cette cause déprime la force de résistance du corps et que cette action ressemble à d'autres influences débilitantes, telles que la masturbation, les excès vénériens et autres. Cette manière de voir ne peut se soutenir par ce que nous voyons dans la pratique. Dans beaucoup de cas, loin d'être débilités par les germes qui se développent en eux, les malades semblent être parfaitement bien et forts au début de l'apparition de l'ataxie, spécialement quand les symptômes primaires et secondaires n'ont été que peu prononcés.

13e *Observation.* — Un négociant, âgé de cinquante et un ans, marié et père de cinq enfants, nous consulta en février 1881. Vingt ans auparavant il avait eu la syphilis et son enfant aîné a été syphilitique. Pendant plusieurs années il est resté parfaitement bien; mais en mars 1880, il fut atteint subitement d'une diplopie. Il consulta feu le Dr Critchett, et, sous ses soins, l'affection disparut en moins d'un mois. Il en eut une deuxième atteinte en janvier 1881, et le traitement auquel il se soumit cette fois n'amena aucune amélioration. Nous l'avons examiné soigneusement au point de vue de l'ataxie et de la syphilis et nous n'avons pu découvrir aucun symptôme fâcheux, excepté la disparition complète du réflexe rotulien dans les deux jambes et une paralysie du muscle droit externe; sa santé générale était excellente; il n'y avait aucun doute qu'il se trouvait dans la première période de l'ataxie.

Une circonstance curieuse à noter et qui se trouve actuellement préoccuper les spécialistes, c'est que l'ataxie et la syphilis sont beaucoup plus fréquentes chez l'homme que chez la femme. Fournier compte chez ses syphilitiques une femme pour neuf hommes; la proportion pour l'ataxie est une femme sur dix hommes. Quand l'ataxie se présente chez la femme, c'est en général dans les derniers rangs des prostituées, ou chez les pauvres femmes qui ont fortement à travailler dans des magasins humides. Erb a vu treize femmes ataxiques, dont quatre apparemment n'avaient eu aucune syphilis; trois autres ont nié en avoir eu; mais la première de celles-ci avait eu trois avortements, souffrait souvent de violentes céphalalgies, et quatre de ses enfants sont morts en bas âge. La deuxième de ces trois femmes avait eu deux avortements et présentait des cicatrices résultant d'ulcérations étendues de la peau. Le mari de la troisième femme était notoirement syphilitique. Quatre autres avaient certainement eu la syphilis; dans un autre cas, l'infection était très probable; chez un autre il y avait eu un chancre. C'est là une grave accusation, et elle l'est d'autant plus si nous nous rappelons combien il est quelquefois difficile de découvrir la syphilis chez une femme, et combien il est facile de la laisser passer inaperçue.

Conséquemment si une évidence trop grande plaide en faveur d'une relation causale entre la syphilis et l'ataxie, nous devons aussi reconnaître qu'on rencontre quelquefois, dans la pratique, des cas où l'ataxie et la syphilis se présentent en même temps, et où, sous l'influence d'un traitement spécifique, les symptômes syphilitiques de la peau et des membranes muqueuses s'améliorent, guérissent alors que les symptômes de l'ataxie empirent. Ultérieurement ces symptômes peuvent s'améliorer sous l'influence de l'électricité et du nitrate d'argent. De pareils cas sont certainement surprenants; ils prouvent en même temps uniquement ce que nous savons déjà, que généralement le traitement antisyphilitique n'a qu'une faible influence sur l'ataxie lorsque celle-ci est nettement établie, la deuxième période se trouvant en plein développement.

Dans beaucoup de cas l'évolution de l'ataxie ne peut être expliquée que par la syphilis ; dans d'autres cas, une série d'influences nuisibles semblent agir de concert avec la dyscrasie syphilitique pour engendrer la maladie. La principale de ces causes est indubitablement l'influence du *froid*. La plupart des observateurs sont unanimes à ce sujet, et A. Fournier seul semble y attacher peu d'importance. L'influence du froid chez le syphilitique semble dans quelques cas agir comme cause déterminante. Chez le non-syphilitique, le froid constitue la seule cause à invoquer.

14e *Observation*. — En mai 1873, nous fûmes consulté par un malade âgé de cinquante-neuf ans, marié et ayant été employé pendant plusieurs années au Canada. Là il avait constamment passé d'une température extrême à une autre, ayant à pénétrer d'abord dans des glacières et ensuite à travailler au soleil, lorsque le thermomètre à l'ombre marquait 32° c. Toutefois il avait eu la syphilis et une gonorrhée il y a dix-huit ans ; de là un rétrécissement de l'urèthre qui l'a fait souffrir beaucoup. Il y a trois ou quatre ans, il perdit subitement la parole et devint paralytique du côté droit; il resta inconscient pendant quinze jours et guérit ensuite. Actuellement il a la véritable démarche ataxique, une difficulté dans la station debout, un engourdissement jusqu'à la ceinture, une perte complète du pouvoir viril, mais non du désir vénérien, et une constipation. Il urine avec un petit jet, mais quelquefois il a des rétentions qui requièrent l'intervention de la sonde. Les symptômes de l'ataxie se sont développés depuis trois ans; le malade et ses amis les avaient attribués à des froids qu'il avait contractés fréquemment en entrant dans les glacières. Nous ne pouvons néanmoins ignorer qu'il avait eu la syphilis, et le fait d'avoir eu une aphasie et une hémiplégie temporaires, joint à ses autres infirmités, plaide fortement pour le caractère spécifique de la maladie nerveuse.

15e *Observation.* — Ici l'influence du froid semblait agir comme cause déterminante chez un syphilitique. C'était chez un négociant, âgé de trente ans, célibataire, qui nous consulta en janvier 1873. Il avait mené une vie très orageuse et avait fortement souffert de la syphilis il y a quatre ans. Il avait consulté, entre autres, le professeur Lewin, de Berlin, qui lui a pratiqué des injections sous-cutanées de chlorure mercurique pendant un mois, ce qui fit disparaître les symptômes de la syphilis. Il passa l'automne de 1870 à Brighton pour y prendre des bains de mer qu'on lui avait recommandés ; après ces bains il commença à sentir des douleurs fulgurantes dans les extrémités inférieures, spécialement dans la jambe droite ; il avait de la difficulté à marcher, une parésie de la vessie et une constipation. Le symptôme de Romberg ne manquait pas. Nous le soignâmes pendant quelque temps et nous pûmes constater que l'infection syphilitique ne l'avait pas quitté ; en effet, et il avait offert de temps à autre sur diverses parties du corps des éruptions spécifiques, telles qu'une ulcération de la langue et du pénis.

Un cas singulier que nous tenons en observation est celui d'un officier russe qui gagna un chancre pendant qu'il était au service de l'armée du Caucase; l'ulcère fut traité avec ce qu'il appela des « cataplasmes de neige »! Peu de temps après il sentit des douleurs lancinantes dans le bas-ventre, le scrotum, le sacrum et la jambe gauche; il consulta à cet effet et subit un traitement aux frictions mercurielles qui semblent lui avoir été très utiles. Trois années après, obligé de rester dans l'eau pendant deux heures, il sentit presque aussitôt la même douleur dans la jambe gauche et les autres parties sur lesquelles il avait appliqué la neige; il survint de la diplopie, une constriction de la poitrine et d'autres symptômes ataxiques.

L'influence du froid contribue indubitablement pour beaucoup dans la production des nombreux cas d'ataxie qui se présentent après les campagnes. Les Autrichiens, après la bataille de Sadowa, avaient dû traverser l'Elbe dans leur retraite précipitée; l'on rapporte que parmi ceux qui avaient ainsi réussi à sauver leur existence et qui furent très mouillés, il y eut un nombre considérable d'ataxies locomotrices. D'après Romberg, cette maladie était très fréquente pendant les grandes guerres que les Français ont livrées au commencement de ce siècle. De nombreux cas se sont également présentés dans le célèbre corps libre commandé par le major von Lützow pendant la guerre allemande de 1813, lorsque cette troupe de cavalerie irrégulière subit les plus grandes fatigues en harcelant les avant-postes des armées françaises. Après la guerre de Hongrie en 1849, et la campagne française du Mexique, on a observé des résultats analogues. Dans les campagnes néanmoins, l'influence du froid ne constitue qu'un des facteurs; la syphilis, l'épuisement par les marches forcées et les excès de tous genres jouent, probablement, un rôle tout aussi important que le froid dans le développement de la maladie.

Dans la vie courante l'influence du froid dans la production de l'ataxie s'observe spécialement chez les personnes qui habitent des maisons nouvellement construites, et principalement des chambres à coucher humides ; qui travaillent dans le froid dans des ateliers ou bureaux à courants d'air, ou chez les laboureurs qui travaillent dans les champs. Quelquefois l'ataxie semble résulter d'une gelée. L'exposition au froid a également une influence pernicieuse alors que la maladie existe déjà; il donne souvent une impulsion au processus morbide et rend le malade plus misérable et plus impuissant qu'auparavant.

16e *Observation*. — Ce qui précède se trouve démontré par l'observation d'un négociant, âgé de quarante ans, qui nous consulta en octobre 1873. Il avait eu plusieurs gonorrhées, ainsi que la syphilis il y a vingt ans; il avait infecté sa femme et un de ses enfants. Il y a environ une année qu'il fut subitement atteint de diplopie et qu'il commençait à souffrir de spermatorrhée et de douleurs fulgurantes dans les jambes. Il consulta à cet effet un charlatan qui lui raconta « que son sang était trop chaud » et lui recommanda de se promener avec les pieds nus sur un pavé nu pendant une demi-heure chaque soir. Le patient ayant suivi quelques fois ce conseil, perdit rapidement l'usage de ses jambes et il était devenu complètement incapable de marcher ou de se tenir debout; à l'aide de béquilles, il put encore se promener sur une longueur d'environ trois cents mètres. Assis sur une chaise, il put croiser les jambes; il put également les mouvoir au lit dans toutes les directions. La vessie était très lente, il y avait de la constipation et un engourdissement complet de la plante des pieds.

Le *surcroît de fatigue* constitue également une cause déterminante de l'ataxie. Vulpian, Brown-Séquard et d'autres expérimentateurs ont prouvé que la trop grande stimulation des muscles, produite expérimentalement chez les animaux à l'aide d'une faradisation prolongée, a pu amener une paralysie des jambes. Il est en effet facile de comprendre comment le surcroît de fatigue, soit par la promenade, soit autrement, puisse épuiser la puissance vitale de la moelle épinière. Cela s'applique d'une manière toute spéciale au syphilitique ; chez les personnes saines, le fait est plus rare; c'est néanmoins la seule cause qui puisse être invoquée dans l'observation suivante :

17e *Observation.* — Un négociant, âgé de cinquante ans, nous consulta en novembre 1871. Pendant plusieurs années il avait été occupé aux travaux des mines dans l'Amérique du Sud. Ces travaux consistaient en majeure partie à descendre des échelles, à ramper sur des niches dans les rochers, à une profondeur d'environ mille pieds. Il y a dix-sept ans il commençait à sentir une faiblesse dans les jambes après qu'il eut fait « un travail extraordinaire » de cette espèce; il continua néanmoins sa besogne, mais son état s'aggrava et, il y a environ quatre ans, on lui recommanda de prendre les eaux minérales chaudes dans l'Amérique du Sud. Ce traitement parut empirer le mal. Quand nous le vîmes, les symptômes ataxiques étaient nets dans les extrémités supérieures et inférieures; il y avait également une atrophie considérable des muscles de la main. Jamais il n'avait eu la syphilis.

L'observation suivante en constitue une nouvelle preuve :

18e *Observation.* — En juin 1874, nous fûmes consulté par un jeune homme, âgé de vingt ans, étudiant en droit; son thorax et sa colonne vertébrale étaient déformés, mais il allait assez bien jusqu'à l'été de 1873, époque à laquelle il se rendit à l'exposition de Vienne où il était sur pied pendant toute la journée. Après y avoir passé quelque temps, il commençait à sentir un grand engourdissement dans les pieds et les jambes; graduellement cet engourdissement monta jusqu'à la ceinture. Il eut alors un catarrhe de la vessie, avec une grande irritabilité des viscères du bas-ventre, et le malade devint tellement faible sur les jambes qu'il dut cesser toute promenade. Actuellement il ne pouvait marcher sans aide, tout en n'ayant pas la moindre difficulté à mouvoir les jambes au lit; il possédait encore une grande force musculaire puisqu'il pouvait résister à la tentative de flexion des genoux. Sa vessie était paralysée, et le malade dut s'introduire la sonde, parfois toutes les heures, et spécialement la nuit parce qu'il ne put jamais dormir convenablement en raison de la sensation continuelle du besoin d'uriner. L'urine était ammoniacale et renfermait une grande quantité de muco-pus. Au-dessus de la taille il n'y avait aucun symptôme d'ataxie. — Le patient niait avoir jamais soufffert d'une gonorrhée ou d'une syphilis, ou d'avoir été exposé au froid; il attribuait entièrement sa maladie à la grande fatigue.

Dans quelques cas, les *accidents* semblent avoir engendré l'ataxie sans qu'il y ait eu une infection syphilitique ou une autre cause quelconque. Petit [1] s'est occupé de cette question. Il a recueilli quarante-sept cas, et il en conclut qu'un accident de la moelle, direct ou indirect, une chute sur le dos, le siège, ou les pieds, peut amener une concussion de la moelle et consécutivement des lésions qui peuvent devenir le point de départ d'une myélite chronique avec les symptômes de l'ataxie.

1: *Revue mensuelle*, Paris, mars 1879.

Petit croit que ces troubles lointains de la colonne vertébrale, amenant une surexcitation de la moelle, prédisposent spécialement à la sclérose les personnes qui souffrent de la goutte, de la syphilis et des excès alcooliques ; que l'ataxie peut ainsi prendre naissance et que ces causes aggravent la maladie déjà existante, ou provoquent une rechute si la guérison a été obtenue.

Nous partageons l'opinion de Petit, ayant vu nous-même plusieurs cas où un accident grave devait être considéré comme la seule cause du mal.

19e *Observation.* — En juin 1882, nous avions un malade à notre hôpital, âgé de cinquante ans, ancien fossoyeur en Australie ; il y a trois ans, il fut enterré dans une mine pendant plusieurs heures. Quelques jours après cet accident, il sentit les premières douleurs fulgurantes dans la jambe droite ; une année avant de nous consulter, la démarche ataxique et d'autres symptômes caractéristiques devinrent perceptibles. Le malade nia toute infection syphilitique.

Dans d'autres circonstances on accuse bien des accidents, mais on y rencontre à la fois la syphilis, une vie de débauche et d'autres causes encore :

20e *Observation.* — Un officier, âgé de quarante-huit ans, marié et sans enfants, nous consulta en octobre 1880. Étant enfant, il s'était adonné à la masturbation et ultérieurement il eut une vie très accidentée. En 1864, il eut un chancre et depuis ce moment il eut de temps à autre des manifestations syphilitiques. Dernièrement il souffrait de graves ulcères syphilitiques aux jambes. Il avait eu aussi un accident sérieux à la chasse. En 1877, conséquemment treize ans après l'affection primaire, il présenta les premiers symptômes de l'ataxie, c'est-à-dire de la diplopie, des douleurs névralgiques dans les bras et les jambes, de l'incontinence d'urine et de l'impuissance. A l'examen, il offrait le symptôme de Westphal et les symptômes de Romberg et d'Argyll-Robertson ; habituellement il avait des urines involontaires au lit, et, tout en étant impuissant, il avait des désirs vénériens. La démarche était ataxique, mais il pouvait encore se promener pendant dix à quinze minutes à la fois. Il n'y avait aucune lésion de la sensibilité dans n'importe quelle partie du corps.

Le cas suivant démontre la syphilis combinée aux excès vénériens, en tabac, en boissons, avec deux accidents graves et l'exposition au froid :

21e *Observation.* — Un aide-pharmacien, âgé de trente-six ans, célibataire, nous consulta en novembre 1881. Depuis des années il avait mené une vie très agitée et fait des excès vénériens, en tabac et en boissons. Il y a dix ans, il eut une maladie vénérienne qui fut suivie aussitôt d'un bubon et d'une roséole, mais sans autre symptôme d'infection. Il y a quatre ou cinq ans, il tomba, à deux reprises, de son cheval. Il avait été fortement exposé au froid dans un magasin où il n'y avait pas de feu en hiver et où régnaient constamment des courants d'air. Il y a trois ans, à une partie de criquet, il sentit qu'il ne pouvait pas courir vite, chancela subitement et tomba; depuis ce moment il eut une grande dificulté à marcher. Deux ans auparavant, il eut une diplopie qui ne dura que peu de temps. Des douleurs lancinantes peu intenses se présentèrent dans les jambes; actuellement il se plaint surtout d'une douleur dans l'épaule gauche qui vient et disparaît soudainement. Il a peur de descendre les escaliers, tandis qu'il les monte assez facilement. Les symptômes de Romberg, de Westphal et d'Argyll-Robertson existent. Il y a de la constipation, de l'incontinence d'urine et de l'impuissance. La sensibilité dans la région du nerf cubital droit a beaucoup diminué; elle est intacte à gauche. Les muscles des éminences thénar sont sensiblement atrophiés et empêchent le malade d'écrire aisément; les muscles interosseux sont aussi légèrement atrophiés; les réactions électriques des muscles dégénérés sont néanmoins normales. Le dynamomètre marquait seulement 60° à gauche, 80° à droite.

Nous avons revu ce malade en juin 1883; il eut alors en plus une atrophie du nerf optique droit. La difficulté de la vision ne s'était présentée que depuis quinze jours; il s'était aperçu qu' « un nuage foncé semblait s'être établi au sommet du champ visuel et il était incapable de distinguer quelque chose de cet œil au-dessus du sourcil ». Il y avait achromatopsie à droite. L'œil droit montrait le nerf optique avec un éclat blanc tout particulier; le nerf optique gauche était normal, et l'acuité visuelle ne laissait rien à désirer.

Dans l'observation suivante il y eut une syphilis combinée à un accident et les symptômes de l'ataxie étaient plutôt masqués :

22e *Observation.* — En mai 1872, nous fûmes consulté par un chirurgien, âgé de trente-deux ans; il y a cinq ans, il avait fait une chute de cheval. Jusqu'à ce moment sa santé avait toujours été parfaite; il ne reçut qu'une légère contusion, mais le choc fut tel qu'il ne put rien faire pendant toute une semaine; il se sentit alors beaucoup mieux. Il eut ultérieurement à faire un voyage précipité, resta sur pied nuit et jour pendant une semaine et fuma de nombreux cigares d'une mauvaise qualité. A son retour il se sentit « très affaissé, comme s'il était sur le point de faire une sérieuse maladie ». A partir de ce moment, il eut de nombreux symptômes de la syphilis secondaire quoiqu'il prétende n'avoir jamais été infecté. Pendant son voyage en question il n'eut aucun rapport sexuel. Un psoriasis vint s'étendre sur la majeure partie du corps; puis il survint du rupia, une laryngite syphilitique et des taches cuivrées sur différentes parties. Au même moment, il eut de violents accès de céphalalgie, avec des vertiges et des formications dans les lèvres. Il se soumit alors au chlorure mercurique et à l'iodure de potassium, mais sans le moindre résultat; les symptômes se succédèrent jusqu'à ce qu'il fût devenu tellement faible qu'il pût à peine se mouvoir. Survint en ce moment une douleur obtuse dans la région lombaire qui augmentait considérablement par la promenade à pied ou à cheval; ce symptôme fut suivi d'une difficulté de la miction, d'une sensation de picotement par tout l'abdomen, de la perte de la sensibilité et de la motilité dans les extrémités inférieures, avec urines et selles involontaires. Il dut rester au lit pendant six semaines; il fut ensuite envoyé à Aix-la-Chapelle, y reçut les soins du Dr Wetzlar, qui prescrivit des frictions mercurielles et des bains.

Actuellement il ne peut se passer de la sonde pour vider la vessie; il est exposé à des selles involontaires. Autrefois l'urine était éliminée spasmodiquement pendant qu'il se promenait; néanmoins il avait plus de force dans les jambes; autrefois s'il trébuchait aussi légèrement que possible, il était sûr de tomber; aujourd'hui il trébuche rarement et il marche assez bien sans tomber. Par un beau temps il peut se promener pendant quatre à cinq heures; par un temps humide ou orageux il en est absolument incapable. Plusieurs fois il avait eu un gonflement du testicule gauche qui se réduisit généralement sous l'action de l'iodure de potassium; une seule fois il y eut un abcès qui s'ouvrit. Actuellement il a gagné beaucoup d'embonpoint, mais il lui faut de grands efforts pour vaquer à ses affaires; l'air des montagnes lui est très favorable.

Dans l'observation suivante nous rencontrons une combinaison analogue d'un accident avec la syphilis :

23e *Observation.* — Un libraire, âgé de trente-trois ans, célibataire, se présenta dans notre cabinet en octobre 1876. Dix années auparavant, il avait eu une syphilis. Il y a cinq ans, il a fait une chute de cheval et a été jeté à terre la tête en bas ; il a fait volte-face. Il eut des vertiges, vit des étincelles, mais se remit presque aussitôt et retourna chez lui en marchant à côté de son cheval. Six mois après, il commença à souffrir de douleurs fulgurantes et sa marche devint hésitante. Il a considérablement maigri; il n'a plus que la peau sur les os aux quatre extrémités; on ne sent plus de biceps; à l'avant-bras il dispose encore de quelque force. La démarche est nettement ataxique; le malade ne peut plus se promener sans soutien; cet état empire dans l'obscurité. Il a des urines et des selles involontaires, une abolition du désir et du pouvoir vénérien; il souffre souvent d'indigestion et son pouls est très faible. « Quand il est troublé du côté du foie, la douleur s'aggrave. » — Indubitablement c'est là un exemple de la coïncidence des crises gastriques avec les douleurs fulgurantes.

Dans plusieurs observations nous avons déjà mentionné les *excès vénériens*. Duchenne a vu un cas où une « masturbation frénétique » semblait en être la cause. En général, les excès vénériens coïncident avec des excès alcooliques et de tabac, ainsi qu'avec la syphilis; c'est pour ce motif qu'il est difficile de proportionner le degré exact de l'influence du premier de ces agents. Nous n'avons rencontré qu'un seul cas où l'on puisse considérer les excès vénériens comme la cause unique. Dans le sexe féminin, c'est chez les prostituées que l'on rencontre principalement l'ataxie; chez ces dernières, il est probable que les trois agents, syphilis, excès, boissons se rangent en importance dans l'ordre que nous venons d'établir pour la production de l'ataxie. Quelquefois on peut y ajouter l'influence du froid. D'après Lancereaux [1], l'ataxie se rencontre encore chez les ouvrières qui font le travail de la machine à coudre à l'aide des pieds. Ces femmes sont excessivement occupées et plusieurs d'entre elles travaillent depuis six heures du matin jusqu'à minuit Le mouvement continu des pieds semble exciter les organes sexuels qui deviennent tellement congestionnés que les femmes sont obligées de se laver fréquemment à l'eau froide. Il suppose que la trop grande excitation fonctionnelle des organes sexuels provoque dans les nerfs centripètes une irritation dans les parties qui doivent recevoir ces impressions, et que c'est plutôt l'action prolongée et nuisible d'une excitation sexuelle anormale sur la moelle épinière que la syphilis qui produit l'ataxie. Nous ne pouvons partager cette opinion. Nous avons vu à notre hôpital des femmes ataxiques qui autrefois se servaient des mêmes machines à coudre, et nous leur avons demandé si elles en ressentaient l'effet décrit par Lancereaux; ces malades semblaient très intelligentes; elles attribuaient leur

1. *Transactions of the international medical Congress*, 1881, vol. II, p. 42.

maladie à leur travail dans des magasins humides ou dans des endroits malsains. Aucune de ces femmes ne semblait avoir eu la syphilis. Il est probable que les ouvrières françaises sont seulement plus excitables que celles de l'Angleterre; il existe une différence analogue dans le développement et la manière d'être de l'hystérie dans les deux pays.

L'influence unique de la *boisson* ne semble pas grande.

24e *Observation.* — Un chirurgien de l'armée française nous consulta en décembre 1882, pour une forme d'ataxie très douloureuse, avec fortes crises laryngées, qu'il attribua à la masturbation pratiquée dans son jeune âge; survinrent plus tard la syphilis, les excès vénériens et les *excès en absinthe.*

25e *Observation.* — L'influence *alcoolique héréditaire* était le seul motif que nous pûmes invoquer chez un Suédois qui nous fut envoyé en janvier 1884, par le Dr Allan, de l'Hyde park terrace. Sa conduite avait été exemplaire, il n'avait jamais eu de rapports sexuels, ni des accidents, ni été exposé à une influence nuisible. Néanmoins, son père avait été un buveur de profession et est mort dans un accès d'ivresse à l'âge de trente-neuf ans. Aussi n'est-il pas improbable que ce malade ait été conçu lorsque son père était dans un état d'ivresse, circonstance qui est connue comme pouvant donner lieu à l'épilepsie, à la paralysie, à l'idiotie et à la folie héréditaire, et il se peut que cette cause contribue à la production de cette ataxie qui est connue sous le nom de maladie de Friedreich.

L'influence du *tabac* n'est probablement pas grande; on nous a néanmoins affirmé que l'excès du tabac a contribué à la production de la maladie.

26e *Observation.* — Un négociant, âgé de trente-et-un ans, marié et père de trois enfants, nous consulta en mars 1874. Pendant des années il avait fumé presque sans interruption, et habituellement il consommait jusqu'à 60 grammes de caporal anglais par jour. Jamais il n'avait eu la syphilis, jamais il n'avait été exposé à quelque influence nuisible. Sa maladie actuelle datait déjà de trois ans, lorsque ses jambes devinrent faibles et engourdies; actuellement il a la sensation comme s'il n'avait plus de jambes, mais seulement deux bâtons. Il offre la difficulté caractéristique de la station, de la démarche ataxique et de l'impuissance; il n'a aucun contrôle sur la vessie ni sur le rectum.

Les *maladies infectieuses aiguës* ne semblent pas avoir de l'influence sur la production de cette maladie. Nous n'avons jamais rencontré un cas consécutif à la fièvre typhoïde, la variole, l'érysipèle, la rougeole, etc.; seulement une fois après une fièvre des Indes.

27e *Observation.* — Il s'agit d'un officier, âgé de 35 ans, célibataire, que le Dr Savage nous avait envoyé en mai 1865. Il avait été pendant quatorze ans aux Indes et avait toujours joui d'une bonne santé jusqu'il y a un an; il fut atteint d'une fièvre très rebelle et depuis ce moment il n'a plus connu la santé. Il souffrait beaucoup d'indigestions et de nervosité, mais spécialement d'une difficulté de la marche. Sa démarche était vraiment ataxique; il perdait promptement son équilibre et, dans les derniers temps, il était souvent tombé; dans l'obscurité, il ne pouvait pas circuler; il était très nerveux pour descendre les escaliers; en se promenant, il avait une sensation particulière comme si le sol se levait avec lui et qu'il se promenait sur des ressorts élastiques. La pupille droite était plus dilatée que la gauche, mais l'ophtalmoscope ne fit découvrir aucun signe d'atrophie du nerf optique. Il n'avait pas eu la syphilis et ne pouvait attribuer son mal qu'aux résultats de la fièvre. La rate était légèrement gonflée.

On a observé des cas d'ataxie aiguë concomitante avec la lèpre et la pellagre. Après la fièvre intermittente, Kahler et Pick ont remarqué l'absence du réflexe rotulien qui est revenu après la guérison complète du malade. L'empoisonnement par le plomb, l'arsenic, le barium et d'autres métaux, semble avoir pu déterminer une ataxie aiguë; cette question toutefois est à peine explorée.

Enfin, chez quelques malades, nous ne trouvons que la *constitution névropathique* héréditaire de parents atteints d'épilepsie, de paralysie, d'aliénation mentale, d'hystérie, de chorée, de migraine, de déformation du crâne, ou simplement d'une surexcitabilité du système nerveux, comme par exemple des habitudes violentes, des accès de passion, une conduite bizarre ou excentrique, etc. Eulenburg [1] relate le cas d'un malade appartenant à une famille où il y a eu transmission directe de l'ataxie du père au fils dans quatre générations. Trousseau [2] a connu une famille où un membre souffrait d'ataxie, tandis que les autres étaient atteints de monomanie, d'hypochondrie et de spermatorrhée. Un autre ataxique avait une tante et un oncle, tous deux aliénés, un frère également ataxique et un autre frère atteint d'hémiplégie. Un troisième malade, ataxique, était le fils d'un père qui s'était suicidé; à son tour, il avait deux fils dont l'un était habitué à proférer des cris perçants pendant toute la journée; il disait qu'il y était poussé par une force irrésistible; le deuxième fils avait un singulier tic musculaire. Vidal, cité par Topinard [3], relate le cas d'un homme ataxique, dont la sœur mourut à la suite de convulsions, dans un asile d'aliénées; l'une des filles mourut dans les convulsions et une autre souffrait d'incontinence urinaire. Le malade à son tour avait un nystagmus congénital. Chez un malade de Gubler, la grand'mère maternelle et un oncle paternel moururent d'hémiplégie; sa mère avait été longtemps hystérique, mais en ce moment elle était encore bien portante à l'âge de quatre-vingts ans.

L'influence de la constitution névropathique s'observe toutefois d'une manière spéciale dans cette forme particulière d'ataxie désignée sous le nom de maladie de Friedreich (p. 11) ou d'ataxie héréditaire. Les observations de Friedreich, confirmées par d'autres également frappantes, se rapportent à trois

1. *Loc. cit.*, p. 458.
2. *Clinique médicale de l'Hôtel-Dieu de Paris*, vol. II, p. 610, 5^e^ édition. Paris, 1877.
3. *De l'ataxie locomotrice*, p. 444, Paris, 1864.

séries de cas, savoir : d'abord un frère et une sœur dont le père était buveur de profession ; en second lieu, trois sœurs dont les parents étaient actifs et bien portants ; et finalement trois sœurs et un frère dont le père semble avoir eu un caractère tout particulier, puisqu'il était à la fois tailleur, barbier et musicien ; c'était un ivrogne d'une conduite très immorale, il mourut plus tard d'une phthisie. L'épouse de cet homme était physiquement bien portante, mais très peu intelligente ; elle rapporte toutefois que les quatre enfants ont été conçus pendant que le père était en état d'ébriété. Nous avons déjà parlé, p. 104, du malade que nous avons actuellement en traitement et où la boisson fut l'unique cause qui pût être invoquée pour son ataxie.

Carré[1] donne l'histoire d'une famille où la grand'mère, la mère et toute la famille, au nombre de huit, ainsi que sept enfants et une cousine, en tout dix-huit, étaient atteints d'ataxie. Des sept enfants, trois étaient morts, un avait été sourd, et marchait sur les quatre membres ; le cousin était aveugle. En 1872, le Dr Carpenter, de Croydon, présenta à la Société de médecine de Londres deux filles souffrant de ce qu'il appelait une « anesthésie musculaire », mais qui fut réellement une maladie de Friedreich ; un troisième membre de la même famille acquit ultérieurement la même maladie.

Dreschfeld[2] a décrit une famille où trois frères et deux sœurs sur quinze enfants étaient ataxiques ; Gowers[3] en rapporte une autre où cinq enfants sur huit avaient la même maladie, une fille et quatre garçons. Aucun de ces malades n'avait eu la syphilis acquise ou héréditaire ; mais du côté paternel il y a eu une série d'aliénés, et la mère avait été atteinte de chorée. Chez tous ces malades, l'ataxie a commencé entre dix-huit et vingt et un ans.

Wälle[4], de Wattwyl, donne la description de deux cas de la

1. *De l'ataxie locomotrice progressive*, Thèse de Paris, 1863.
2. *Liverpool and Manchester medical reports*, 1876, vol. IV, p. 93.
3. *Transactions of the clinical society of London*, 1881, vol. XIV, p. 1.
4. *Correspondanz blatt für Schweizer Aerzte*, 1883, p. 145.

maladie de Friedreich, remarquables parce qu'ils ont commencé à un âge exceptionnellement peu avancé. C'étaient deux garçons issus d'une famille de dix-sept enfants dont sept sont morts en bas âge. Le père avait été bien portant, mais la mère avait été aliénée pendant quelque temps; il n'y a eu aucune autre maladie nerveuse dans la famille. L'aîné des deux frères, âgé maintenant de vingt ans, fut pris à l'âge de *sept ans* d'une difficulté de la marche suivie bientôt de l'impossibilité de mouvoir convenablement les bras. Il avait quelquefois des douleurs dans les genoux et les jambes sans qu'elles fussent lancinantes, ou fulgurantes, et parfois de la céphalalgie et des vomissements. Actuellement il présente une déviation de la colonne vertébrale, des pieds équins et une flexion dorsale des gros orteils ; il n'y a pas d'atrophie musculaire et les muscles ont une grande force contractile. Le patient était gaucher en tenant des objets; en fermant les yeux, il ne pouvait porter un verre à la bouche ; les pieds étaient engourdis, la sensibilité réduite, les réflexes profonds absents; il y avait un léger degré de nystagmus et la parole était un peu traînante. Pendant la marche l'ataxie était si prononcée que le malade ne pouvait en faire l'essai sans assistance.

Le deuxième malade avait douze ans, et la difficulté de la marche existait depuis sa *quatrième année*. Il avait aussi une déviation latérale et des pieds équins : il se promenait comme un homme ivre et les réflexes profonds étaient abolis. La sensibilité et l'usage des extrémités supérieures étaient intacts.

Friedreich a cru que le sexe féminin était le plus prédisposé à cette affection, parce que sept de ses malades étaient des filles et deux seulement étaient garçons ; mais nous avons recueilli quarante-six cas, dont trente garçons et seulement seize filles, ce qui montrerait une prépondérance pour le sexe masculin. Quant à l'âge, la maladie commence bien souvent à l'époque du développement de la puberté, c'est-à-dire entre douze et dix-sept ans ; à cet effet, il est utile de faire observer que Rokitansky a constaté une grande tendance à l'hyperémie veineuse dans le canal spinal pendant cette période de la vie. La grande tendance de la maladie de Friedreich de ne se présenter qu'au début de la jeunesse est un des traits qui la distinguent de l'ataxie ordinaire qui ne se développe généralement qu'entre trente et cinquante ans.

Aussi, tandis que, dans la maladie de Friedreich ainsi que dans quelques cas d'ataxie ordinaire, une prédisposition névropathique semble exister d'une manière indubitable, il nous semble que, dans la très grande majorité des *cas d'ataxie ordinaire, la cause réside beaucoup plus dans l'individu même que dans la souche dont il dérive.* Plusieurs fois nous avons rencontré l'hystérie chez la mère; rarement nous avons observé d'autres formes de maladies nerveuses chez les parents.

D'après Vulpian, une prédisposition particulière doit nécessairement exister pour l'ataxie, même lorsqu'il y a eu syphilis ; pourquoi, se dit-il, l'ataxie serait-elle si rare alors que la syphilis est si fréquente? Nous y répondrons, d'abord que l'ataxie est beaucoup plus fréquente qu'on ne le croit généralement; ensuite plusieurs personnes qui ont une syphilis acquise, sont soumises à un traitement spécifique prolongé et échappent conséquemment aux symptômes tertiaires qui autrement leur étaient réservés. Aussi l'influence héréditaire dans l'ataxie n'est-elle pas grande; d'autre part, la manière de vivre chez ces individus joue, sans doute, un rôle important dans le développement de cette maladie; ceux qui ont eu la syphilis seront plus aptes à contracter l'ataxie si ultérieurement ils commettent des excès vénériens, des excès de table, des excès alcooliques ou en tabac et qu'ils mènent à la fois une vie irrégulière remplie de toutes sortes d'excitations.

Fournier rencontre le plus grand nombre de victimes ataxiques parmi les viveurs à grandes guides dans les grandes villes. Nous croyons néanmoins que la syphilis, la boisson et les excès vénériens agissent aussi bien dans les petites villes qu'à Paris et à Londres, et nous ignorons si l'ataxie est réellement plus fréquente dans les « grands centres de civilisation ». Nous avons vu un grand nombre d'hommes qui avaient vidé jusqu'à la dernière goutte la coupe qu'ils appellent « le plaisir », et qui, heureusement étant restés libres de la syphilis, ne devinrent pas ataxiques. Les excès, en l'absence de la syphilis, semblent conduire beaucoup plus vers une maladie cérébrale que vers une affection spinale.

Il serait assez difficile de déclarer avec certitude qu'une profession quelconque soit plus prédisposée qu'une autre à l'ataxie. A notre hôpital nous avons eu des pompiers, des bateliers, des cochers, des voituriers, des agents de police, des conducteurs de machines, des draineurs, des gardes et autres employés de chemin de fer; parmi les femmes nous en avons qui ont travaillé pendant longtemps dans des places humides, spécialement des tapissières, des giletières, des repasseuses, etc. Quoi qu'il en soit, l'ataxie semble plus fréquente dans les couches élevées de la société. On doit l'attribuer aux plus grands efforts mentaux requis par cette classe, combinés à l'anxiété et aux émotions dépressives de différente nature qui affectent les riches plutôt que les pauvres et qui tendent à diminuer la résistance que les centres nerveux opposent aux influences nuisibles.

On a encore prétendu, quoique ce soit fort douteux, que le *rhumatisme* musculaire aigu ou subaigu a quelque influence sur la production de l'ataxie. La plupart des malades appellent leurs douleurs fulgurantes des rhumatismes et se présentent à leurs médecins avec une histoire apparente de cette maladie. Nous pouvons dire la même chose de notre ancien ami, la « *suppression d'une transpiration habituelle* ». Il est plus probable que ce phénomène est plutôt symptomatique que producteur de la maladie.

28e *Observation.* — Un malade nous fut envoyé par le Dr Bickerstett, de Liverpool, en juin 1882; il attribuait sa maladie à une forte *diarrhée* qu'il avait eue à Madère; ce fut alors qu'il observa une difficulté de la marche attribuée par son médecin d'alors au climat relâchant. Après examen, nous constations qu'il avait fortement souffert de la syphilis, il y a quinze ans. A partir de l'infection primitive il eut de graves maladies de la peau et du tissu sous-jacent, ainsi que des bubons, etc.; il a ainsi souffert pendant quinze mois. Il reconnut ne pas avoir été traité suffisamment « par manque de temps ». Actuellement il a de temps à autre des éruptions cutanées, couleur cuivrique; somme toute, les manifestations actives de la maladie ont cessé depuis quelques années. Pour le moment les réflexes rotuliens sont abolis dans les deux jambes; il a de la difficulté à retenir et à expulser les urines, un relâchement des intestins, une diminution du désir et du pouvoir vénérien, le symptôme de Romberg, la démarche ataxique et une difficulté à descendre les escaliers. Dans les extrémités supérieures il avait une grande force; le dynamomètre marquait 160° et cependant les doigts étaient engourdis. Jamais il n'a eu ni douleurs fulgurantes, ni la constriction autour de la ceinture. Quoique la maladie doive être attribuée à la syphilis, la diarrhée peut l'avoir aggravée.

L'influence de l'*âge* et du *sexe* sur la production de l'ataxie offrira moins de contestations.

Pour ce qui concerne l'âge au début de la maladie, les rapports de plusieurs observateurs n'ont guère de valeur, parce qu'ils ne font connaître que les âges auxquels les malades se présentèrent à l'examen et non ceux auxquels les premiers symptômes se sont montrés. Topinard [1], qui a réuni 104 cas, trouve les chiffres suivants qu'il a classés défectueusement parce que les mêmes chiffres servent pour le commencement et la fin de la période :

| | |
|---|---|
| De 26 à 30 ans | 13 cas. |
| — 30 à 35 — | 11 — |
| — 35 à 40 — | 20 — |
| — 40 à 45 — | 20 — |
| — 45 à 50 — | 20 — |
| — 50 à 55 — | 10 — |
| — 55 à 60 — | 6 — |
| — 60 à 65 — | 3 — |
| A 75 — | 1 — |

1. *Loc. citat.*, p. 359.

Ce tableau ne s'applique qu'à la maladie en plein développement, les patients étant à la deuxième période. D'autre part, Erb [1] découvre le début du mal.

| | | |
|---|---|---|
| Entre 11 et 20 ans | ................ | 3 cas |
| — 21 et 30 — | ................ | 13 — |
| — 31 et 40 — | ................ | 31 — |
| — 41 et 50 — | ................ | 18 — |
| — 51 et 60 — | ................ | 3 — |

Dans cinquante-deux cas de nos propres observations où nous avons pu retrouver autant que possible la date de l'invasion de la maladie, nous obtenons les chiffres suivants :

| | | |
|---|---|---|
| A 9 ans | ................ | 1 cas |
| Entre 20 et 29 — | ................ | 9 — |
| — 30 et 39 — | ................ | 18 — |
| — 40 et 49 — | ................ | 13 — |
| — 50 et 59 — | ................ | 10 — |
| A 60 — | ................ | 10 — |

Notre plus jeune malade était une fille de neuf ans (28e *observation*) qui nous fut envoyée par le Dr Horace Dobell, en juillet 1881. Elle avait été aux bains de mer et avait assez bien pataugé avec ses pieds nus dans l'eau froide; c'était la seule cause que nous pouvions invoquer. Après un certain temps, elle ressentit des douleurs fulgurantes dans différentes parties du corps; les douleurs étaient de courte durée, aiguës et déchirantes; elles lui arrachaient des cris à chaque fulguration. Quand elle vint nous consulter, les douleurs se présentèrent essentiellement dans le genou gauche où une douleur lancinante fut sentie toutes les deux ou trois minutes. Le réflexe rotulien manquait des deux côtés. Il n'y avait pas d'autres symptômes; pas la moindre apparence de syphilis héréditaire. La douleur résista à l'emploi du nitrate d'argent, à la dose de huit milligrammes, et du courant continu; elle disparut complètement sous l'action de seigle ergoté, en extrait liquide (ergotine) et à la dose de dix gouttes répétées trois fois par jour. Depuis nous n'avons plus

1. *Krankheiten des Rückenmarks*, vol. II, p. 31. Leipzig, 1878.

revu la petite malade et ne pouvons conséquemment dire si le réflexe rotulien a reparu.

29e *Observation.* — Un autre ataxique, très jeune, est un conducteur d'omnibus âgé de vingt-deux ans qui se présenta à notre hôpital en février 1878. Il y a dix ans il avait eu la variole et à l'âge de dix-sept ans il avait souffert d'un chancre. Il ne semble pas avoir eu des symptômes secondaires, mais une hémiplégie gauche il y a deux ans et demi, à l'âge de dix-neuf ans. Il en guérit complètement en trois semaines. En juin 1877, il eut une diplopie qui fut traitée à Moorfields. Une semaine avant son entrée à l'hôpital, il sentit subitement une douleur à la région occipitale et à la partie inférieure de la nuque, et éprouva une sensation d'engourdissement à la face qui bientôt gagna le côté. En examinant le malade, nous constatâmes les symptômes de paralysie du nerf facial gauche dans la première portion du canal de Fallope, concurremment avec une paralysie du muscle droit externe du même côté. Des deux côtés, les réflexes rotuliens étaient abolis. Sans aucun doute c'était un cas d'ataxie commençante, mais il était difficile de dire à quelle époque l'affection remontait, si elle existait déjà lorsque le malade fut atteint de paralysie à dix-neuf ans, ou si la diplopie à l'âge de vingt et un ans en était le premier symptôme. Seul l'examen des réflexes rotuliens au début de la maladie aurait pu trancher cette question.

30e *Observation.* — Ce cas concerne un jeune homme de 23 ans, lieutenant dans l'armée des Indes; il nous fut envoyé par le docteur Erichsen en avril 1872. Trois ans auparavant, il avait eu la syphilis qui avait commencé par un chancre induré et un bubon; ultérieurement il a fortement souffert d'un ulcère à l'épaule gauche et d'une iritis. Les symptômes ataxiques firent leur apparition il y a un an, c'est-à-dire à ses vingt-deux ans; ils furent plus marqués à gauche qu'à droite. Il avait des engourdissements, spécialement dans le pied gauche, de la peine à se mettre debout sur le pied gauche, tandis qu'il pouvait parfaitement se tenir sur le pied droit; il chancelait lorsque les yeux étaient fermés; il lui était difficile de marcher lentement tandis que la marche ordinaire lui était facile. A cet effet, il devait se donner beaucoup de peine et il montrait infailliblement la démarche caractéristique.

D'après le tableau qui précède, l'ataxie se présenterait le plus souvent entre trente et cinquante ans. Les âges des mêmes malades, au moment où ils sont venus nous consulter, étaient :

| | | |
|---|---|---|
| A 9 ans | .................... | 1 cas |
| De 20 à 29 — | .................... | 3 — |
| — 30 à 39 — | .................... | 12 — |
| — 40 à 49 — | .................... | 21 — |
| — 50 à 59 — | .................... | 11 — |
| — 60 à 69 — | .................... | 3 — |
| A 72 — | .................... | 1 — |

L'ataxie est conséquemment une maladie qui se présente à la fleur de l'âge. Eulenburg donne à ce sujet le tableau suivant :

| | | | | | |
|---|---|---|---|---|---|
| La maladie | apparaît à | 9 ans | ............. | dans | 1 cas. |
| — | — | 20 — | ............. | » | 2 — |
| — | — | 30 — | ............. | » | 27 — |
| — | — | 49 — | ............. | » | 46 — |
| — | — | 50 — | ............. | » | 48 — |
| — | — | 60 — | ............. | » | 5 — |
| — | — | après 60 — | ............. | » | 0 — |

Leubuscher [1] rapporte le cas d'un garçon âgé de trois ans et demi, atteint d'ataxie et où l'on n'a pu retrouver la moindre tendance névropathique dans sa famille ; Eulenburg a rencontré un cas chez une fille de neuf ans, et Bradbury [2] chez un jeune homme de dix-neuf ans. Trousseau en a décrit un autre chez un malade de quatre-vingts ans dont la force musculaire semblait presque intacte. Toutefois il n'est pas clairement démontré que c'était un cas d'ataxie.

31e *Observation*. — L'ataxique le plus âgé que nous ayons eu en traitement était un homme de soixante-douze ans qui nous consulta en juin 1882. Trente ans auparavant il avait eu la syphilis. Son ataxie avait commencé depuis trois ans.

1. *Berliner Klinische Wochenschrift*, 1882, n° 39.
2. *British medical Journal*, 1871, n° 565.

32e *Observation.* — Le même mois, nous avons vu un autre ataxique âgé de soixante-six ans. Il avait contracté la syphilis trente-six ans auparavant. Il était resté bien portant seize ans et ce n'était qu'après cette longue période d'incubation que les premiers symptômes se sont manifestés. Actuellement il offre tous les symptômes classiques de la maladie limitée aux portions dorsale inférieure et lombaire supérieure de la moelle. Ces cas néanmoins sont très rares.

Quant au *sexe*, tous les observateurs sont unanimes à déclarer que l'homme est plus prédisposé à l'ataxie que la femme. Nous n'avons jamais vu cette maladie chez les femmes du monde, mais bien chez des femmes qui venaient nous consulter à l'hôpital. C'étaient principalement des personnes travaillant dans des magasins humides et malsains; quelques-unes avaient eu la syphilis.

Möbius [1] a décrit cinq cas d'ataxie chez des femmes, dont quatre avaient des maris syphilitiques et avaient eu de nombreux avortements, tandis que les autres causes de la maladie, telles que l'exposition au froid, l'excès de travail, l'alcoolisme, la contusion, etc., firent défaut. Ces cas sont particulièrement importants, parce que, chez les hommes, il y a généralement d'autres influences nuisibles en jeu, comme nous l'avons fait remarquer dans les 20e et 21e observations (p. 103 et 104) où nombre de causes peuvent avoir contribué au développement du mal. Un fait à noter, c'est que dans les observations de Möbius, il ne mentionne aucun cas avec les symptômes de la syphilis secondaire; néanmoins leur histoire ne laisse aucun doute sur le caractère spécifique de ces ataxies. Si nous considérons combien il est difficile de certifier l'existence de la syphilis chez les femmes et combien celles-ci sont tenaces à nier qu'elles ont eu cette maladie, il faudra avouer que quelques faits positifs sont d'une bien plus grande valeur que de nombreux rapports négatifs. Nous savons de plus que les con-

1. *Centralblatt für Nervenheilkunde*, p. 193, 1er mai 1884.

séquences immédiates de l'infection sont souvent tellement obscures chez les femmes que celles-ci mêmes ignorent l'existence de cette maladie; d'ailleurs le fait que, chez l'homme, la syphilis en apparence la plus bénigne semble conduire vers l'ataxie (p. 82) est également et sans aucun doute applicable à la femme.

Enfin la sclérose des cordons postérieurs peut être une maladie secondaire et se développer consécutivement à d'autres affections de la moelle, par exemple la myélite par compression, le mal vertébral de Pott, la méningite chronique, ou la méningo-myélite, la sclérose secondaire des cordons latéraux. Ces cas néanmoins ne constituent pas le type de la maladie primitive; les symptômes sont souvent confus et il est difficile d'établir un diagnostic exact.

Les causes de la *paralysie spastique* ressemblent à celles de l'ataxie; nous rencontrons néanmoins quelques différences qui méritent une mention. Nous avons déjà mentionné (p. 70) le lathyrisme qui correspond à l'ergotisme; mais dans cette forme maladive qui se présente généralement dans la pratique, quelques points nous ont frappé d'une manière particulière : d'abord, l'influence de la *constitution névropathique* est plus prononcée dans cette maladie que dans l'ataxie, ensuite le *sexe* et l'*âge* n'ont pas une influence aussi grande dans la paralysie spastique que dans l'ataxie; enfin, la *syphilis* y joue également un rôle moins important.

33ᵉ *Observation.* — L'influence de la constitution névropathique était très marquée chez un célibataire, âgé de 62 ans, qui nous consulta en janvier 1878. Il était un des douze enfants dont la vie tragique est tracée comme suit : sa sœur aînée meurt phtisique à l'âge de vingt-deux ans; le frère aîné se suicide à trente et un ans; la sœur suivante mourut en bas-âge; une autre sœur, qui en était la sœur jumelle, vit encore et souffre depuis plusieurs années d'une épilepsie incurable. L'enfant suivant est notre client actuel qui accuse depuis quelques années une paralysie spastique. Le frère qui le suivait est mort subitement à l'âge de vingt ans. La sœur suivante vit encore et est très nerveuse. Celle qui la suivait mourut d'une maladie de cœur à l'âge de cinquante ans. Vinrent ensuite deux frères jumeaux, un autre frère et une sœur, qui tous s'adonnaient à la boisson et sont morts à la suite d'excès de cette nature.

34e *Observation.* — Nous nous trouvons ici en présence d'une jeune demoiselle qui nous consulta en mai 1878; les parents étaient consanguins, cousins germains. La mère était très hystérique et une tante maternelle était aliénée.

Chez un grand nombre d'autres malades, l'hystérie avait existé chez les mères; dans la plupart des cas, il n'y avait aucune cause déterminante à découvrir.

Pour ce qui concerne le *sexe*, la femme semble y être aussi prédisposée que l'homme; nous en avons noté quarante-neuf cas dont trente-quatre hommes et vingt-cinq femmes. — Cette maladie s'est présentée suivant l'âge :

| | | |
|---|---|---|
| Jusqu'à l'âge | de 10 ans | 5 fois |
| — | de 11 à 21 ans | 8 — |
| — | de 21 à 30 — | 9 — |
| — | de 31 à 40 — | 8 — |
| — | de 41 à 50 — | 10 — |
| — | de 51 à 60 — | 8 — |
| | après 60 — | 1 — |

Si nous comparons cette liste avec celle des âges auxquels l'ataxie se présente (p. 115), nous y trouvons une différence considérable.

La syphilis a déjà été mentionnée (p. 52) comme cause déterminante de l'affection dans le cas de Minkowski; Westphal a publié un cas analogue. Les observations suivantes sont empruntées à notre registre clinique :

35e *Observation.* — Un matelot, âgé de vingt-huit ans, marié et père de deux enfants, fut admis à notre hôpital en avril 1882. A l'âge de huit ans il avait eu la variole et, il y a quatre ans, il a contracté une syphilis. Il attribue sa maladie actuelle aux conséquences d'un accident sur mer où il avait été mouillé. Il y a trois mois il sentit ses forces diminuer graduellement dans les bras et les jambes; actuellement il est si faible qu'il ne peut se promener. Les réflexes profonds sont exagérés dans ses quatre extrémités; les réactions électriques restent normales; il y a incontinence d'urine et constipation habituelle; il n'a jamais eu de douleur ni point de trouble du côté de la sensibilité.

36e *Observation.* — Un chirurgien, qui avait vécu longtemps aux Indes orientales et à bord d'un navire, nous consulta en septembre 1881. Il avait eu la syphilis une première fois en 1861, une seconde fois, mais très gravement, en 1865. En 1866, il devint malade à Calcutta par suite d'une fièvre, mais il s'embarqua néanmoins dans un bateau chargé pour Trinidad. Il revint ensuite en Angleterre où il fut retenu par une jaunisse; il eut des rétentions d'urine et des convulsions dans la jambe gauche; il devint si faible qu'il lui fallut des semaines avant qu'il pût se transporter de son lit jusqu'au sofa sur les jambes. Actuellement il présente la démarche spastique, une grande exagération des réflexes tendineux, mais aucun trouble de la sensibilité.

37e *Observation.* — En juillet 1883, nous fûmes consulté par un Américain, âgé de quarante-cinq ans, célibataire ; dans son jeune âge, il s'était adonné à la masturbation et, il y a vingt ans, il contracta une syphilis. Depuis quelques années déjà, il sentit se perdre son désir et son pouvoir sexuels, et actuellement il est atteint d'anaphrodisie et d'impuissance. Le malade souffrait également d'une constipation et de fréquentes congestions du foie. Il se plaignit encore d'une débilité générale et d'une impossibilité de se promener. Sa démarche était celle d'une sclérose commençante des cordons latéraux; les réflexes profonds étaient sensiblement exagérés dans les quatre extrémités.

Les *contusions ou lésions externes* semblent être une cause assez fréquente de cette forme de sclérose.

38e *Observation.* — On nous a cité une chute de cheval comme l'unique cause possible de la maladie chez un négociant, originaire de Barbadoz, âgé de cinquante ans, marié et sans enfants. Il nous consulta en juin 1883. Il y a environ un an qu'il souffre d'une débilité toujours croissante dans la marche (démarche spastique) ; ses extrémités inférieures avaient sensiblement diminué de volume ; ses bras et ses mains étaient également plus faibles qu'autrefois. Il y avait une grande exagération des réflexes tendineux dans les quatre extrémités. La sensibilité était intacte ; la vessie, les intestins et les organes sexuels semblaient dans leur état normal.

39e *Observation.* — Un cas analogue était celui d'une demoiselle, âgée de soixante-trois ans, qui vint nous consulter en janvier 1882. Il y a dix ans, en visitant une galerie de tableaux à Rome, elle mit accidentellement son pied dans un trou du pavé, tomba et se contusionna sérieusement la colonne vertébrale. Depuis ce moment, elle n'a plus été capable de se promener convenablement, et son état empirait progressivement et sans relâche. Les muscles des jambes semblaient assez bien nourris, et donnaient une réaction faradique suffisante. Il n'y avait pas d'anesthésie, mais une grande exagération des réflexes profonds. La malade ne pouvait se promener sans être appuyée des deux côtés ; elle avait la démarche de la paralysie spastique.

40e *Observation.* — Vers la même époque, nous fûmes consulté par une autre demoiselle âgée de cinquante et un ans. Jusques il y a huit ans, elle avait toujours été bien portante lorsque les chevaux de la voiture dans laquelle elle était assise, prirent le mors aux dents ; la voiture fut renversée, et alors la malade eut une contusion à la portion lombaire de la moelle. Il n'y eut ni fracture, ni luxation, mais une forte douleur. Depuis ce moment, la malade n'a plus pu se promener convenablement. Les extrémités inférieures offraient une forte exagération des réflexes tendineux, et on remarqua aussi tous les autres symptômes d'une paraplégie spastique. Dans les derniers temps, son bras droit était devenu très faible ; la main ne dévia le dynamomètre que jusqu'à 40°, tandis que de la main gauche l'instrument marqua 100°. Elle a des douleurs dans le bras droit, dans les environs de l'insertion du muscle deltoïde; elle est incapable de lever le bras droit, ne peut arranger ses cheveux ni s'habiller sans aide. Les réflexes tendineux du bras et de la main du côté droit sont exagérés et offrent un contraste frappant avec le bras gauche où cette exagération n'existe pas. Autrement sa santé générale est bonne; la ménopause s'est établie sans accidents il y a un an; il n'existe rien du côté de la vessie et du rectum.

La paralysie spastique peut encore se présenter après des *maladies aiguës ;* nous l'avons observée après la scarlatine et la fièvre typhoïde. Une de mes malades, âgée de trente ans, attribua sa maladie à un *surcroît de fatigue* en soignant son frère jour et nuit pour une maladie qui réclamait des soins continus, le malade devant être fréquemment soulevé et changé de position.

41e *Observation.* — Chez un commis, âgé de trente ans, les symptômes débutèrent après un cathétérisme violent. Le malade avait eu une gonorrhée qui lui avait laissé un rétrécissement; il était sujet à des rétentions d'urine. Dans un de ces accès, il se fraya avec la sonde une fausse route qui fut suivie d'une uréthrite et d'une cystite. Guéri de cet accident, il constata qu'il marchait difficilement. Examiné en février 1883, la paralysie spastique était bien caractérisée.

Les causes de la *sclérose en plaques* ne sont pas encore bien connues.

42e *Observation.* — Dans un cas de ce genre que nous avons vu avec le Dr Philpot, de Croydon, en octobre 1882, le malade, un crieur d'encan, âgé de quarante et un ans, et marié deux fois, avait eu un chancre et un bubon à l'âge de dix-huit ans, mais sans symptômes secondaires apparents. Il accusait des excès vénériens. Il y a environ trois ans et demi, il constata que la parole était atteinte, l'articulation traînante et indistincte.

Dans ces derniers temps, cet état a empiré beaucoup, mais le malade pouvait néanmoins dire ce qu'il voulait; sa langue n'était ni tremblante, ni atrophiée. La tête était portée au-devant de la poitrine, par suite d'une parésie des muscles trapèzes et autres muscles du cou ; par un effort le malade pouvait néanmoins jeter la tête en arrière et la mouvoir d'un côté à l'autre sans trembler beaucoup. Il y avait toutefois un tremblement sclérotique bien marqué dans le côté gauche du corps lorsque le patient marchait; à l'état de repos, ce tremblement était peu prononcé. De la main droite il serra le dynamomètre jusqu'à 160°, de la main gauche jusqu'à 120°. Quoique la force musculaire fût assez bonne, le malade n'en pouvait faire usage; il pouvait écrire, d'une manière lente et difficile; il boutonnait son pantalon, mais avec difficulté; ne pouvant couper sa viande, il se nourrissait à l'aide de la cuiller. Le tremblement sclérotique du bras gauche augmentait beaucoup lorsqu'il essayait de parler. Le mouvement en arrière des deux mains, comme lorsqu'on veut se brosser les cheveux, était très difficile. Son dos était comme celui d'un bossu et faible; souvent il y ressentait des douleurs lancinantes accompagnées de frissons. Il ne pouvait se tenir droit dans une chaise et préférait la position couchée à la position assise, la course à la promenade. Il pouvait se promener pendant environ trois heures par jour, mais il transpirait abondamment déjà après une lieue de marche. Les réflexes profonds étaient exagérés, mais la sensibilité était restée normale; il n'existait aucun symptôme syphilitique du côté de la peau, des muqueuses et des os.

43e *Observation.* — La constitution névropathique était très évidente chez une dame, âgée de trente-cinq ans, mariée et mère de deux enfants. Nous la vîmes avec le Dr Maclaren, en avril 1883. Il y a cinq ans, elle avait eu une perte graduelle des forces dans les extrémités inférieures. *Son père et sa mère étaient morts à la suite d'une apoplexie et une sœur avait eu une paralysie infantile.* La maladie avait commencé sans cause appréciable et, pendant ces dernières années, elle n'avait eu aucune douleur; elle se trouvait maintenant condamnée au lit, mais pouvait rester pendant quelque temps dans un fauteuil; elle ne pouvait faire aucun usage de ses jambes, se sentant presque complètement paralysée; néanmoins la jambe gauche étant relevée, elle parvenait à la descendre. Ses deux jambes étaient émaciées; l'excitabilité faradique des nerfs et des muscles avait beaucoup diminué, tandis que la réaction galvanique était normale. Des deux côtés le réflexe rotulien avait beaucoup augmenté, mais le phénomène du pied n'existait pas. La sensibilité était normale. Les membres supérieurs étaient également hors d'usage et atrophiés; elle ne pouvait se laver les mains, ni écrire, ni s'habiller ou se nourrir. Le dynamomètre marquait 25° à droite et 30° à gauche. Il y avait nystagmus et une légère excavation des nerfs optiques sans que la vue en souffrît.

La sclérose en plaques est assez fréquente chez les enfants et a même été observée chez un enfant de quatorze mois; mais elle est plus fréquente chez les enfants entre trois et quatre ans. Chez les enfants on attribue souvent la cause du mal à un coup ou une chute, quoique jusqu'ici on n'ait pu établir de relation entre les traumatismes et la sclérose en plaques. D'autre part, il est certain que la maladie peut se présenter après la scarlatine, la jaunisse, la fièvre typhoïde, le choléra et la variole. Il n'est pas établi toutefois que ces poisons morbides ont une tendance à envahir directement certaines parties du système nerveux, ni que ce dernier est affecté secondairement, en raison de certaines modifications systématiques provoquées par l'action de ces poisons. On a également observé la sclérose en plaques chez les goutteux, et de temps à autre elle est héréditaire.

On sait peu de chose jusqu'ici au sujet de l'étiologie de la *sclérose latérale amyotrophique*. Cette affection se rencontre généralement entre trente et cinquante ans. Seeligmüller toutefois a vu quatre enfants dans une même famille qui en souffraient et qui étaient âgés entre un et onze ans. La syphilis et le froid nous semblent les causes les plus probables de cette espèce de sclérose.

# CHAPITRE VI

## SYMPTOMES DE L'ATAXIE LOCOMOTRICE

Duchenne[1] a démontré le premier qu'il existait dans le cours de l'ataxie trois périodes différentes. La première était caractérisée par les paralysies d'un ou de plusieurs nerfs moteurs de l'œil ou de leurs branches, par l'amblyopie et l'amaurose, et les douleurs fulgurantes; la seconde période, par les symptômes de l'incoordination motrice dans les extrémités inférieures et parfois dans les extrémités supérieures, suivis bientôt ou brusquement d'anesthésie des muscles, des articulations, des os et de la peau; dans la troisième période la maladie s'était généralisée. Ces trois périodes ont été désignées, la première sous le nom de période prémonitoire, prodromique ou préataxique, la seconde sous le nom de période ataxique, tandis que la troisième a été appelée période paralytique ou terminale. Dans un grand nombre de cas, ces périodes sont assez bien tranchées pour pouvoir légitimer cette division. D'autrefois on ne peut y reconnaître que deux périodes, savoir : la période préataxique et la période ataxique, parce que les malades ne vivent pas assez longtemps pour atteindre la période paralytique. La première période ne pourrait être appelée prémonitoire ou prodromique, parce qu'il existe déjà, au début de la

1. *Archives générales de médecine*, décembre 1859; janvier, février et mars 1859.

maladie, des lésions propres à l'ataxie qui ne peuvent se rattacher à un trouble fonctionnel. *La différence pathologique entre les différentes périodes n'est conséquemment qu'une différence de degré*, parce que dans la première période le nombre de fibres nerveuses malades ou détruites dans les cordons postérieurs est petit, dans la deuxième période ce nombre est plus grand et dans la troisième toutes les fibres ont été entamées. Il en résulte naturellement qu'il n'existe aucune ligne de démarcation bien nette dans les différentes périodes de l'ataxie, et cette manière de voir, suggérée par l'anatomie pathologique de la maladie, se trouve complètement corroborée par les symptômes cliniques. Aussi est-il impossible de dire dans beaucoup de cas si un malade se trouve à la première ou à la deuxième, à la deuxième ou à la troisième période de la maladie. L'ataxie des mouvements, aussi bien que l'ataxie de la station, est parfois si légère qu'elle ne peut être découverte que par un examen très attentif; l'on ne pourrait dire qu'un malade qui peut encore se promener pendant huit à dix milles en une fois et sans difficulté se trouve à la deuxième période de l'ataxie locomotrice. D'autre part, l'ataxie de la démarche peut être tellement grande que, quoique le malade soit encore en état de mouvoir ses jambes, il est plus impuissant qu'un autre malade paralysé à la suite d'une hémorragie cérébrale. C'est pourquoi l'on ne peut attribuer à ces trois périodes qu'une valeur approximative.

A. Symptomes de la première période de l'ataxie ou période préataxique. — Les symptômes cliniques de l'ataxie se sont multipliés au fur et à mesure qu'on y a prêté une plus grande attention; les descriptions de Romberg et de Duchenne, réellement excellentes, ne constitueraient aujourd'hui qu'une fraction des symptômes que l'on observe chez les ataxiques. Pour rendre cette partie de notre travail aussi claire que possible, nous commencerons par la description des symptômes les plus importants et ceux qui nous offrent la plus grande valeur pour établir promptement un diagnostic. Ce sont :

1° La perte du réflexe rotulien (symptôme de Westphal);
2° Les douleurs fulgurantes ;
3° La rigidité réflexe de la pupille (symptôme d'Argyll-Robertson).

Si on rencontre ces trois symptômes simultanément, le diagnostic de l'ataxie est considéré comme certain.

1. Perte du réflexe rotulien. — Ce symptôme, découvert par Westphal en 1875, est indubitablement le plus important dans la première période de l'ataxie. Si à l'état de santé on donne un coup sec sur le tendon rotulien avec le doigt ou le côté cubital de la main, l'extrémité auriculaire d'un stéthoscope, ou mieux encore à l'aide du marteau percuteur, la jambe est poussée plus ou moins librement en avant. Ce phénomène peut être obtenu en faisant asseoir le malade sur une chaise, lui faisant croiser une jambe au-dessus de l'autre; mais mieux vaut le faire asseoir sur le bord d'une table avec les jambes pendantes. Si l'on examine le malade au lit, la jambe doit être levée par l'observateur qui passe sa main gauche au-dessous de la cuisse, immédiatement au-dessus du genou, et donne le coup de la main droite. En général, il n'est pas nécessaire que le malade soit déshabillé, mais, si le résultat est douteux, il vaut beaucoup mieux frapper la peau nue qui recouvre le tendon; il peut encore être utile, spécialement lorsque le malade semble nerveux et impressionnable, de lui bander les yeux de telle sorte qu'il ne peut nullement intervenir dans la production de ce phénomène.

La controverse sur la nature exacte de ce phénomène commença peu après sa découverte; elle continue encore et durera probablement pendant quelque temps. Le caractère si complexe d'un symptôme en apparence simple donne lieu à de nombreuses discussions dans le domaine de la physiologie; il est heureux de constater que ce signe physiologique que l'on doit à un praticien, préoccupe aujourd'hui les physiologistes les plus éminents.

Wesphal et d'autres auteurs attribuent le réflexe rotulien à une excitation directe du tissu musculaire; Erb et ses partisans n'y voient qu'une action réflexe. De nombreux faits plaident en faveur de l'une et de l'autre théorie; mais nous ne pouvons les énumérer ici.

Il nous suffira de dire que, d'après Westphal, il faut, comme condition essentielle pour la production du réflexe rotulien, un tonus musculaire propre, un certain degré de tension du muscle et la possibilité pour le tendon de pouvoir vibrer; qu'il n'est nullement nécessaire d'invoquer l'action réflexe par les nerfs centripètes des tendons et des muscles, mais que la contraction musculaire est causée par l'excitation du tendon vibrateur.

Erb, d'un autre côté, invoque l'intervention des nerfs des tendons; cette découverte faite par Sachs [1] remonte à l'époque où l'on commença à parler du réflexe rotulien. Ces nerfs sont situés au point où le muscle et le tendon se rejoignent; ils sont excités lorsque le tendon est frappé, ils conduisent le stimulus vers la moelle épinière, le tendon constituant un milieu élastique qui ne réclame qu'un certain degré de tension pour transmettre la secousse. Pour que se produise le réflexe rotulien, il est nécessaire que le trajet entre le tendon, la moelle épinière et le muscle droit antérieur de la cuisse, soit complètement intact; s'il y avait une interruption, comme dans l'ataxie, à la suite d'une maladie des cordons et des racines postérieures, dans la paralysie infantile par une maladie des cornes antérieures et dans la névrite des nerfs périphériques, le réflexe rotulien n'existerait pas.

Malgré les nombreuses recherches physiologiques entreprises par des observateurs tels que Tschirjew, Gowers, Berger, Brissaud, Eulenburg et d'autres encore, dans le but d'arriver à une solution définitive, Westphal, Erb maintiennent les opinions qu'ils ont émises dès le début; actuellement certains faits tendent à prouver que la théorie réflexe tend à prédominer. Le principal argument des adversaires de la théorie

1. « *Archiv* » de Reichert et Dubois-Reymond. Berlin, 1875.

réflexe est, que le temps nécessaire pour produire le réflexe rotulien est trop court pour un véritable phénomène réflexe; le temps nécessaire pour qu'un stimulus passe du tendon rotulien à la moelle et de la moelle au triceps crural, mesurerait au moins un cinquième de seconde, tandis qu'il est établi qu'il faut un temps beaucoup moins long entre les deux actions, c'est-à-dire d'un vingt-cinquième à un trentième de seconde. Cette manière de voir, à laquelle Gowers [1] attache une grande importance, est combattue par Rosenheim [2], qui a fait à cet effet de récentes recherches physiologiques au laboratoire de Berlin; il a trouvé chez l'homme comme chez les lapins une durée de 0,025 de seconde; souvent cette durée est plus longue, ce qui est parfaitement compatible avec la nature réflexe du phénomène. Il objecte au procédé expérimental adopté par Gowers et Eulenburg toute une série d'erreurs et il s'est servi d'un nouveau procédé qui a donné des résultats tout différents. D'après lui, la partie du tendon frappé offre son importance et la transmission du stimulus au muscle n'est pas la même dans toutes les parties.

La durée de la latence est en proportion inverse de la force de percussion, aussi bien à l'état normal que dans des conditions pathologiques. La latence augmente en raison du nombre de coups donnés, de telle sorte que l'excitabilité de la partie percutée diminue à mesure que l'expérience se prolonge. La latence ne diffère pas beaucoup à l'état pathologique.

Rosenheim a également démontré que, lorsque la secousse produite à l'ouverture et à la fermeture du courant électro-magnétique était incapable de produire le réflexe rotulien, ce phénomène pouvait être produit en appliquant le courant magnéto-électrique au tendon rotulien, ainsi qu'en renversant un courant continu énergique appliqué au même endroit. Les phénomènes qu'il a observés le font conclure qu'il n'y a aucun motif à invoquer contre la théorie de l'action réflexe.

1. *The diagnosis of diseases of the spinal cord.*, p. 25. 3e édition, Londres, 1881.
2. *Archiv für Psychiatrie*, vol. XV, p. 180, 1884.

Il nous semble que l'examen du réflexe rotulien dans les cas de fracture de la rotule pourrait beaucoup contribuer à la solution de cette question. Dernièrement nous avons examiné deux cas de ce genre où une réunion partielle s'était produite; ils furent montrés par les D^rs^ Christopher Heath et Morris à une séance de la Société clinique de Londres, et nous avons constaté que le réflexe rotulien était aussi fort dans la jambe où la rotule avait été fracturée que dans celle qui était restée intacte. Toutefois, c'est principalement dans les cas de fracture récente de la rotule, là où il existe un intervalle considérable entre les fragments fracturés, que cet examen peut donner lieu à des résultats utiles. Il va de soi que la percussion du ligament rotulien ne peut avoir le même résultat en produisant le réflexe dans un cas de fracture, si le phénomène était dû à une stimulation directe du tissu musculaire, parce que la tension du triceps fémoral et le pouvoir vibratoire du tendon doivent être considérablement modifiés dans ces circonstances; tandis que, si le réflexe rotulien est dû à une action réflexe, on n'observera que peu ou pas de modification. Les chirurgiens des hôpitaux qui ont l'occasion de rencontrer ces cas immédiatement après l'accident, pourraient les mettre à profit pour observer la manière d'être des réflexes rotuliens lorsque les fragments rotuliens sont très distants; ils contribueraient ainsi à la solution d'une question physiologique très intéressante. Les observations que nous avons faites dans les deux cas auxquels nous venons de faire allusion, nous engagent à admettre la nature réflexe du phénomène.

Le centre médullaire pour le réflexe rotulien se trouve dans la portion lombaire de la moelle épinière, dans la région correspondante aux deuxième, troisième et quatrième nerfs lombaires; l'arc réflexe comprend, d'une part, les nerfs afférents partant du tendon rotulien, les racines nerveuses postérieures et les cornes grises postérieures; d'autre part, les cornes grises antérieures, les racines nerveuses antérieures et les nerfs efférents qui se rendent au muscle triceps crural. Toute interruption de l'intégrité de cet arc réflexe peut amener la disparition du réflexe rotulien; et avant de conclure, par une simple absence de ce phénomène, au diagnostic d'une ataxie, nous devons exclure la paralysie pseudo-hypertrophique et l'atrophie musculaire dérivant d'une névrite, telle que la paralysie diphtéritique, etc. Pour y arriver, il faut avoir recours à l'électricité et à la stimulation mécanique des fibres musculaires. Si la réaction faradique est normale et si le triceps fémoral se contracte lorsqu'on le frappe directement à l'aide du marteau percuteur, les maladies prénommées peuvent être exclues. C'est un fait à noter que dans l'ataxie avec perte du réflexe rotulien l'irritabilité mécanique du triceps, et spécialement sa portion désignée sous le nom de vaste interne, est considérablement augmentée (Erb, Buzzard), ce qui augmente la valeur du symptôme. L'augmentation de l'irritabilité musculaire est probablement due à une irritation des fibres radiculaires postérieures, tandis que la perte du réflexe rotulien s'expliquerait par la destruction d'une fraction essentielle de ces mêmes fibres. *Pour être pathognomonique, la perte du réflexe rotulien doit être combinée avec une force musculaire suffisante, une réponse faradique convenable et une contraction idiomusculaire du vaste interne.*

L'importance du réflexe rotulien, au point de vue physiologique et du diagnostic, ainsi que les modifications qu'il subit dans certaines affections cérébrales et spinales, ont été presque universellement reconnues aussitôt que Westphal eût publié le résultat de ses recherches. Il n'en reste pas moins vrai que nous devons à ce savant professeur un sentiment de gratitude pour le nouveau jour qu'il a jeté sur l'étude de ces phénomènes dans plusieurs maladies obscures du système nerveux. On ne peut se faire une idée du secours que nous obtenons journellement dans le diagnostic des maladies nerveuses obscures, en utilisant ces phénomènes. Le résultat obtenu est souvent de la plus haute valeur; aussi sommes-nous étonné qu'on attache en France si peu de valeur à ce symptôme. Vulpian, dans son travail remarquable sur l'ataxie, semble plaisanter de la découverte « que Westphal croit avoir faite »; et Fournier se récrie de l'incertitude du diagnostic au début de la maladie, alors qu'il dispose de ce symptôme ! Fournier dit : « Il est des malades qui pendant plusieurs années, trois, cinq, six, même huit et dix années, ne présentent *rien autre* comme phénomène morbide que des accès plus ou moins espacés des *douleurs* fulgurantes (p. 50) » ;... et plus loin (p. 55) : « Alors même que les malades, s'inquiétant de ces douleurs, viendraient à nous dès leur apparition première, il y aurait encore toutes chances pour qu'elles restassent méconnues quant à leur valeur réelle, quant à leur valeur séméiologique... Mal décrites sans doute par le patient, vagues de siège, indécises comme caractère, ces douleurs ont été prises pour ce qu'elles n'étaient pas, et rapportées tantôt à de simples névralgies, tantôt à des rhumatismes, tantôt à ceci ou cela, mais *jamais au tabes*. »

La perte du réflexe rotulien se rencontre dans toutes les ataxies sans complications, là où nous avons à faire avec la sclérose des cordons postérieurs de la portion lombaire de la moelle; ce symptôme est de la plus grande valeur au point de vue du diagnostic, spécialement dans ces cas assez fréquents où les autres symptômes de la maladie spinale sont douteux, qui peuvent être masqués par d'autres symptômes que l'on rapporte à un dérangement de l'estomac ou du foie, ou que l'on attribue à la goutte, à l'hypocondrie, ou à d'autres maladies.

Il y a des raisons de croire que la perte du réflexe rotulien constitue dans quelques cas le premier, et le plus souvent un des premiers symptômes du tabes. On a constaté qu'il avait disparu tout au début de l'épidémie d'ergotisme, décrite par Tuczek; dans un seul cas c'était le premier et le seul symptôme de la sclérose des cordons postérieurs. Il y a également lieu de croire que l'abolition du réflexe rotulien peut quelquefois être précédée de la paralysie du muscle droit externe ou de quelque autre muscle de l'œil; mais jusqu'ici nous n'en avons pas de preuves certaines.

L'observation suivante est importante parce qu'elle se trouve en connexion avec ce fait, quoique nous ne possédions pas la date exacte de l'abolition du réflexe rotulien :

44e *Observation.* — Un médecin de campagne, âgé de soixante-douze ans, marié, ayant eu treize enfants et quarante-neuf petits-enfants, nous consulta en février 1882. Il avait toujours eu une excellente santé, et ce n'était que depuis peu qu'il s'était retiré de la clientèle. Depuis quelque temps, en se réveillant le matin, il était tourmenté par une urtication et un engourdissement dans les deux mains, spécialement à droite. Il put faire disparaître l'engourdissement par des frictions; celui-ci ne revint plus dans la journée, mais se représenta le lendemain matin. En l'examinant, nous constatons une perte complète des réflexes rotuliens des deux genoux avec une réaction directe du vaste interne. Il nia avoir eu jamais la syphilis, mais, sur notre demande, il déclara qu'il avait eu une diplopie il y a huit ans pour laquelle il avait consulté sir William Bowman. Cette diplopie disparut au bout d'un mois pour ne plus revenir. Il n'y avait aucun autre symptôme d'ataxie. Dans ce cas, on aurait pu douter du diagnostic; mais la coïncidence de la diplopie, de l'abolition du réflexe rotulien et de l'engourdissement, est au moins toute particulière et pourrait à l'avenir être suivie d'autres symptômes ataxiques. L'âge du malade pourrait plaider contre notre diagnostic, mais nous avons vu dans les pages précédentes (p. 116), que l'âge avancé n'est nullement incompatible avec l'évolution de cette maladie.

Jamais nous n'avons trouvé le réflexe rotulien aboli chez des personnes bien portantes, excepté toutefois aux deux extrêmes de la vie. Il est difficile ou impossible de l'observer chez quelques enfants avant qu'ils soient en état de marcher; il en est de même à l'âge de décrépitude où il ne semble exister aucune forme particulière de maladie spinale (Möbius). Néanmoins le sujet de la 44e observation ne pouvait, malgré son âge avancé, être considéré à la dernière décrépitude, parce que sa santé physique et son énergie mentale s'étaient encore très bien maintenus.

Dans l'observation suivante, plusieurs praticiens expérimentés avaient posé le diagnostic de la *goutte;* c'était principalement l'absence du réflexe rotulien qui nous permit de conclure à l'existence du tabes.

45e *Observation.* — Un agent de change, âgé de cinquante-neuf ans, marié et sans enfants, nous consulta en octobre 1881. Il se plaignait d'être rongé par la goutte, et de souffrir les douleurs goutteuses les plus violentes dans la tête, la poitrine, le dos, la ceinture, les cuisses, l'estomac et surtout la vessie. Il avait eu la syphilis il y a environ quinze ans, mais jamais il n'en avait montré un symptôme depuis ces douze dernières années. Dernièrement il avait été traité au citrate de potasse, à la lithine et au colchique, mais sans soulagement. La description spéciale qu'il donnait de ses douleurs nous fit penser à l'ataxie; en examinant ses jambes, le réflexe rotulien fit défaut, et ce symptôme jeta immédiatement une lumière sur la nature de ses souffrances. L'examen se porta alors sur d'autres symptômes tabétiques et nous découvrions qu'il chancelait dans la position debout avec les yeux fermés; il avait le symptôme d'Argyll-Robertson : rigidité réflexe de la pupille ; il ne pouvait se promener sans aide, était impuissant depuis quelques années et fréquemment il souffrait d'incontinence de la vessie et du rectum; de temps à autre il avait de véritables *crises vésicales;* il fut alors pris de douleurs violentes dans la vessie, spécialement la nuit, avec le besoin continu de laisser couler les urines. Il lui est arrivé de devoir se lever plus de soixante fois en une nuit, et chaque fois il ne put laisser passer que quelques gouttes d'urine au milieu des plus vives souffrances. Il avait des *crises rectales* analogues qui se produisaient cinq ou six fois en une nuit. Les extrémités supérieures n'étaient pas malades, à l'exception d'une zone d'engourdissement dans la région du nerf cubital droit.

46e *Observation.* — En juillet 1883, le Dr Philpot, de Croydon, nous pria d'aller voir un de ses malades qui désirait avoir une opinion impartiale au sujet de son état. Aussi le Dr Philpot ne nous a-t-il rien dit au sujet du diagnostic qu'il avait posé antérieurement que lorsque nous avions terminé notre examen et donné notre opinion. Le malade était âgé de cinquante-six ans, marié et père de cinq enfants ; il avait mené une vie très active dans le commerce. Il se plaignait spécialement d'un affaissement moral, d'indigestion et de resserrement autour de la poitrine qui durait depuis deux ans. La sensation de la constriction de la poitrine étant un des symptômes saillants de l'ataxie, nous avons examiné les réflexes tendineux qui faisaient défaut ; dès ce moment nous n'avions aucune difficulté pour nous rendre compte des autres symptômes de la maladie. Le malade paraissait avoir eu la syphilis il y a dix ans ; huit années après il commença à se plaindre d'engourdissement dans les troisième et quatrième doigts des deux mains, d'une douleur sourde dans le dos et les jambes, d'incontinence d'urine, de constipation, et d'une perte du désir et des forces sexuelles. Ajoutons-y la rigidité réflexe des pupilles, le symptôme de Romberg, une difficulté à descendre les escaliers, une sensation comme s'il y avait un tapis de caoutchouc au-dessous des pieds et une légère démarche ataxique.

Dans l'observation suivante, le malade se plaint essentiellement d'*insomnie ;* les symptômes ataxiques étaient tellement masqués que, sans le symptôme de Westphal, il aurait été impossible d'arriver à un diagnostic exact.

47e *Observation.* — Un officier, âgé de trente-sept ans, célibataire, nous consulta en décembre 1881. Il avait servi pendant quatorze ans aux Indes, et y souffrit pendant tout ce temps plus ou moins d'une « congestion du foie » et d'une diarrhée. Il contracta la syphilis en 1872. Quatre mois après l'infection primaire, il eut une éruption spécifique sur les jambes qui disparut bientôt. Peu après, il eut à se plaindre d'une douleur aux bords de la gorge et à la langue ; depuis ce moment, la douleur n'a plus quitté cet organe. Il n'a pris à cet effet que de l'iodure de potassium ; jamais on ne lui a prescrit du mercure. Peu de temps après, il eut de vives douleurs vers la ceinture et il les attribuait à un effort musculaire du dos pendant qu'il jouait à la raquette. Étant aux Indes, il recommença journellement ce jeu et s'adonna librement aux plaisirs vénériens. En 1878, il fut obligé de quitter la raquette et, depuis ce temps, il avait des douleurs constantes dans la ceinture, dans toutes les positions, assis ou couché, debout ou se promenant à pied ou à cheval. Il y a seize mois, il eut de fréquentes insomnies. Vers la même époque, se dessina un dégoût pour le sexe, pour la société et pour ses devoirs. Il avait aussi la sensation d'une forte compression à travers la poitrine. Il retourna en Angleterre et y resta pendant six semaines pour retourner aux Indes; peu après son retour, il eut la sensation d'une violente irritation spinale qui s'étendait le long de la colonne vertébrale; elle était accompagnée d'un engourdissement et de picotements dans les mains et les pieds. L'irritation dans le dos le rendait très nerveux; le patient se plaignait également d'une grande fatigue, et d'une faiblesse dans les jambes; il se sentit incapable de remplir ses devoirs. En avril 1881, il retournait de nouveau en Angleterre, et subit le traitement mercuriel qui ne lui procura aucun soulagement. En août il se rendit à Gastein, y prit vingt-sept bains et fut galvanisé, mais encore une fois sans résultat. Quand nous le vîmes, il se plaignit principalement d'insomnie et d'une grande hyperesthésie du dos. Ce dernier symptôme nous amena à examiner les réflexes rotuliens qui manquaient des deux côtés. Quant aux autres symptômes de l'ataxie, nous découvrîmes un engourdissement dans les quatre membres, une grande difficulté dans la marche, mais pas de démarche ataxique; les muscles des jambes étaient minces et flasques; le pouvoir et le désir vénériens avaient beaucoup diminué.

Donc, tandis que la perte des réflexes rotuliens indique habituellement le tabes, même quand d'autres symptômes tendraient à faire croire à une autre lésion, leur *présence* ou leur *exagération* prouve que, malgré l'existence de plusieurs symptômes ataxiques, le cas ne peut être considéré comme une ataxie locomotrice ou une sclérose des cordons postérieurs, telle qu'on l'entend généralement. Ces cas, qui sont loin d'être rares, se rapportent à des maladies systématiques des cordons latéraux et postérieurs, ou à une sclérose disséminée, et non à une ataxie. On explique alors l'exagération des réflexes rotuliens par une irritation sclérotique des cordons latéraux, dont les effets sont trop puissants pour être neutralisés par la maladie des cordons postérieurs. Le plus souvent, les douleurs fulgurantes font défaut et la difficulté de la marche doit être attribuée plutôt à une parésie qu'à une ataxie, ou à une combinaison de ces deux états.

48e *Observation.* — Un meunier, âgé de trente et un ans, marié et père de deux enfants, fut admis à notre hôpital en février 1883. Il nia toute infection syphilitique et attribua son mal à des refroidissements intenses auxquels l'exposaient habituellement ses affaires. Il y a douze ans, il s'était fracturé la jambe droite et actuellement il portait au tibia une large exostose qui, autrement, aurait pu être considérée comme de nature syphilitique. Sa maladie actuelle commença il y a trois ans par la perte du goût et aussi par de la diplopie. Au même moment il constata qu'il ne pouvait plus marcher comme autrefois, spécialement dans l'obscurité. Après un certain temps, le sens du goût revint et la diplopie cessa; deux mois après le début du mal, la force revint si bien dans les jambes qu'il put se promener comme auparavant. Toutefois, il y a un an son état empira et, depuis ce moment, l'aggravation fit des progrès continus. Le cerveau et les nerfs craniens paraissaient sains. Le malade accuse la sensation d'une corde serrée autour de la poitrine, une difficulté pour retenir les urines, une constipation opiniâtre et de l'impuissance. Il avait de l'engourdissement dans les mains, un certain degré d'ataxie dans les extrémités supérieures, spécialement lorsqu'il essayait d'écrire. Sa démarche semblait être un mélange d'ataxie et de parésie, parce qu'il avait à la fois une perte des forces musculaires, et des mouvements saccadés; en marchant il manœuvrait ses bras, autrement la marche était trop incertaine; en fermant les yeux il chancelait d'une manière telle qu'il serait tombé s'il n'avait eu de support. Il se plaignait encore d'engourdissement dans les plantes des pieds, mais jamais il n'avait eu des douleurs fulgurantes, ni aucune autre espèce de douleur. Tous les réflexes profonds étaient considérablement exagérés ; aussi n'avons-nous pas conclu à un tabes spinalis, mais à une forme rare de sclérose médullaire en plaques, qui avait atteint différents trajets de fibres médullaires et épargné les fibres qui concernent spécialement la sensation de la douleur et la conduction de l'action réflexe dans les cordons postérieurs.

L'absence des douleurs fulgurantes n'est toutefois pas invariable dans ces cas, ainsi que le démontre l'observation suivante :

49e *Observation.* — Un fermier irlandais, âgé de cinquante et un ans, marié et père de deux enfants, nous consulta en octobre 1882. Il accusa une incontinence d'urine, de l'impuissance, une forte constipation, de l'impossibilité pour se promener dans l'obscurité, de l'engourdissement, et *parfois des accès de douleurs fulgurantes* dans les jambes dont les muscles étaient minces et flasques. Il avait eu une syphilis assez intense il y a dix ans. Il chancelait lorsque, les yeux fermés, il se tenait debout, et sa marche était un mélange d'ataxie et de parésie. Les réflexes rotuliens étaient considérablement exagérés et, pour ce motif, nous avons conclu ici à une maladie systématique combinée des cordons postérieurs et des cordons latéraux.

50e *Observation.* — Ce cas présente l'exemple d'une combinaison de parésie et d'ataxie. Un comptable, âgé de trente-deux ans, célibataire, nous fut envoyé en octobre 1879, par le Dr Haussmann, de Wildbad. Ce malade s'était adonné aux plaisirs de la ville il y a environ dix ans et eut alors un chancre qui fut suivi d'une syphilis secondaire, spécialement du côté de la peau et de la gorge. Deux ans après, il eut une série d'attaques d'hémiplégie et d'aphasie et fut traité sans succès à Java, au Cap, à Sainte-Hélène et dans d'autres endroits. Tantôt il allait mieux, tantôt son état empirait, mais il y a environ trois ans il commença à souffrir de symptômes plus caractéristiques d'une maladie spinale. Actuellement, il lui est très difficile de se lever d'une chaise, de rester debout ou de marcher. Il y a une grande perte des forces musculaires, particulièrement dans la jambe droite. La vessie est devenue si irritable qu'il sent le besoin continu d'uriner, et dans son sommeil il a des urines involontaires. Il a une constipation opiniâtre et presque une impuissance complète. Le réflexe rotulien était exagéré des deux côtés, et conséquemment la maladie devait être une affection systématique de la moelle. Il n'y avait pas eu de douleurs fulgurantes.

*Le réflexe rotulien, une fois perdu, peut-il renaître?* On ne connaît rien de positif à ce sujet; la réponse le plus souvent est négative. Nous pouvons dire, en règle générale, que le réflexe *ne revient jamais* dans l'ataxie ordinaire; nous l'avons vu revenir néanmoins, sous l'influence du traitement, dans les cas combinés de maladie cérébrale et d'affection spinale qui se présentaient sous l'aspect clinique d'une paralysie générale des aliénés à la première période, spécialement lorsqu'il y avait une syphilis reconnue. Dans un cas analogue, pour lequel nous étions consulté, en avril 1884, où l'absence du réflexe rotulien était accompagné de symptômes cérébraux graves, et où il semblait y avoir un pronostic fâcheux, le réflexe rotulien est revenu au bout de quinze jours sous l'influence d'un traitement spécifique; de plus l'état général du malade s'était notablement amélioré. — En mai 1884, nous avions à notre hôpital un malade souffrant des conséquences d'une contusion de la colonne vertébrale; cet accident avait amené une parésie des extrémités inférieures. D'abord il y eut une exagération du réflexe rotulien qui diminua peu à peu et disparut enfin. Le malade, traité d'abord à l'iodure de potassium, fut soumis à de hautes doses d'ergot de seigle; et après six semaines le réflexe avait reparu. Il y eut en même temps une grande amélioration dans la force motrice des extrémités inférieures, aussi longtemps que le malade fut sous l'influence du seigle ergoté.

Nous devons rappeler à ce sujet que Westphal a appelé l'attention sur une source d'erreur, qui consiste à confondre certains réflexes cutanés avec le véritable réflexe rotulien. Il peut y avoir contraction du triceps fémoral en pinçant la peau dans le voisinage du tendon rotulien, ou en la percutant sur le côté sans toucher le tendon rotulien. Chez quelques personnes, tous les muscles de la cuisse semblent se contracter si on pince fortement la peau au-dessus des malléoles. Aussi doit-on admettre un pseudo-réflexe rotulien; c'est là un élément dont il faut tenir compte dans les cas caractérisés par le retour du réflexe rotulien.

Eulenburg et Strümpell ont vu revenir le réflexe rotulien après des injections de strychnine. Dowse [1] croit qu'il a rétabli le réflexe rotulien *instantanément* en faisant passer un courant continu à travers la moelle épinière. C'est là une assertion surprenante, toutefois elle l'est moins que celle d'un autre rapport du même auteur « que le réflexe rotulien et tous les autres réflexes ne sont généralement pas exagérés dans la première période du tabes, et qu'on peut expliquer ceci par la probabilité possible (*sic*) que les modifications dans les zones radiculaires postérieures sont très périphériques et envahissent plus ou moins la matière adjacente des cordons latéraux ». Evidemment l'ataxie se trouve confondue ici avec la sclérose en plaques ou avec quelque autre forme de maladie systématique combinée de la moelle épinière; le rétablissement instantané du réflexe rotulien par le passage d'un courant électrique à travers la moelle ferait supposer une guérison immédiate d'une lésion anatomique bien définie dans la portion lombaire de la moelle qui, malheureusement pour nos malades, est trop opiniâtre de sa nature pour céder, comme on l'a prétendu si légèrement, à une seule application d'un courant galvanique.

La disparition du réflexe rotulien *d'un côté* semble très rare. Même lorsque les autres symptômes cliniques se trouvent complètement limités à une moitié du corps, et constituent ainsi une *hémi-ataxie*, nous avons toujours constaté la disparition bilatérale de ce réflexe, même au commencement de la mala-

1. *Medical Times and Gazette*, 1er octobre 1881.

die. Quelques observateurs paraissent néanmoins avoir constaté l'absence unilatérale du réflexe et son existence de l'autre côté.

2. Douleurs fulgurantes. — Cette expression convient parfaitement pour décrire la nature violente et soudaine de ces douleurs qui sont si fréquentes dans l'ataxie; on les désigne encore sous le nom de douleurs lancinantes. Quelques malades comparent ces sensations à des chocs électriques; d'autres les décrivent comme des coups violents produits par un marteau lourd, ou des coups de pieds, ou comme des clous introduits dans la chair, ou un tire-bouchon chauffé au rouge et que l'on tourne dans les membres, ou bien encore comme le contact subit d'un fer rouge, ou à une morsure de chien, ou comme s'ils étaient rongés par des rats, comme si la chair était arrachée de vive force des os, ou comme si les os étaient écrasés par une presse, comme si leur intérieur était brûlé par le feu, comme s'ils étaient frappés d'un poignard ou empalés par un canif, comme si des milliers d'arêtes se trouvaient dans leurs mollets.

Des douleurs de cette nature peuvent se présenter subitement, surtout la nuit et sous forme de paroxysmes, les malades ressentent un choc à peu de secondes ou de minutes d'intervalle; elles disparaissent après un temps variable, mais d'une manière très prompte et souvent sans cause connue. Au moment de leur plus grande intensité, elles constituent la torture la plus terrible qu'on puisse s'imaginer et rendent l'existence excessivement malheureuse et intolérable. Les malades, en leur angoisse, crient, appellent au secours, affectent les positions les plus variables, étreignent les endroits douloureux aussi fortement que possible et, quand l'accès est passé, ils semblent à moitié morts d'épuisement. Lorsque ces paroxysmes se présentent la nuit, ils empêchent le malade de dormir, et aggravent ainsi son état général.

Charcot distingue les douleurs fulgurantes, qui passent comme des coups d'éclairs à travers une jambe ou le trajet d'un nerf, et les douleurs *térébrantes* ou perforantes qui ressemblent à des coups de poignard et qui se présentent le plus souvent dans le voisinage d'une articulation. Cette distinction toutefois est impossible dans certains cas parce que les deux formes de douleur peuvent se présenter à la fois.

Il existe une autre forme de douleur moins violente et plus constante. Elle se localise généralement à un endroit donné. Ce peut être par exemple une douleur sourde dans le dos, une douleur entre les épaules ou dans l'épine dorsale s'étendant jusqu'aux deux côtés du corps; ou bien les deux jambes souffrent de la même manière de telle sorte qu'on croit que le malade est atteint de sciatique. Cette douleur peut également se présenter sous forme de crise et continuer pendant quelques jours et parfois des semaines. D'autres fois la douleur n'est pas constante et consiste en une série de paroxysmes aigus qui se suivent rapidement. Une douleur paroxysmatique et plus constante peut alterner chez le même malade.

La troisième espèce de douleur qui, d'après Fournier, se rencontre spécialement chez les syphilitiques, est beaucoup plus faible et se présente à des intervalles plus longs. Cette douleur ressemble à un petit picotement d'aiguilles traversant à peine l'épiderme, ou bien à un petit pincement de la chair; elle est si peu prononcée que beaucoup de malades n'y prêtent aucune attention et ne s'en ressouviennent qu'ultérieurement lorsque de plus violents paroxysmes se présentent. Il existe souvent de longs intervalles entre ces petits accès qui ne durent que quelques heures, une fois en deux, trois ou même six mois. A moins d'instituer un traitement spécifique, la douleur s'aggrave avec le temps et revient à des intervalles plus courts.

Le principal siège de ces différentes espèces de douleurs réside dans les extrémités inférieures où elles sont presque toujours ressenties dès le début du mal et où elles peuvent persister pendant tout un temps avec une véritable furie et pendant de nombreuses années. Elles peuvent s'étendre à tout le membre à partir des hanches jusqu'aux orteils, ou suivre une certaine distribution nerveuse, comme dans la névralgie, ou affecter une certaine sphère comme la malléole, le genou, la cuisse ou la hanche. Si elles sont localisées sur un petit espace, l'hyperesthésie peut y siéger de manière que le moindre attouchement devient très pénible, tandis qu'une forte pression peut calmer la douleur. Parfois il se présente à cet endroit une éruption érythémateuse ou une urticaire circonscrite lorsque la douleur l'a quitté pendant quelque temps; Charcot a vu un ecthyma dans la sphère du nerf crural et du nerf saphène interne, laissant des escarres qui sont restées visibles pendant des années. Des tiraillements musculaires dans le voisinage de la région endolorie témoignent d'une irritabilité réflexe exagérée qui s'est développée d'une manière graduelle. D'autres fois le malade ressent un choc si subit dans les jambes que si à ce moment il se trouve debout ou en marche, il tombe comme s'il avait reçu un coup de fusil; il croit qu'il a eu un accès. Quelquefois la douleur attaque, même au commencement, d'autres parties que les extrémités inférieures, par exemple le dos, les extrémités supérieures, le tronc ou la tête. Si elle affecte la poitrine elle ressemble souvent à une névralgie intercostale ou à la douleur de l'herpès zoster. Dans un nombre considérable de cas la douleur semble assez bien suivre les modifications anatomiques que subit la moelle; comme ces modifications peuvent s'étendre de bas en haut de telle sorte que la douleur, après avoir été limitée aux extrémités inférieures, envahit successivement l'abdomen, la poitrine, les extrémités supérieures et la tête, elle peut aussi être limitée à une jambe ou à un côté du corps et quelquefois aux extrémités supérieures; dans ces cas, les autres symptômes ataxiques qui surviennent ultérieurement, peuvent suivre une marche analogue, et ainsi confirmer les altérations anatomiques de la substance médullaire. Dans les extrémités supérieures, la sphère du nerf cubital est atteinte par prédilection, les douleurs s'étendant de l'olécrâne jusqu'aux troisième et quatrième doigts.

Les douleurs de la face et de la tête que Pierret[1] a bien

1. *Essai sur les symptômes céphaliques du Tabes dorsalis*, p. 21. Paris, 1876.

décrites présentent les mêmes caractères que celles ressenties dans les jambes; elles peuvent être paroxysmatiques, sous forme de douleurs fulgurantes, ou continues. Ces dernières sont les plus fréquentes et atteignent le sommet de la tête, les tempes, le dos du nez, le méat auditif, la mâchoire, les lèvres et les dents, ou bien la région occipitale. Quelques malades ont la sensation comme si l'œil était arraché de l'orbite, ou ressentent subitement un coup de poignard ou un choc direct à travers la tête ou dans l'orbite. Ce phénomène peut être accompagné de larmoiement, de photophobie et de certains symptômes vaso-moteurs, tels qu'une congestion de la conjonctive, une dilatation de la pupille et une élévation de température. D'autres voient des étincelles, ce qui prouve que le nerf optique participe à l'irritation; dans quelques cas, la douleur reste limitée à une moitié de la tête et fait croire à une migraine. La douleur est rebelle au traitement; elle dure quelquefois longtemps, et disparaît alors subitement sans en connaître la cause. Aussi est-il important de se rappeler que la névralgie dite faciale peut n'être qu'un symptôme primitif d'ataxie.

Nous avons dit (p. 27) que le noyau de la cinquième paire a été trouvé dégénéré dans l'ataxie par Hayem et Pierret, mais jusqu'ici il n'a pas été démontré si le nerf souffre dans son trajet périphérique. D'après Pierret, la douleur ressentie sur le trajet de la cinquième paire dans l'ataxie, s'expliquerait par une sclérose de la racine descendante de ce nerf que l'on peut poursuivre en bas dans la moelle jusqu'au niveau de la troisième ou quatrième vertèbre cervicale; tandis que la douleur de la partie postérieure de la tête, dans la sphère du nerf occipital, devrait être mise sur le compte de la branche interne de la division postérieure du deuxième nerf cervical. Ainsi, la lésion qui produirait ces douleurs serait centrale, bilatérale et symétrique, et ceci serait conforme avec ce fait que la névralgie faciale de l'ataxie n'est pas si généralement limitée à une simple branche du trijumeau, comme cela existe dans la névralgie idiopathique, mais qu'elle peut encore exister dans toute la sphère desservie par la cinquième paire.

En général, les douleurs très violentes sont temporaires, mais elles peuvent revenir à de courts intervalles. Parfois les intervalles sont très longs, et peuvent aller jusqu'à six mois et plus; en règle générale, on trouve alors la cause qui a déterminé cet accès de douleur. En Angleterre ce sont principalement les vents ouest de mars et avril, ou un changement brusque vers le temps humide à toute partie de l'année, ou des orages que redoutent nos ataxiques. Parmi les autres causes déterminantes nous rencontrons les émotions brusques, et spécialement l'ennui, l'épuisement, les excès vénériens et les pollutions nocturnes. Dans quelques cas exceptionnels, toute douleur peut faire défaut dans la première période de la maladie; ou bien elle est si peu prononcée que le patient l'oublie ou qu'il croit à une légère douleur rhumatismale.

Topinard a trouvé également que ces douleurs manquaient dans 22 cas sur 104, et Erb dans 8 sur 60 : d'après notre expérience personnelle elles existent dans presque tous les cas d'ataxie nettement caractérisée et font défaut chez les malades qui, tout en présentant plusieurs symptômes de sclérose des cordons postérieurs, semblent souffrir d'une maladie systématique combinée de la moelle, ou d'une sclérose en plaques. Nous avons dit que les douleurs fulgurantes manquent si le réflexe rotulien est exagéré au lieu d'être aboli (p. 138).

Nous constatons d'autre part que ces douleurs n'existent pas uniquement dans le tabes, mais encore dans les autres maladies des cordons postérieurs et plus particulièrement des cordons de Burdach. Ainsi on les observe dans la myélite et la méningomyélite, que ces maladies soient spontanées ou consécutives au mal vertébral de Pott, dans quelques formes de sclérose en plaques, dans la paralysie générale des aliénés, dans l'alcoolisme chronique et la paraplégie alcoolique. Même dans certaines formes de sciatique et de tic douloureux, la douleur ressemble tellement aux fulgurations qu'il est impossible que ce seul symptôme puisse établir la distinction. Dans ces cas, le siège de la névralgie est probablement plus central que périphérique, et localisé dans les racines nerveuses postérieures.

Charcot a été le premier à déclarer que les douleurs fulgurantes dans l'ataxie doivent être attribuées à une irritation brusque des racines nerveuses postérieures dans les zones radiculaires des cordons postérieurs; cette explication est tellement plausible qu'elle se trouve généralement acceptée. Avec l'aide de cette théorie, nous expliquons facilement les divers degrés d'intensité de la douleur, en admettant un degré correspondant d'irritation dans les cordons de Burdach; les différences dans le siège de la douleur seraient expliquées par les différentes sphères de fibres radiculaires de la moelle qui pourraient être en proie à l'irritation. Le fait que la douleur s'est ressentie dans une partie quelconque du dos plutôt que dans les expansions périphériques des nerfs spinaux est, comme Vulpian l'a fait observer à juste titre, conforme à une loi générale, qui établit que les impressions produites dans la moelle ou à une partie quelconque du nerf, sont rapportées par le cerveau à la périphérie. La douleur, tout en prenant naissance au centre, est ressentie dans la peau et quelquefois dans un rayon de la peau si limité que le malade a de la peine à croire qu'elle dérive réellement d'une irritation de la moelle épinière puisqu'il ne sent aucune douleur dans la région dorsale. Il en est de même dans certains cas de névralgie tels que le tic douloureux, la névralgie intercostale et la sciatique où la douleur prend naissance dans les centres nerveux, soit dans les racines nerveuses, ou le canal vertébral ou le crâne, tandis que le malade la constate à la périphérie. Cela expliquerait pourquoi la névrotomie et la neurectomie des nerfs apparemment atteints offriraient si peu de résultats heureux.

La théorie de la production centrale des douleurs fulgurantes se trouve apparemment combattue par le fait que ces douleurs disparaissent par certaines applications locales aux endroits de la peau où on les ressent. Ces applications peuvent être d'une nature très multiple; les principales sont des contre-stimulants, tels que les vésicatoires, les sinapismes, les fomentations chaudes, le chloroforme, les injections sous-cutanées de morphine et d'atropine et, même simplement, l'injection d'eau pure dans le tissu cellulaire. Toutefois, cette contradiction n'est qu'apparente, comme le prouveront les considérations suivantes :

Nous savons que les douleurs ataxiques deviennent plus énergiques par un simple toucher des parties endolories, tandis qu'une forte pression, au contraire, les calme. L'ataxique, soumis à un paroxysme de fulgurations, comprime généralement les parties souffrantes, autant qu'il peut. Pour comprendre ce fait, nous devons rappeler que nombre d'influences nerveuses sont constamment transmises des expansions périphériques des nerfs sensitifs aux centres nerveux; ceux-ci jouent, indubitablement, un rôle important dans la production des douleurs tabétiques. Nous n'ignorons pas que les modifications du temps, un orage, ou simplement l'influence du froid peut donner lieu à un paroxysme de douleurs fulgurantes. Chez une personne saine, l'influence de cet état de tension nerveuse passe généralement inaperçue; mais lorsqu'elle traverse des éléments nerveux qui se trouvent dans un état d'irritation, la douleur se produit. Rien ne peut être plus intime que la relation qui existe entre les racines nerveuses postérieures malades d'une part, et les nerfs sensitifs périphériques de la peau, le tissu cellulaire sous-cutané, les muscles et même le périoste des parties où la douleur est ressentie d'autre part. Une injection de morphine et d'atropine a sans doute une influence générale en subjuguant cette irritabilité des cordons postérieurs et des racines nerveuses; mais leur propriété de calmer les douleurs ataxiques est, sous un certain rapport, dû à une espèce d'anesthésie locale dans les fibres périphériques aux environs de l'injection. Les fibres en contact avec la matière injectée, sont temporairement paralysées par le narcotique, et il peut exister à la peau, dans une circonférence de trois à quatre centimètres en diamètre, une anesthésie plus ou moins complète qui peut durer plusieurs minutes. Conséquemment, la forte irritation nerveuse, transmise par ces fibres aux centres endoloris, est diminuée ou supprimée pour un certain temps; il en résulte que le paroxysme cesse au centre et que la douleur disparaît. Même la douleur ne pourra pas revenir lorsque l'anesthésie locale dans la sphère de l'injection a cessé d'être, partiellement parce que l'irritation des racines a cessé, et en partie parce que l'effet général de la morphine et de l'atropine, qui arrivent maintenant par le sang aux parties souffrantes, est surajouté à l'action locale.

Ranvier a démontré que le nerf d'un animal mis à nu et exposé pendant quelque temps à l'action de l'eau pure, par exemple quelques minutes, perd ses propriétés physiologiques, probablement par suite d'un gonflement des cylindres axiles des fibres nerveuses qui ont été imbibées par le liquide. Indubitablement on obtient le même résultat en injectant de l'eau pure dans le tissu cellulaire sous-cutané d'une région endolorie; l'action calmante se produit. Cet effet ne peut donc être attribué à l'imagination du malade, comme on l'a prétendu : mais les fibres nerveuses afférentes, baignant dans l'eau, perdent pour quelque temps leur irritabilité et leur conductibilité et ainsi elles cessent de transmettre l'irritation vers les centres nerveux.

L'influence du chloroforme et des autres contre-stimulants qui calment les fulgurations s'explique de différentes manières. C'est un fait à noter que ces substances produisent principalement leur effet lorsqu'elles déterminent un degré considérable d'irritation locale et de rubéfaction; leur action est moindre si la peau — comme c'est le cas dans les dernières périodes de l'ataxie — est devenue anesthésique, et lorsque l'effet local produit est moins puissant ou même nul. La contre-stimulation de la peau amène une contraction des vaisseaux sanguins dans les parties des racines postérieures et des cordons qui sont en relation spéciale avec les nerfs périphériques sur lesquels on agit, et l'anémie qui en résulte dans les parties endolories tend à calmer l'irritation. C'est là, toutefois, de la pure hypothèse. Brown-Séquard croit avoir déterminé la contraction des artérioles de la pie-mère spinale par l'irritation des capsules surrénales; d'autres observateurs ont été impuissants à confirmer ces résultats ; en supposant même que cette contraction eût lieu, elle ne prouverait pas que l'irritation des racines postérieures et des cordons pût par là même être diminuée ou arrêtée.

Une explication plus plausible est donnée par Vulpian, à savoir que la douleur est supprimée par suite d'une impression puissante produite sur les nerfs cutanés périphériques, que ces derniers transmettent aux racines et aux cordons postérieurs en modifiant profondément leur condition. Des circonstances individuelles influent naturellement pour rendre cette modification de l'état moléculaire des parties centrales plus ou moins permanente ou temporaire. On verra cependant, par les considérations qui précèdent, que, lorsqu'il y a une indication pour les applications locales dans les cas de névralgie, chez les anémiques, les hystériques, les rhumatisés, les syphilitiques et les alcoolisés, ce résultat ne prouve aucunement que le siège de la douleur était local, au contraire, qu'il était plutôt central que périphérique.

Les fulgurations peuvent également se présenter dans plusieurs viscères pour constituer les *crises* gastriques, laryngées, vésicales, rectales, etc. ; mais, comme conformément à la localisation de ces douleurs, on y observe une grande variété d'autres symptômes, nous préférons remettre à plus tard la discussion de ces symptômes.

3. Rigidité réflexe de la pupille (symptôme d'Argyll-Robertson). — L'état de l'iris varie considérablement dans la première période de l'ataxie. Tout au début, les pupilles sont plutôt dilatées que rétrécies. Nous avons vu la mydriase constituer un des premiers symptômes de la maladie, mais la modification la plus caractéristique qui se présente dans les pupilles de l'ataxique a été décrite en premier lieu par Argyll-Robertson [1], d'Edimbourg, et qui pour ce motif conserve son nom. Elle consiste en un myosis bilatéral, ou une contraction des pupilles, avec abolition de l'action réflexe sous l'influence de la lumière, mais conservant la contractilité volontaire nécessitée pour l'ac-

1. *Edinburgh medical Journal*, p. 696, février 1869.

commodation. Aussi le symptôme ressemble-t-il à l'abolition du réflexe rotulien où l'action réflexe est perdue tandis que le pouvoir volontaire reste; nous avons vu que c'est là un signe de première importance pour l'ataxie.

Argyll-Robertson a rapporté le cas d'un graveur âgé de cinquante-cinq ans, qui semblait se trouver à la deuxième période de l'ataxie et chez qui les pupilles étaient rétrécies presque au point d'égaler une pointe d'épingle, ne répondaient plus à l'action de la lumière, et se rétrécissaient néanmoins lorsqu'on demandait au malade d'accommoder ses yeux pour voir un objet très rapproché. Les pupilles ne se dilataient que faiblement sous l'action d'une solution d'atropine à un centième; un nouvel essai pratiqué le lendemain ne donna aucun résultat; de plus, la petite dilatation était très passagère. D'autre part, la fève de Calabar produisait une contraction plus grande de la pupille en réduisant son diamètre à moins d'un demi-millimètre, c'est-à-dire une contraction plus grande que celle obtenue dans les cas ordinaires. L'œil droit ne pouvait presque plus distinguer les couleurs; de l'œil gauche le malade distinguait encore le bleu et les autres couleurs quand elles étaient d'un teint brillant; néanmoins souvent il se trompait parce qu'il avait une tendance à appeler jaunes ou d'or toutes les couleurs pour lesquelles il doutait. Ce symptôme l'ennuyait beaucoup parce qu'elle l'empêchait de distinguer certains bois, tels que le bouleau et l'acajou. Aucun œil n'était trop sensible à la lumière, et la vue était plus nette à la lumière du jour. Son champ visuel était néanmoins très rétréci.

Argyll-Robertson attribuait cet état à une maladie de la moelle épinière affectant la région cilio-spinale, et l'expliquait non par un spasme du sphincter, mais par une paralysie du muscle dilatateur ou des fibres radiantes de l'iris. Il ne fut pas le premier à observer le myosis dans l'ataxie; avant lui, Romberg avait déjà remarqué que chez ces malades les pupilles étaient souvent contractées jusqu'au diamètre d'une tête d'épingle; Trousseau fit la même observation et constata que cette contraction résistait à l'influence de la belladone et que, pendant les paroxysmes de douleur, la contraction fit place à un certain degré de dilatation.

Le symptôme dont nous nous occupons en ce moment semble être très fréquent. Vincent [1] a trouvé des modifications morbides dans les pupilles, chez quarante-sept ataxiques sur cinquante et un (ou quatre-vingt-douze pour cent), l'iris étant resté normal dans quatre cas. Dans ces quarante-sept cas il y en avait quarante qui avaient perdu les réflexes à la lumière, mais où l'iris agissait encore pendant l'accommodation; dans sept autres cas l'iris restait immobile. Dans les quarante cas où le réflexe lumineux avait disparu, il y en avait vingt-trois avec myosis, six avec mydriase et onze où le diamètre pupillaire était normal. La proportion pour le symptôme d'Argyll-Robertson est donc 46,6 pour cent.

Quant à ce qui concerne les diverses périodes de la maladie, il a constaté qu'à la première période les pupilles étaient fréquemment dilatées et ne répondaient pas à l'influence de la lumière, mais bien à l'accommodation; qu'à la deuxième période il y a généralement myosis, sans réaction à la lumière, mais avec contraction pupillaire pour les objets rapprochés et dilatation pour les objets éloignés; dans la troisième ou dernière période les pupilles sont généralement dilatées ou normales, et complètement immobiles. Dans neuf cas d'autres maladies de la moelle et du cerveau, il a trouvé huit fois une bonne réaction à la lumière, tandis que dans vingt et un cas de paralysie générale des aliénés, il a trouvé dix-neuf fois une absence du réflexe lumineux joint à la faculté de contracter les pupilles pendant l'accommodation; dix-sept fois les pupilles étaient inégales; huit fois il y avait myosis et trois fois un léger degré de mydriase. Il en résulte que si dans l'ataxie et la paralysie générale il y a ce symptôme commun de l'abolition du réflexe lumineux, ces deux maladies diffèrent néanmoins en ce que dans l'ataxie les pupilles sont généralement égales, tandis que dans la paralysie générale elles sont le plus souvent inégales.

1. *Des phénomènes oculo-pupillaires dans l'ataxie locomotrice.* Thèse de Paris, 1877.

Erb [1] a observé le myosis spinal dans seize cas sur trente (54 pour cent); nous l'avons observé vingt-deux fois sur cinquante cas (60,4 pour cent).

Si la contraction pupillaire est fort prononcée, il y a souvent d'autres signes de paralysie des nerfs vaso-moteurs, tels qu'une joue rouge, une conjonctive injectée, une température plus élevée de la face. Pendant les paroxysmes de douleur, la pupille contractée se dilate néanmoins et les symptômes vaso-moteurs disparaissent. La pupille, d'ordinaire non excitable, le devient par action réflexe en fermant un œil et en comprimant la paupière du bout de l'index; alors la pupille de l'œil du côté opposé se dilate considérablement. Le même phénomène se présente en faisant passer la brosse faradique sur la peau des tempes ou des apophyses mastoïdes.

On ne s'explique pas encore suffisamment le mode de production du symptôme d'Argyll-Robertson. Il semble assez évident que les pupilles se contractent par suite d'une paralysie des fibres radiantes de l'iris, ou du dilatateur des pupilles, tandis que les fibres circulaires, ou le sphincter des pupilles, restent intactes et conservent conséquemment leur action prédominante. S'il y avait un spasme des fibres circulaires, on atteindrait le maximum de contraction pupillaire, ce qui n'est pas le cas, car on peut obtenir une plus forte contraction tant par les efforts d'accommodation que sous l'influence de la fève de Calabar. Les fibres circulaires sont innervées par la troisième paire, tandis que les fibres radiantes le sont par le grand sympathique. C'est pourquoi le myosis paralytique peut dépendre d'une maladie de la racine sympathique du ganglion lenticulaire, ou de tumeurs comprimant le grand sympathique au cou, ou d'une maladie de la région cilio-spinale de la moelle épinière. Il semble donc rationnel de croire que le myosis bilatéral de l'ataxie doit être attribué à cette dernière affection; déjà en 1864, Remak Sen. avait en effet appelé l'attention sur la présence du myosis dans le tabes cervical. Toute maladie

1. *Deutsches Archiv für klinische Medicin*, vol. XXIV, p. 31. Leipzig, 1879.

du centre spinal pour la dilatation de la pupille ou des fibres, qui en dérivent, peut conséquemment être la cause du myosis paralytique.

Hempel [1], qui a étudié sérieusement cette question, croit que le myosis est dû à la paralysie du centre pour la dilatation pupillaire qui existe dans la moelle allongée, et que la perte du réflexe lumineux doit être attribuée à une interruption de l'arc réflexe qui existe entre le nerf optique et le nerf oculo-moteur, le centre de ce dernier restant normal.

D'autre part, Vincent prétend que le trajet réflecteur qui part du nerf optique, descendait dans la moelle cervicale et y subirait une fusion avec les centres moteurs, d'où partent d'autres trajets qui stimulent le sphincter pupillaire pour se relier ultérieurement au tronc du troisième nerf et arriver ainsi à l'iris. On attribuerait ainsi l'abolition du réflexe lumineux à une maladie de certains centres et trajets situés dans la portion cervicale de la moelle.

Les récentes expériences de Bechterew ont démontré que le centre, pour les fibres réflexes qui resserrent la pupille, est situé dans le noyau du troisième nerf; en effet, la destruction de ce noyau, aussi bien que la division du troisième nerf, amène une dilatation maximum de la pupille correspondante et une immobilité complète de cette pupille à la stimulation directe ou indirecte par la lumière. D'autre part, la destruction du nerf optique, des corps genouillés et des corpuscules quadrijumeaux, annihilait la fonction de la rétine, mais n'avait aucune influence sur la motilité de l'iris. Chaque pupille semble avoir un arc réflexe indépendant pour elle-même; les fibres qui la resserrent, se dirigent de la rétine vers le nerf optique, s'y continuent, pénètrent immédiatement derrière le chiasma dans la matière centrale grise qui entoure la cavité du troisième ventricule, pour se diriger vers les noyaux des nerfs oculo-moteurs et retourner dans la gaine de ces derniers jusque vers la périphérie. Des fibres commissurales entre les noyaux de la

1. *Archiv für Ophtalmologie*, vol. XXII, p. 1. Berlin, 1876.

troisième paire rallient les deux arcs de manière que le réflexe peut être porté d'un œil à la pupille de l'autre. Si la pupille est dilatée en raison d'une stimulation douloureuse, on ne peut l'attribuer à l'action des fibres du sympathique, mais à une cause indépendante, à l'inhibition du réflexe lumineux.

D'après ce qui précède, la rigidité réflexe pupillaire serait le résultat des lésions qui interrompent le trajet des réflexes lumineux dans leur course à partir du chiasma jusqu'au noyau du troisième nerf.

La présence des trois symptômes que nous avons décrits, savoir l'abolition des réflexes rotuliens, les douleurs fulgurantes et la rigidité réflexe des pupilles, garantit le diagnostic de l'ataxie, la combinaison de ces trois symptômes ne se rencontrant dans aucune autre maladie. Toutefois, dans quelques cas, un ou deux de ces symptômes peuvent faire défaut; nous devons alors recourir, pour établir le diagnostic, à d'autres symptômes que nous allons passer en revue.

4. Mydriase et paralysie du muscle ciliaire. — La mydriase paralytique est cet état de la pupille dilatée résultant de la paralysie des fibres circulaires de l'iris pendant que ses fibres radiantes restent intactes. Elle dérive d'une lésion ou d'une maladie du troisième nerf (oculo-moteur), soit dans son noyau ou sur son trajet vers l'orbite. On l'a constaté généralement dans certaines maladies du cerveau où ce nerf est impliqué, telles que la méningite, l'hydrocéphalie, etc.; elle peut encore constituer un symptôme d'inflammation ou de sclérose du nerf même, ou d'une maladie dans la courte racine du ganglion ciliaire. Habituellement la mydriase est combinée à la paralysie du muscle ciliaire, ce qui donne lieu à une perte de l'accommodation; le trouble visuel qui en résulte dérive alors essentiellement d'une paralysie du muscle ciliaire.

La mydriase paralytique peut constituer un des premiers symptômes du tabes et précéder de plusieurs années l'apparition des fulgurations et d'autres symptômes. Si elle se présente subitement et sans cause connue, telle qu'un refroidissement, une lésion de l'œil, etc., elle sera de nature généralement syphilitique, et si elle est combinée à l'abolition du réflexe rotulien, on la considérera comme un symptôme précurseur de l'ataxie.

51e *Observation.* — M. White Cooper nous pria d'examiner, en octobre 1867, un malade, âgé de trente-quatre ans, et marié; il y a dix ans il avait souffert de la syphilis, mais il semblait en souffrir fortement depuis quelque temps. Une année avant notre première visite, il avaif été frappé par la foudre. En janvier 1867, une affection de l'iris se présenta subitement; un matin, en essayant de lire, il constata que « tous les caractères lui semblaient de l'hébreu », et que la pupille droite était fortement dilatée. Au début, le degré de dilatation était variable, mais depuis le mois d'avril il restait stationnaire. La fève de Calabar et une série d'autres remèdes n'y exerçaient aucune action. Quand nous le vîmes, la pupille avait une forme ovoïde et était presque toujours aussi dilatée que si elle eût été sous l'influence de l'atropine. Elle était immobile, et ne répondait ni à la lumière, ni aux efforts de l'accommodation; la vue était fortement troublée et sans aucun doute plus par suite de la perte de l'accommodation que par l'état dilaté de la pupille.

Ce cas s'est présenté avant que l'on connût le symptôme de la perte des réflexes rotuliens. Dix années après, toutefois, les symptômes de l'ataxie locomotrice étaient à leur complet développement.

5. Autres paralysies des muscles oculaires. — Un des symptômes les plus communs de l'ataxie est la *diplopie temporaire* due à une parésie ou à une paralysie du muscle droit externe ou du muscle droit interne. Cette diplopie peut ne durer que quelques heures, disparaître et reparaître après quelques mois; d'autres fois elle dure pendant quelques semaines, même un mois, et disparaît apparemment sous l'influence du traitement pour reparaître six mois après, etc. Quelques malades ont eu ainsi six ou sept de ces accès; la paralysie peut même rester permanente.

a. *Paralysie du sixième nerf ou nerf abducteur.* — Cette paralysie est très fréquente dans le tabes et détermine un strabisme convergent. Elle peut exister à des degrés très variables; parfois elle est si peu prononcée qu'elle n'est découverte que par l'examen le plus attentif; ou bien elle est si intense que l'œil ne peut se mouvoir vers l'extérieur, au delà de la ligne médiane; la déviation de l'œil vers l'intérieur, à l'état de repos, peut être telle que la cornée est entièrement cachée dans l'angle interne de l'orbite. Dans la plupart de nos observations qui concernaient le tabes, la paralysie du sixième nerf existait du côté gauche.

Dans ce cas, la diplopie survient lorsque l'objet est mû vers la moitié gauche du champ visuel, mais elle fait défaut dans la moitié droite ; plus l'objet est déplacé vers la gauche, plus la distance entre les deux images sera grande. En raison de la confusion produite par les deux images, il peut en résulter un vertige assez grave et même du vomissement; les efforts qu'opère le malade pour corriger sa diplopie, en augmentant l'action du droit supérieur et de l'oblique inférieur, donnent souvent lieu à une douleur considérable et à de l'épuisement. Duchenne a vu des cas d'affection bilatérale des nerfs de la sixième paire et où la diplopie n'existait pas. Cette affection peut encore avoir un caractère intermittent, et se présenter tous les deux jours.

b. *Paralysie des muscles oculaires animés par la troisième paire (oculo-moteur).* Cette paralysie est également fréquente. Le *ptosis* de la paupière supérieure accompagne généralement la paralysie du droit supérieur, et il peut être complet de telle sorte que l'œil semble entièrement fermé; plus souvent il est incomplet, et alors la fissure palpébrale semble plus ou moins rétrécie, suivant le degré de la paralysie du muscle élévateur de la paupière. Généralement le ptosis est un symptôme plus permanent que la paralysie du droit externe et se montre plus rebelle à disparaître sous un traitement approprié, quoiqu'elle soit souvent guérie par l'application du courant galvanique.

La paralysie du droit interne donne lieu à un strabisme divergent; l'œil est dirigé en dehors par l'action dominante du droit externe et ne peut se mouvoir au delà de la ligne médiane si la paralysie est complète. Dans la paralysie du droit interne gauche, la fausse image est à la droite du malade, et la distance entre les deux images augmente à mesure que l'on déplace l'objet à droite.

La paralysie de la quatrième paire, ou du nerf trochléaire, se rencontre rarement à l'état isolé dans l'ataxie

c. L'*opthalmoplégie externe*, ou l'immobilité symétrique de tous les muscles oculaires externes, est également rare. Cette affection a été décrite en premier lieu par le fondateur de l'ophthalmologie moderne, A. von Graefe [1], et ensuite par Jonathan Hutchinson [2].

Le premier symptôme de cette affection consiste dans la chute des deux paupières, ce qui donne à la face l'expression d'une personne qui dort; il est bientôt suivi par la parésie ou la paralysie de tous les muscles oculo-moteurs, de telle sorte que les mouvements du globe sont limités ou même complètement perdus. La force musculaire se perd par groupes et non par un muscle à la fois; la parésie est plus fréquente que la aralysie. Rarement le ptosis est complet malgré la chute des paupières; la mobilité incomplète des globes oculaires est plus fréquente qu'une immobilité absolue. Dans quelques-uns de ces cas il semble qu'il n'y a pas de paralysie, mais que la coordination ou la synergie des différents groupes des muscles oculaires a été détruite. Un malade qui présente les symptômes de la paralysie de la troisième paire d'un côté peut, en se servant des deux yeux, être à même de mouvoir beaucoup mieux l'œil et la paupière malade que lorsqu'il n'emploie que cet œil seul.

Toutefois vers la dernière période la paralysie peut être complète. Les troisième, quatrième et sixième paires sont alors simultanément envahies et le globe de l'œil semble alors com-

1. *Archiv für Ophthalmologie,* vol. XII, pt. 2, p. 265. Berlin, 1866.
2. *Medico-chirurgical Transactions*, vol. LXII, p. 587. Londres, 1879.

plètement immobile et se trouve au milieu de la fente palpébrale, dirigé en avant et couvert par la paupière supérieure relâchée. Il y a des images doubles dans toutes les directions là où la paralysie est unilatérale et où la vision reste conservée dans l'œil paralysé. La pupille est modérément dilatée; l'accommodation pour les objets rapprochés est diminuée ou perdue. Généralement il y exophtalmos. Il peut y avoir diverses combinaisons de manière que la troisième et la sixième paire, ou la troisième et la quatrième, ou la quatrième d'un côté et la sixième de l'autre sont simultanément paralysées.

Le début de ces paralysies combinées est rarement aigu, le plus souvent il est lent; ces paralysies peuvent être accompagnées de céphalalgies, de vertiges et de confusion. D'autres nerfs craniens, tels que le nerf olfactif, le nerf optique, la portion motrice de la cinquième paire, la portion dure et le pneumogastrique peuvent également être malades. Von Graefe a constaté que quelques-uns de ces cas se présentaient subitement à la suite d'un refroidissement; d'autres cas devaient être attribués à la syphilis. Hutchinson a découvert que quelques-uns de ces malades étaient atteints d'ataxie locomotrice. Dans un de ces cas qui put être examiné après la mort on a trouvé une atrophie dégénérative du nerf optique, de la troisième, de la cinquième et de la sixième paire et les cellules ganglionnaires avaient disparu des noyaux de tous les nerfs malades. On n'a pu examiner la moelle épinière, mais les symptômes observés pendant la vie, — spécialement la sensation de la constriction autour de l'abdomen, l'engourdissement des mains et des pieds, l'incontinence d'urine, la constipation opiniâtre et plus tard la paraplégie, — ne laissent pas le moindre doute que l'examen de la moelle aurait constaté une sclérose des cordons postérieurs. Un des malades de Hutchinson devint aliéné et un autre eut avant sa mort de violents accès de manie; l'ataxie s'était compliquée de la paralysie générale des aliénés.

Aussi l'affection a-t-elle la plus grande ressemblance avec la paralysie labio-glosso-laryngée, avec atrophie dégénérative des cellules ganglionnaires des noyaux nerveux sur le plancher du quatrième ventricule; cette dernière affection ne se rencontre pas dans le tabes et ne semble avoir aucune relation avec la syphilis.

d. L'*ophthalmoplégie interne* constitue un groupe de symptômes qui fut décrit en premier lieu par Hutchinson [1]; elle comprend l'*iridoplégie*, ou la paralysie des fibres circulaires et radiantes de l'iris et la *cycloplégie* ou la paralysie du muscle ciliaire. Dans l'iridoplégie il existe une paralysie complète de l'iris, de ses fibres circulaires ou contractantes aussi bien que de ses fibres rayonnantes ou dilatatrices, amenant une immobilité absolue de la pupille, de telle sorte qu'elle est complètement insensible à la lumière, et ne peut plus ni se contracter ni se dilater. Dans la cycloplégie il y a une perte complète de l'accommodation, de manière que les personnes jeunes ou d'un âge moyen réclament de forts verres convexes pour la lecture. Ce symptôme ne se présente spontanément et seul qu'à la suite de la diphtérie; dans tous les autres cas il est combiné à l'iridoplégie. La syphilis semble être l'unique cause à invoquer dans les cas de Hutchinson. Cet observateur sagace ne mentionne pas qu'un de ses malades était atteint d'ataxie; mais sa description ne laisse aucun doute que certains symptômes de cette maladie existaient et qu'en dernier lieu au moins quelques-uns de ces malades étaient tabétiques. Ainsi il mentionne qu'un malade avait souffert fortement de la sciatique, que l'on confond souvent avec les douleurs fulgurantes; un autre malade était exposé à des douleurs rhumatismales dans les jambes et prédisposé à une toux nerveuse, parfois suivie de vomissements; il avait eu de violentes migraines et un accès des plus violents de névralgie de la face, qui a duré quelques jours; un troisième malade s'était plaint de douleurs lancinantes dans les extrémités inférieures, principalement la nuit, d'une constipation et d'une flatulence. — L'examen du réflexe rotulien ne devrait jamais être oublié dans ces cas et il lèverait tout doute à cet égard.

1. *Medico-chirurgical Transactions*, vol. LXXI, p. 215. London, 1878.

Hutchinson pense que ce groupe de symptômes doit être attribué à une maladie du ganglion lenticulaire ou ophthalmique qui anime l'iris et le muscle ciliaire, et que si nous nous trouvons en présence de cette triade de symptômes, et qu'il n'en existe pas d'autres, le siège de la maladie ne peut exister que dans ce ganglion. Il faut toutefois noter que, dans une de ces observations (n° 5), les muscles droit supérieur, droit inférieur et droit interne avaient perdu de leur force; dans une autre observation (n° 8) tous les muscles oculaires étaient paralysés. D'après l'exposé précédent, le siège de la maladie devrait être porté plus en arrière et vers un point plus central, par exemple le noyau de la troisième paire. Un traitement spécifique avait été institué dans tous ces cas ; quoique aucun symptôme ne fût amendé, la maladie néanmoins n'a pu s'étendre jusqu'au noyau de la troisième paire.

Il est difficile de s'expliquer dans cette théorie « que la maladie a son siège dans le ganglion lenticulaire » pourquoi l'iridoplégie précéderait la perte de l'accommodation, et pourquoi le muscle ciliaire et le sphincter de la pupille souffrirait à des degrés différents; mais nous nous en rendrons facilement compte si nous localisons le siège de la maladie dans le noyau de la troisième paire. Une autre objection à faire à la théorie du ganglion lenticulaire de Hutchinson, c'est que dans la majorité des cas les deux yeux auraient été atteints ; en effet, il est peu probable qu'il y ait une affection simultanée des deux ganglions lenticulaires qui, anatomiquement, se trouvent à une grande distance; il est plus conforme aux principes de la pathologie générale de croire que la maladie a un siège plus central, à une partie où les centres pour les muscles oculaires sont très rapprochés.

Les récentes recherches de Hensen et Voelcker [1] offrent un très grand intérêt. Ces expérimentateurs ont constaté qu'il existe chez le chien une sphère à noyaux dans la partie postérieure du plancher du troisième ventricule et de l'aqueduc de

1. Erlenmeyer's « *Centralblatt für Neurologie* », février 1881.

Sylvius, qui a des relations avec tous les mouvements des yeux. L'irritation de cette partie de la sphère qui est située tout en avant, a prouvé qu'elle était en relation avec le muscle ciliaire pour ce qui concerne l'accommodation ; la partie située en arrière se trouve en relation avec l'iris ; celle qui existe entre le troisième ventricule et l'aqueduc est en rapport avec le muscle droit interne ; un peu plus en arrière existent les centres pour le muscle droit supérieur, l'élévateur de la paupière, le droit inférieur ; et tout à fait en arrière se rencontre la relation avec l'oblique inférieur.

Il est probable que chez l'homme il existe une disposition analogue pour le noyau de la troisième paire ; Kahler et Pick ont en effet constaté deux cas où la fonction de l'iris et de l'accommodation était restée normale et où la portion antérieure de la sphère que nous venons de décrire était inacte ; dans un de ces cas où il y avait eu paralysie du droit interne, la partie médiane de cette sphère se trouvait détruite ; dans le second cas le droit supérieur, l'oblique inférieur et l'élévateur de la paupière supérieure avaient été paralysés, il y avait une sclérose de la portion postérieure de cette sphère. Cette disposition peut être invoquée pour l'affection isolée du droit interne, parce qu'il existe une sphère nucléaire spéciale pour le muscle.

6. Troubles olfactifs. — L'*anosmie* ou la perte de l'odorat peut provenir d'une absence congénitale du nerf olfactif ; elle est assez fréquente chez les vieillards ; on découvre alors quelquefois après la mort une sclérose du nerf, affectant principalement la racine externe que l'on peut poursuivre jusqu'à la scissure de Sylvius qui semble plus importante pour l'olfaction que la racine moyenne ou interne. Dans l'ataxie, l'anosmie peut être due à une inflammation aiguë du nerf olfactif ; quelquefois elle survient plus lentement et on doit alors l'attribuer à une atrophie dégénérative de ce nerf.

52e *Observation.* — En octobre 1878, le commis d'un banquier, âgé de quarante-huit ans, marié et père de deux enfants, était admis à notre hôpital. Il avait joui d'une santé relativement bonne jusqu'il y a huit ans lorsque, à cette date, sans cause connue, il sentit subitement un engourdissement dans les pieds et perdit la sensation caractéristique de la dureté du sol. Il lui semblait qu'il marchait sur des boules en caoutchouc ou sur des balles de coton. Vers la même époque il fut tourmenté par une forte odeur de phosphore qui annulait toutes les autres odeurs et qui persista pendant six semaines. Vers la fin de cette période, il remarqua qu'il avait entièrement perdu le sens de l'odorat. L'odeur du phosphore avait été remplacée par une sensation persistante de parfum qui n'était pas désagréable et qu'il comparait à l'odeur de la civette. Cette sensation a persisté pendant plusieurs années; mais en ce moment elle a disparu. Actuellement il y a absence totale du sens de l'olfaction. Nous avons examiné ce malade avec l'assa fœtida, l'éther, la valériane, le camphre, les mille-fleurs, l'opoponax et une variété d'autres substances fortement odorantes, agréables et désagréables; aucune d'entre elles n'a pu réveiller le sens olfactif. Il sentait l'ammoniaque qui produisit le larmoiement ainsi qu'une sensation désagréable, exactement comme à l'état physiologique; il en était de même de l'acide acétique concentré et du tabac qui amenait l'éternuement. Ces dernières substances toutefois agissent principalement sur les nerfs de la sensibilité générale, sur le rameau nasal de la branche ophtalmique de la cinquième paire et le ganglion spléno-palatin qui restaient à l'état normal.

La perception des saveurs avait presque complètement disparu. Nous savons que le nerf du goût ne répond qu'à quatre substances sapides différentes, savoir : les substances salines, les acides, les amers et les substances sucrées; et que les odeurs sont reconnues par le nerf olfactif et non par le nerf gustatif. Nous avons confirmé ce fait en constatant que lorsque le malade avait les yeux bandés de manière à ne pouvoir distinguer ce qu'il mangeait ou buvait, il ne put établir aucune différence entre les oignons étuvés, les pommes et les navets; il distingua néanmoins le roast-beaf du mouton rôti. Il ne différencia pas l'odeur du vin d'Oporto de celle du vin de Bordeaux, mais il constata que le premier était plus chaud que le dernier; il croyait que c'était du genièvre ou du cognac, tandis que le vin de Bordeaux lui semblait être du vinaigre dilué d'eau. Ces sensations étaient évidemment dues aux impressions communiquées aux branches linguale et palatine de la cinquième paire et appartenaient à la sensibilité générale plutôt qu'à un sens spécial. Chose singulière à noter, c'est que le malade ne savait pas qu'il avait perdu la perception des saveurs; il croyait qu'il avait le goût tout aussi bon qu'auparavant, la vue et la mémoire suppléaient évidemment dans ce cas le sens qui était perdu. En dehors de l'anosmie, il existait des symptômes ataxiques dans les extrémités supérieures et inférieures, la vessie, le rectum et les organes sexuels; le malade était un des types les plus parfaits de la sclérose des cordons postérieurs de la moelle épinière.

Dans ce cas l'anosmie ne pouvait être attribuée à une lésion des organes du goût, telle que l'inflammation de la membrane de Schneider, l'ozène, le polype, l'adhérence du voile du palais à la paroi postérieure du pharynx, la paralysie de la portion dure, etc., parce que tout le fonctionnement de ce sens était parfaitement intact. On ne pouvait davantage l'attribuer à une maladie du centre olfactif cérébral qui réside, comme Ferrier l'a démontré, dans le subiculum cornu Ammonis. S'il y avait eu une lésion suffisamment étendue pour détruire les deux subicula, certainement il aurait dû exister encore d'autres symptômes et spécialement une perte complète du goût. En leur absence, il est permis de croire que la lésion était périphérique, et qu'elle siégeait là où les ganglions olfactifs sont rapprochés à la base du cerveau, à la face criblée de l'os ethmoïde. Les signes cliniques montrèrent d'abord un état hyperesthésique des sens qui dura pendant six semaines et passa alors à l'état d'anesthésie complète. Ce qui précède ressemble beaucoup à ce que nous avons observé dans la névrite de la cinquième paire, où il existe également une période d'hyperesthésie, prouvée par de vives douleurs dans les parties animées par ce nerf et durant environ cinq ou six semaines; elle est suivie d'une anesthésie complète de la face et du crâne et d'une paralysie des muscles de la mastication animés par la petite racine du nerf.

Pourquoi ce malade aurait-il perçu une odeur de phosphore pendant la première période de sa maladie? Nous savons que le nerf olfactif répond encore à une stimulation autre que celle des substances odorantes spéciales, par la perception de l'odeur du phosphore. On sait que le courant continu a une action spéciale sur les nerfs des sens spéciaux qui répondent à son passage par des sensations bien marquées. C'est ainsi que la galvanisation du nerf optique produit des étincelles, que celle des nerfs gustatifs donne une sensation métallique dans la bouche, celle du nerf auditif détermine un bruit de sifflement dans l'oreille. Il est facile de démontrer ces faits parce que les nerfs sus-mentionnés sont très sensibles à l'influence du courant continu et répondent conséquemment à un courant très faible; au contraire, le nerf olfactif ne répondra qu'à un courant très énergique. D'ailleurs un courant continu très énergique appliqué à toute partie de la face produit de telles sensations désagréables de douleurs, de vertiges, de nausées ainsi que des étincelles et de tels bruits dans la tête, que la plupart de ceux soumis à l'expérience ne peuvent supporter les inconvénients du procédé ou sont incapables d'analyser les diverses sensations qu'ils perçoivent en même temps. Aussi, ce fait que le nerf olfactif répond au courant continu par la perception d'une odeur de phosphore n'était-il établi que depuis quelques années, lorsque nous le démontrions chez un malade qui souffrait d'anesthésie bilatérale de la cinquième paire cranienne [1].

Dans ce cas, un courant continu énergique put être supporté sans inconvénient, le malade restant insensible à un courant modéré. Le malade était parfaitement bien portant, excepté toutefois pour l'affection de la cinquième paire. Son odorat

1. Voir notre travail « *On the physiology and pathology of the fifth pair of cerebral nerves* », dans les « *Transactions of the royal medical and chirurgical Society* », vol. II, p. 27. Londres, 1869.

était vif, et lorsqu'un courant énergique traversait la muqueuse nasale, qui était insensible aux stimulants ordinaires, le malade, sans être questionné, disait invariablement : « Je sens le phosphore », exactement au même moment qu'il déclarait voir des étincelles lorsque le courant traversait ses yeux. On pourrait prétendre que l'irritation du nerf olfactif amenée par l'hyperémie et l'inflammation produit l'odeur du phosphore, exactement comme dans la rétinite, après l'irritation voltaïque du nerf et par le même processus, le malade perçoit des étincelles. La réunion de toutes ces circonstances confirme notre conclusion, que l'observation qui précède se rattachait à une névrite aiguë de l'olfactif, caractérisée au début par l'hyperesthésie et finalement par l'anesthésie du sens olfactif. Le malade mourut quelques mois après son admission à la suite d'un collapsus ; le Dr Ferrier, alors mon collègue à l'hôpital, en fit l'autopsie. Il trouva une sclérose des cordons postérieurs de la moelle et un peu de méningite spinale ; en ouvrant le crâne on distingua à l'œil nu, à la base du cerveau, une névrite de la première paire cranienne. Ces parties furent enlevées et préparées pour l'examen microscopique par le Dr Lockhart Clarke, également médecin à l'hôpital. Malheureusement, ce collègue mourut peu après et nous n'avons pu examiner ces pièces, ce que nous regrettons beaucoup pour un cas aussi rare [1].

Parfois l'anosmie est passagère, comme les paralysies des muscles droits externes et droits internes. Si elle survient sans cause apparente, telle qu'une blessure ou une trop grande irritation du nerf olfactif, elle constitue un symptôme suspect ; un examen du réflexe rotulien ne devrait être négligé en aucun cas.

L'*hyperosmie* peut également se présenter dans l'ataxie et offrir cette particularité que les malades perçoivent des odeurs

1. Voir notre travail, « *On neuritis and perineuritis of some of the cranial nerves,* » dans « Brain », part. V, p. 10, avril 1879, et notre leçon « *On the physiology and pathology of the olfactory nerves* », dans « *The Lancet,* » mai 21, 1881.

désagréables. Il n'y a jamais l'impression d'odeurs agréables ou de fleurs à parfum doux; on constate plutôt l'odeur d'œufs pourris, ou toute autre odeur désagréable, matière fécale, soufre brûlé, ou phosphore.

On peut observer une hyperesthésie analogue du goût, de telle sorte que tout ce que l'on mange a une saveur détestable ou nauséabonde telle que la boue ou des matières fécales; jamais il n'y a une saveur agréable. Ces sortes d'hyperesthésies constituent souvent des symptômes prémonitoires de certaines formes d'aliénation mentale qui peuvent se présenter chez l'ataxique et que nous étudierons ultérieurement.

7. Amblyopie et amaurose. — L'ataxie est souvent accompagnée d'atrophie des nerfs optiques; nous en avons donné les caractères anatomiques, p. 26. Le renseignement le plus important est fourni dans ce cas par l'examen ophtalmoscopique; mais on n'oubliera pas qu'au début de la maladie le disque optique n'offre pas la moindre altération pathologique, et que l'amblyopie du tabes peut conséquemment être confondue à cette période avec celle du diabète et de l'alcoolisme chronique. On distingue néanmoins l'atrophie optique du tabes de l'amblyopie de ces deux dernières maladies, en ce que l'atrophie commence toujours dans un seul œil, et dans le cours ultérieur de la maladie un œil est toujours plus affecté, excepté lorsque le malade est devenu complètement aveugle, tandis que dans le diabète et l'alcoolisme chronique l'atrophie optique est bilatérale d'emblée. La dégénérescence des fibres du nerf optique est accompagnée d'un resserrement de ses vaisseaux capillaires; aussi le disque optique est-il pâle et blanchâtre; à l'ophtalmoscope il présente une couleur grisâtre, mêlée de rose, et lorsque l'atrophie devient plus marquée, la coloration devient d'un bleu brillant ou verdâtre ou d'un gris de perle. Au même moment, les bords du disque semblent nettement tranchés et montrent une ligne de démarcation bien nette d'avec les parties avoisinantes; il faut encore y ajouter une excavation plus ou moins grande, la surface du disque étant déprimée. On

constate que cela existe en proportion directe avec le degré d'atrophie existante. Quand la dégénérescence des fibres nerveuses est grande et l'hypertrophie de la névroglie petite, l'excavation est plus prononcée que lorsque le tissu conjonctif est considérablement augmenté. Dans quelques cas en effet, le nerf, quoique profondément modifié dans sa texture, n'est que légèrement réduit de volume, de manière que l'excavation se trouve réduite au minimum. Les artères de la rétine sont généralement petites et ressemblent à des fils minces; mais ceci n'est pas constant, puisque dans quelques cas les vaisseaux semblent conserver leur calibre normal. Les petits vaisseaux du disque ont dégénéré et peuvent même avoir disparu. Les veines de la rétine semblent normales, et si leur volume a subi une réduction, celle-ci est plus petite que dans les artères.

Il résulte de cette description que les lésions ophtalmoscopiques dans l'atrophie optique de l'ataxie sont entièrement différentes de celles de la névrite optique, que l'on observe généralement dans les cas de tumeur intracranienne ; ici l'atrophie peut succéder à l'inflammation. Dans ce dernier cas, il y a toujours des traces d'effusion autour du disque dont les bords ne sont pas nettement tranchés mais barbouillés; on observe pour ainsi dire une zone de transition indistincte entre le disque et le fond de l'œil. Les artères sont réduites en volume, les veines variqueuses et dilatées. Il existe encore une autre différence entre l'atrophie et la névrite optiques; l'atrophie commence invariablement dans un seul œil, et l'autre œil ne commence à souffrir que quelques mois plus tard, tandis que la névrite optique est bilatérale d'emblée.

La marche de l'atrophie optique est généralement lente et progressive sans discontinuer. Au début, il peut y avoir de la céphalalgie, des douleurs dans l'œil, et des apparences lumineuses subjectives qui indiquent un degré d'hyperesthésie du nerf optique; le malade voit alors des étincelles de différentes couleurs, des feux d'artifice ou des insectes qui flottent devant les yeux; il peut avoir la sensation d'un corps étranger, de la poussière ou des petits fragments de charbon dans les yeux;

ou bien il y a hémianesthésie de la face. Vers le même moment, la vision devient indistincte, les objets paraissent voilés comme dans un brouillard. Ce dernier symptôme peut encore se présenter à la suite d'une perte de l'accommodation par la paralysie du muscle ciliaire. Un caractère plus défini de l'amaurose commençante consiste dans la restriction ou la *diminution du champ visuel*, qui généralement débute du côté de la tempe, très rarement du côté du nez. Après quelque temps, cette diminution s'étend ou latéralement vers le centre du champ visuel, ou bien le long de la périphérie en haut et en bas jusqu'à ce qu'elle atteigne le côté opposé ; ce n'est que lorsque toute la périphérie a été envahie que la contraction s'avance jusqu'au centre.

Ce symptôme se présente d'abord dans un seul œil et atteint ultérieurement l'autre en suivant exactement la même marche décrite pour le premier œil. D'après Galezowski, la forme syphilitique de l'amaurose se caractérise en ce que la diminution du champ visuel envahit d'abord la périphérie entière pour entreprendre ultérieurement le centre. Nous avons rencontré un cas (p. 104) où l'affection était indubitablement de nature syphilitique et où le malade constatait qu'un nuage obscur semblait s'être établi au sommet du champ visuel de l'œil droit et qu'il était incapable de distinguer de cet œil quelque chose qui se trouvait au-dessus du sourcil. D'autre part, Hardy a vu un cas où les moitiés inférieures du champ visuel dans les deux yeux ne voyaient plus, de telle sorte que le malade ne put plus distinguer les objets que par les moitiés supérieures. Cette affection toutefois était transitoire comme les paralysies des muscles oculaires et disparaissait au bout d'une quinzaine de jours. Ces deux cas prouvent que la règle de Galezowski n'est pas sans exception.

A ces symptômes il faut encore ajouter les *scotomes*, ou solutions de continuité dans le champ visuel ; le malade voit alors des taches irrégulières noires devant les yeux. La manière dont les scotomes agissent sur la vision dépend de leur situation ; ils la troublent considérablement s'ils ont leur siège dans l'axe visuel; le trouble est beaucoup moins prononcé lorsqu'ils occupent la périphérie.

La *cécité des couleurs (Daltonisme, dyschromatopsie, achromatopsie)* est aussi très fréquente à cette période. Le malade est incapable de distinguer le rouge et le vert; ces deux couleurs lui semblent grises ou noires ou d'un brun foncé. Il distingue parfaitement le bleu et le jaune. Après un certain temps la cécité des couleurs devient complète, le malade ne peut plus faire de distinction qu'entre le blanc et le noir. Assez fréquemment, il existe aussi une répugnance pour la lumière vive.

Si un traitement spécifique énergique n'est pas institué tout au début du mal, la marche de l'affection est progressive et se termine par une cécité complète. Le temps qui s'écoule entre le début de l'amblyopie et l'amaurose complète varie généralement de un à six ans. Actuellement nous avons un malade dont l'œil droit commençait à montrer les symptômes de l'atrophie du nerf optique en 1872. Le mercure et l'iodure de potassium furent administrés en ce moment, amenèrent un état stationnaire dans l'œil droit et conservèrent l'œil gauche jusqu'en mai 1884, quoique d'autres symptômes tabétiques se fussent développés depuis ce temps.

L'atrophie optique est moins fréquente que le symptôme d'Argyll-Robertson ou que les paralysies de certains muscles oculaires. Elle se présente environ dans un cas sur dix à douze; elle peut constituer le premier symptôme de la maladie, ou ne se produire que dans les dernières périodes. Toujours nous l'avons trouvée combinée à l'abolition du réflexe rotulien tout au début de la maladie, et ces deux symptômes peuvent constituer, même pendant des années, les seuls indices de l'existence du tabes; mais tôt ou tard surviennent les symptômes généraux de cette affection. A la Salpétrière, Charcot a remarqué que la plupart des femmes admises à cet hôpital pour une atrophie du nerf optique deviennent ataxiques après un temps plus ou moins long. Le myosis spinal se trouve souvent combiné à l'atrophie ataxique du nerf optique, tandis que dans les autres formes de l'atrophie la pupille reste généralement dilatée.

8. TROUBLES DU NERF ACOUSTIQUE. — Nous savons déjà que la partie du nerf acoustique désignée sous le nom de nerf de l'espace ou de nerf vestibulaire, est plus souvent atteinte dans l'ataxie que la branche cochléaire ou le véritable nerf acoustique. Dans quelques cas, néanmoins les deux branches sont malades :

53e *Observation.* — Un boucher, âgé de 32 ans, marié et père de trois enfants, fut admis dans notre service d'hôpital en janvier 1876. Il avait toujours été bien portant jusqu'au commencement de 1875, lorsqu'il se sentit malade de crises gastriques, indigestion avec nausées et perte d'appétit. Au mois de mai de la même année, il fut atteint subitement de strabisme et de diplopie, résultant de la paralysie d'un des muscles oculaires, quoiqu'il fût impossible de préciser le muscle qui était atteint. Ces derniers symptômes n'ont duré que quelques jours, mais quelque temps après, il fut atteint de vertiges et d'un bruit de mugissement dans la tête. Il y eut aussi des nausées sans vomissements. Au bout de peu de jours, le bruit augmenta considérablement ; il le comparait au bruit du tonnerre ou à des explosions de poudre dans la tête ; d'autres fois il comparait ce bruit à une sonnerie ou au cri perçant du sifflet. Jamais il n'y a eu perte de conscience. Ces bruits ont duré pendant plus d'un mois et, pendant ce temps, l'ouïe du malade, qui autrefois ne laissait rien à désirer, avait considérablement diminué, mais d'une manière *graduelle ;* vers la fin il devenait complètement sourd. A cette époque, il n'y avait plus de vertiges, mais un jour, à la promenade, il remarqua qu'il ne pouvait marcher comme autrefois, spécialement dans l'obscurité ; il était enclin à faire des faux pas, particulièrement en voulant se retourner ; il sentit également que la sensibilité de la plante des pieds n'existait plus. Survinrent ensuite des douleurs fulgurantes dans les extrémités inférieures, surtout la nuit, ou lorsqu'il était exposé à l'humidité ou au froid.

Malgré le traitement médical l'ataxie fit des progrès rapides et bientôt le malade devint impotent. Lors de son entrée à l'hôpital, il en était déjà à la troisième période, à l'absence de coordination des mouvements et de force musculaire.

L'examen du malade était excessivement difficile parce qu'il était complètement sourd; toutes les questions lui étaient écrites sur une ardoise. Il était insensible au bruit le plus fort et le plus perçant, à celui d'un sifflet de voiture qui était derrière lui, comme à celui des sons des instruments de musique. Il n'entendit plus le tic-tac d'une montre appliquée au pavillon de l'oreille ou aux os du crâne environnants; il ne distingua plus le son d'un diapason appliqué sur le crâne et sur les dents. En appliquant un courant galvanique sur les oreilles, il distingua un son au moment de la fermeture avec la cathode ou au moment de l'ouverture avec l'anode. Le malade comparait ce son à un bruit de souffle ou de sonnette qui lui semblait continuer quelques secondes après que le courant avait commencé ou cessé d'agir. Ce bruit dépassait son bourdonnement habituel qui ne le quittait jamais, et qui maintenant était si modéré qu'il ressemblait à un écoulement d'eau. Le malade parlait avec intelligence et, quoiqu'il ne pût s'entendre parler, le timbre de sa voix ne s'était pas modifié.

L'expression de sa physionomie était toute particulière. Ses traits semblaient à l'état de repos complet et sans la moindre expression, excepté lorsqu'une question écrite lui était présentée. Ayant encore rencontré cette expression de statue dans un cas d'anesthésie de la cinquième paire, par suite d'une perte de la sensibilité cutanée et musculaire, nous avons examiné soigneusement la sensibilité de toute la face; nous l'avons trouvée normale; l'absence totale d'expression dans la physionomie était conséquemment due, dans cette circonstance, à un état du malade qui semblait exclus du monde, et qui paraissait indifférent à tout ce qui l'entourait.

Quelque temps après nous avions l'avantage de connaître l'opinion du Dr Dalby sur l'état de l'ouïe de ce malade. Il confirma notre diagnostic de l'origine nerveuse de la surdité;

il trouva intactes l'oreille externe et l'oreille moyenne, y compris la trompe d'Eustache et le tympan. La conductibilité du son était bonne, mais sa perception absente; d'après Dalby la surdité était due à des modifications dans la texture nerveuse, soit dans le labyrinthe, soit dans l'intérieur du crâne.

Il n'existait chez ce malade aucune tendance héréditaire aux affections nerveuses telles que la paralysie, la folie, ou la névralgie. Il avait toujours été un grand travailleur, très constant, nullement adonné aux excès alcooliques ou vénériens. Jamais il n'avait eu ni syphilis ni gonorrhée; il ne fuma jamais. En sa qualité de boucher, il avait été obligé néanmoins de traverser tous les temps, et le matin de bonne heure; dernièrement il avait eu beaucoup de contrariétés financières.

Il n'y avait aucun symptôme faisant croire à une maladie cérébrale; l'intelligence, la mémoire et la parole ne laissaient presque rien à désirer, et tous les nerfs craniens, le nerf acoustique excepté, fonctionnaient normalement.

L'épine dorsale n'était sensible ni à la pression ni à la percussion; elle n'était le siège d'aucune douleur spontanée; la douleur dans les jambes était moins marquée qu'il y a quelque temps. Il y avait une anesthésie cutanée incomplète à partir de la ceinture jusqu'au pied, ainsi qu'une anesthésie musculaire incomplète. Le chatouillement de la plante du pied ne provoquait aucun mouvement réflexe et le pincement du gastrocnémien et du droit antérieur était à peine sensible. Les muscles étaient flasques et un peu amaigris, mais ils réagissaient librement aux courants continu et interrompu. Le malade ne pouvait se promener, excepté avec l'assistance de deux personnes; même alors il lui était très difficile de marcher en avant, la démarche saccadée, propre à l'ataxie étant parfaitement dessinée. L'impotence était telle qu'elle touchait à la paralysie. Il ne se tient debout qu'avec le concours de deux bâtons et, lorsqu'il ferme les yeux, il vacille comme un homme ivre. Actuellement, se trouvant couché ou assis sur une chaise, il meut assez bien ses jambes et ses bras.

Le pouvoir sexuel s'était perdu graduellement depuis les six derniers mois; il en était de même de la vessie et du rectum. La miction était très difficile, le malade devait faire des efforts pendant quinze à vingt minutes avant de pouvoir réussir à éliminer quelques centilitres d'urine; parfois il y avait incontinence. Généralement l'urine était neutre et renfermait un grand excès d'urée et de phosphates, mais pas de sucre, ni d'albumine. Il y avait constipation; mais quand on administraït des purgatifs, leur action était tellement prompte que les matières fécales passaient avant que le malade eût le temps de gagner la chaise percée.

Les extrémités supérieures étaient intactes, à l'exception d'une légère sensation d'engourdissement dans le doigt médius et le petit doigt de la main gauche. Il n'y avait aucune lésion du côté du cœur ou des poumons. L'appétit était presque nul et la digestion pénible; la langue était chargée. A l'hypochondre droit il y avait une grande sensibilité et de la pesanteur à la région hépatique. Le malade avait beaucoup maigri.

Cette observation est donnée avec plus de détails parce que le malade, sous l'action du traitement, s'est complètement remis de tous les symptômes ataxiques, excepté pour la surdité qui s'est maintenue.

Nous croyons que la lésion qui, dans cette observation, a produit le vertige et la surdité, a atteint cette partie du nerf acoustique qui est située dans le labyrinthe membraneux. La surdité pouvait être considérée comme dépendant d'une maladie du centre auditif de Ferrier, dans la circonvolution temporo-sphénoïdale supérieure des hémisphères; car celui-ci, tout en étant le centre auditif, n'a rien à faire avec l'équilibre du corps. Le vertige ne pouvait pas être attribué à une maladie du lobe moyen du cervelet; car celui-ci, tout en étant l'organe central de l'équilibre, n'a rien à faire avec le sens de l'ouïe. Aussi cette maladie doit-elle avoir son siège dans le nerf auditif même qui préside à la fois à l'ouïe et à l'équilibre, et ces lésions de destruction peuvent amener la surdité aussi bien que le vertige.

Quelle était la partie anatomique de la portion molle qui était malade? Evidemment ce n'était pas à sa racine dans la moelle, parce que là elle est contiguë avec la racine sensitive de la cinquième paire, et conséquemment il y aurait eu anesthésie de la face conjointement à la surdité. Un cas de ce dernier genre a été décrit par le professeur Moos [1]. On ne peut également dire que le tronc nerveux était atteint là où il quitte le bord inférieur du pont de Varole. Nous croyons que cette portion du nerf est restée intacte parce qu'il y avait réaction en appliquant un courant galvanique à l'oreille, et cette réaction semble faire défaut lorsque le tronc nerveux est détruit. Aussi concluons-nous que la maladie affectait l'expansion labyrinthinique du nerf en y comprenant sa branche pour le cochléa aussi bien que pour le vestibule. La lésion pathologique dans le labyrinthe était sans doute de nature inflammatoire, parce que, pendant une période qui a duré pendant plus d'un mois, il y avait eu des signes évidents d'hyperesthésie spéciale de l'expansion labyrinthinique du nerf qui fut suivie d'une anesthésie spéciale et permanente. Ces symptômes correspondent assez bien à ceux que nous avons observés dans la névrite du nerf olfactif et du nerf facial. La perte *graduelle* de l'ouïe, pendant la période que nous avons mentionnée, ne peut faire admettre une hémorragie du labyrinthe où la surdité se produit plus brusquement. L'affection de la moelle qui suivit l'accès de névrite auditive était également d'une nature inflammatoire plus marquée que dans l'ataxie, parce que les symptômes se développèrent avec une rapidité plus grande que dans beaucoup de cas.

L'inflammation de l'expansion labyrinthinique du nerf auditif nous semble plus commune qu'on ne le croit généralement; indubitablement on l'a confondue avec la congestion ou l'inflammation du cerveau, ou bien on l'a attribuée à un accès de dyspepsie grave et de congestion du foie. La principale différence dans les symptômes cliniques de l'hémorragie et de l'inflammation réside dans les symptômes qui ne sont ni si graves ni si subits dans le développement de cette dernière maladie,

1. *American archives for Ophtalmology and Otology*, vol. II, p. 199.

qu'ils continuent pendant un temps plus grand et qu'ils arrivent ainsi graduellement à leur développement complet [1].

Néanmoins les deux parties du nerf auditif peuvent être atteintes séparément. Le *nerf de l'espace* peut souffrir soit dans ses branches terminales, dans les canaux semi-circulaires, soit par une sclérose de son noyau dans la moelle allongée, soit à son origine dans le cervelet. Le vertige constitue alors le principal symptôme et peut être associé avec la surdité due à d'autres causes, telles qu'un épaississement ou une perforation de la membrane du tympan ou une obstruction dans la trompe d'Eustache, sans que le nerf cochléaire y soit impliqué.

De légers accès de *vertiges* sont assez fréquents dans la première période de l'ataxie. Le malade éprouve une sensation de plénitude et d'étourdissement dans la tête; il sent comme si tout voltigeait autour de lui; il vacille et perdrait son équilibre s'il n'avait un appui. Quelquefois il y a une tendance pour tomber dans une direction donnée, soit en arrière, à droite ou à gauche. Ceci correspondrait aux différentes fonctions des trois canaux semi-circulaires et des différentes portions du lobe moyen du cervelet, comme les expériences physiologiques l'ont démontré. Ainsi, une lésion du canal supérieur et de la partie antérieure du lobe moyen du cervelet peut produire la tendance à faire une culbute en avant et à mouvoir la tête rapidement en avant et en arrière; une lésion du canal externe et des lobes latéraux du cervelet produit des oscillations rapides de la tête et des yeux d'un côté à un autre et une tendance à tourner; enfin, une lésion du canal postérieur et de la portion postérieure du lobe moyen du cervelet détermine des mouvements rapides de la tête en avant et en arrière avec une tendance à culbuter en arrière. Le diagnostic, quant à la localisation, peut conséquemment être poussé dans ces cas à un degré d'exactitude qui autrefois aurait été considéré comme absolument impossible.

1. Voir notre travail sur cette matière dans « *Brain* », part. V, p. 16. Londres, 1879.

Le vertige est souvent accompagné d'une transpiration visqueuse, de nausées, de vomissements et d'une douleur dans la tête et dans la nuque. Quelquefois le vertige se produit soit par un mouvement brusque de la tête, soit de côté ou en haut, ou bien encore en se baissant. De pareils accès de vertige peuvent même se présenter lorsque le malade est au lit ; il sent alors que le lit se meut et tourne d'un côté à un autre, ou qu'il descend à travers le plancher, qu'il tombe hors du lit ou qu'il est soulevé dans l'air, et il saisit le bois de lit ou son matelas pour se fixer.

Si le *nerf cochléaire* est affecté, les symptômes consistent en un bourdonnement d'oreille et une surdité. Le bourdonnement se présente souvent sous forme de sonnerie, de chant d'oiseau, de bourdonnement de mouche, de bruits de sifflets de vapeur, d'explosions de poudre, ou le bruit du roulement d'un train express. Ces symptômes durent quelques jours et disparaissent ensuite. Un malade qui nous était envoyé par le Dr Pearce de Leicester (53e *Observation*), atteint d'ataxie depuis plusieurs années, fut réveillé une nuit — après avoir séjourné dans une maison froide et à courants d'air, et où il y avait beaucoup de gaz auquel il n'était pas accoutumé — avec un bruit effroyable dans la tête, comme s'il se trouvait dans un chemin de fer souterrain. Cela dura plus d'une demi-heure et fit place à un bourdonnement qui a persisté pendant toute la journée suivante. Vers la même époque, il souffrait d'une sensation de brûlure dans la joue, l'œil et le nez. Quand il parlait, ou si quelqu'un lui adressait la parole, il lui semblait qu'il se trouvait dans une cloche à plongeur ; tout bruit extérieur paraissait produire chez lui un son singulier dans la tête. Au bout de quelques jours, tous ces symptômes avaient disparu.

Dans l'ataxie, la surdité peut être accidentelle et due à diverses affections des parties qui contribuent à la transmission des sons, telles qu'une accumulation de cérumen dans le méat auditif, une lésion subaiguë ou chronique de la membrane du tympan ou de l'oreille moyenne, une obstruction insurmontable de la trompe d'Eustache par suite d'une inflammation antérieure, etc. D'autres fois la surdité est due à une maladie du nerf même ; dans ce cas l'affection est progressive et les malades deviennent complètement sourds. Marie et Walton [1] ont essayé de déterminer la fréquence avec laquelle les diverses formes de surdité se présentent dans l'ataxie; ils l'ont constatée dix-sept fois sur vingt-quatre chez les malades de la Salpétrière ; Ormerod l'a rencontrée cinq fois sur treize.

9. Troubles de la cinquième paire. — Nous avons déjà parlé des douleurs fulgurantes qui se présentent dans le réseau de la cinquième paire (p. 151). Outre ces douleurs, il peut y avoir encore d'autres symptômes qui prouvent que ce nerf est impliqué dans le processus morbide qui, le plus probablement, se trouve localisé dans les cellules ganglionnaires du noyau du nerf facial dans la moelle allongée.

D'un ou des deux côtés il peut exister de l'anesthésie de la peau de la face et du crâne, ainsi que des membranes muqueuses desservies par la cinquième paire. Il peut y avoir perte du goût et les mouvements de la langue peuvent être si désordonnés que la matière alimentaire n'est pas convenablement mue dans la bouche pendant les actes de la mastication et de la salivation. Quoique le pouvoir moteur de la langue dérive du nerf hypoglosse et que celui-ci ne puisse conséquemment être paralysé, cependant les mouvements les plus indispensables pour la langue sont comprimés ; il y a ataxie de la langue. Les muscles de la mastication, animés par la branche motrice de la cinquième paire, peuvent se trouver dans un état de parésie accompagnée d'une hypersécrétion de salive et d'épiphora.

Pierret [2] a décrit le cas d'un malade, ataxique depuis trois ans, lorsque la face commença à tirailler, et que la branche interne du nerf palpébral devint très douloureuse. Le malade paraissait constamment mâcher ; s'il voulait avaler, il devait

1. *Revue de médecine.* Paris, janvier 1883.
2. *Essais sur les symptômes,* etc., p. 42.

procéder à cet acte avec beaucoup de précautions, sinon le contenu buccal pénétrait dans le larynx. La parole était difficile et l'articulation très embarrassée; en poussant sa langue, il avait des mouvements saccadés dans la bouche et la langue tremblotante. Trois années après il y avait paralysie de tous les muscles oculaires; le malade continuait à mâcher constamment; la salive coulait de l'angle de la bouche; les mouvements des mâchoires étaient si faibles que les dents ne se rencontraient pas lorsqu'elles essayaient de diviser la nourriture solide; il avait la plus grande peine à saisir un objet entre les dents.

Dans un autre cas, rapporté par le même observateur (*loc. cit.*, p. 44), il y avait en dehors d'autres symptômes ataxiques, presque une anesthésie complète de la muqueuse buccale et de la bouche. Le malade prétendait avoir perdu son palais; il ne goûtait plus ni les condiments, ni le tabac. Les mouvements de la langue étaient si embarrassés qu'ils ne permettaient plus de mouvoir les aliments dans la bouche. Des deux côtés des mâchoires, il y avait des douleurs fulgurantes dans les dents. La mastication était difficile, le malade ne pouvait plus siffler. La parole était devenue plus lente et la langue soumise à des mouvements désordonnés. Les fosses nasales étaient un peu anesthésiées et le malade se plaignait constamment d'une mauvaise odeur; enfin il avait des bourdonnements et un certain degré de surdité de l'oreille gauche.

L'*hémi-atrophie de la langue* se rencontre quelquefois tout au début du tabes, et affecte alors l'une ou l'autre moitié de cet organe; une moitié montre alors des sillons et des fissures et est le siège d'un tremblement par suite de contractions fibrillaires; elle est même légèrement déviée du côté opposé. Ce trouble ne dérange pas considérablement la parole, la mastication et la déglutition, et se trouve généralement accompagné d'une paralysie des muscles oculaires et de certains groupes de muscles dans les extrémités.

Jusqu'ici ce symptôme ne s'est rencontré que chez des sujets syphilitiques; en l'observant, on suspectera toujours la dyscrasie. Nous croyons qu'elle est due à une sclérose de certaines fibres trophiques, sur le trajet du cinquième nerf, parce que nous avons remarqué une atrophie considérable dans tout l'organe chez un malade atteint d'une affection bilatérale de la cinquième paire, sans autre symptôme morbide.

10. Le nerf facial et le nerf glosso-pharyngien. — Ces nerfs semblent rarement atteints. Nous avons déjà rapporté le cas d'un de nos malades (p. 117) admis à l'hôpital en février 1878, qui avait eu la syphilis à l'âge de dix-sept ans et qui ultérieurement fut pris de diplopie et du symptôme de Westphal. A notre premier examen, il y avait paralysie du nerf facial gauche dans la première partie du canal de Fallope, c'est-à-dire une paralysie, une perte de l'excitabilité réflexe et de la contractilité faradique, une réaction galvanique trop grande des muscles de la face ; aucun symptôme ne fit supposer une implication de la corde du tympan, du nerf stapédien ou du ganglion genouillé. Il souffrait également d'une paralysie du muscle droit externe de l'œil gauche. Deux années et demie auparavant, il avait eu une hémiplégie temporaire du côté gauche dont il fut guéri au bout de quinze jours, ce qui confirma la nature syphilitique de la lésion nerveuse.

L'*ataxie* des muscles de la face a été encore observée dans ce cas. Tant que le malade ne parle pas et qu'il ne se trouve pas en proie à des émotions, on n'observe rien de particulier, mais dans la conversation et spécialement lorsqu'il s'excite en parlant, ses traits se dirigent dans toutes les directions, sans coordination, produisant des grimaces ; cette ataxie s'observe également dans la langue, le voile du palais et le larynx. La conversation devient alors très fatigante et la parole souffre. Dans ces cas, il est très probable que le nerf hypoglosse est atteint.

Les symptômes du côté du *nerf glosso-pharyngien* sont rares. Quelquefois on a vu une déviation de la luette, par suite d'une paralysie de l'azygos qui est animé par le nerf glosso-pharyngien. Il peut y avoir encore une anesthésie de la muqueuse pharyngienne, qui rend la déglutition difficile.

11. Crises et autres symptomes dans la sphère du nerf pneumogastrique. — a. Les *crises laryngées* dans l'ataxie furent observées d'abord par Féréol en 1868, et étudiées successivement par des savants distingués tels que Vulpian, Charcot, Krishaber, Demange, Lecocq, Cherchevsky et Dreyfus-Brissac. Ces symptômes paraissent plus fréquents en France que partout ailleurs et, chose singulière à noter, les deux seuls malades chez qui nous les avons observés, étaient des Français. Ces crises appartiennent aux premiers symptômes de l'ataxie, ou bien ils ne font leur apparition qu'à une période plus avancée de la maladie; elles diffèrent des autres affections du larynx en ce qu'elles sont de nature complètement spasmodique, n'ayant aucun rapport avec les catarrhes et autres maladies du larynx, de la trachée-artère, des bronches ou de quelqu'autre partie de l'appareil respiratoire.

On distingue trois formes différentes de ces crises, d'après leur degré d'acuité :

α. Les *crises légères* ressemblent généralement à la toux de la coqueluche; elles sont constituées par une succession d'efforts expiratoires convulsifs, d'une courte durée, secs et d'un ton élevé, suivis d'un long sifflement ou de l'inspiration de la coqueluche. La face devient rouge, se congestionne et peut même se cyanoser ; le malade est anxieux, en proie à une excitation ; il expectore peu ou pas, mais il souffre d'une démangeaison dans la gorge. Ces accès de toux se présentent sans cause apparente, ou bien à la suite d'une impression brusque du froid, d'une excitation ou d'une émotion, ou à la suite d'une indigestion; leur durée est de dix à quatre-vingt-dix secondes. Il peut y avoir journellement de 40 à 50 accès ; parfois ils persistent longtemps et semblent rebelles à tout traitement. Un de nos malades qui eut de ces accès et que nous avons observé pendant deux années consécutives, en était rarement débarrassé pendant un jour, hiver ou été.

β. Les *crises moyennes* se caractérisent par une grande dyspnée, une respiration striduleuse et une sensation de suffocation imminente. La face et les conjonctives sont plus congestionnées et cyanosées; les globes oculaires font saillie; le malade ouvre la bouche pour respirer et se trouve sur le point de suffoquer. Il peut y avoir des symptômes épileptiformes, tels que des morsures de la langue, des convulsions dans les membres et des urines involontaires. Toutefois il n'y a aucune inconscience; le malade, au contraire, a les plus effroyables sensations d'une mort imminente par strangulation ou suffocation. Il a des céphalalgies, des vertiges et des vomissements. — Un tel accès peut survenir brusquement pendant le sommeil, atteindre d'emblée son maximum d'intensité et durer de cinq à dix minutes; après quoi tous les symptômes disparaissent brusquement, laissant le malade sans respiration et épuisé; en dehors de ces crises il se trouve bien.

γ. Les *grandes crises* ressemblent à une véritable *apnée*. Le spasme laryngé est d'une violence telle que la glotte semble presque fermée et la respiration arrêtée. Le malade tombe comme dans un accès, il est inconscient, avec ou sans convulsions. Aussi les symptômes ressemblent-ils à ceux de l'épilepsie, ou à la forme apoplectique la plus grave. Le patient peut mourir dans cet accès, probablement par arrêt de l'action du cœur. Dans un cas pareil, Krishaber a pratiqué la trachéotomie et sauvé son malade, grâce à cette opération. Après l'opération, la crise était subjuguée, le spasme laryngé devenait de moins en moins intense. A partir de ce moment, le malade ne perdit plus conscience pendant ses accès; il semblait avoir plus de spasmes du côté du diaphragme que du côté du larynx. Pendant plusieurs années consécutives il porta une canule, et lorsqu'il sentait l'approche d'un accès, il l'ouvrait aussitôt pour permettre la pénétration de l'air dans la trachée.

Les accès de ce genre surviennent presque subitement ou sont précédés d'une espèce d'aura laryngée, telle qu'une démangeaison, une brûlure ou une sensation d'égratignure dans la gorge. Comme causes occasionnelles, on cite les courants d'air froid et l'exposition prolongée au froid. Ils se présentent plusieurs fois par jour et disparaissent brusquement pour des mois ou même des années. Leur durée est plus longue que celle des autres accès, de vingt minutes à deux ou trois heures.

L'examen laryngoscopique du larynx et de la trachée-artère donne généralement des résultats négatifs, au moins pour ce qui concerne les altérations de texture. Il semble néanmoins qu'il y existe généralement une hyperesthésie de la muqueuse laryngée et conséquemment une irritabilité réflexe anormale. Sans aucun doute cette hyperesthésie est causée par une irritation sclérotique du noyau du nerf accessoire et du nerf pneumogastrique dans la moelle allongée. Dans un cas de ce genre, Cruveilhier a trouvé une dégénérescence des racines de ces nerfs ainsi que des pyramides postérieures et un ramollissement dans les corps restiformes. Cherchevsky [1] a observé des crises laryngées précédant de treize années d'autres symptômes ataxiques, de même que l'atrophie du nerf optique peut précéder pendant tout un temps l'apparition d'autres symptômes tabétiques. Il ne mentionne pas si dans ce cas il y avait abolition des réflexes rotuliens à l'apparition de ces crises laryngées; mais cela est très probable; aussi considérons-nous les crises laryngées, non-seulement comme une coïncidence, mais comme des symptômes légitimes du tabes, devant leur origine sclérotique à une irritation des noyaux des branches laryngées du nerf pneumogastrique et déterminant un spasme plus ou moins violent dans les adducteurs des cordes vocales.

b. La *paralysie des abducteurs des cordes vocales* est un autre symptôme qu'on peut rencontrer dans le tabes. Dreschfeld [2] rapporte un cas où le laryngoscope montrait une paralysie de ces muscles à l'inspiration, les adducteurs restant normaux. La voix du malade n'était pas modifiée; mais en se promenant il sentait une légère dyspnée et pendant son sommeil sa respiration était accompagnée d'un bruit intense.

Félix Semon [3] a constaté que, lorsqu'il existe une lésion centrale ou périphérique, aiguë ou chronique des centres ou des troncs des nerfs moteurs du larynx, on observe presque toujours

1. *Revue de médecine*. Paris, juillet 1881.
2. *Medical Times and Gazette*, 17 septembre 1884.
3. *Berliner Klinische Wochenschrift*, n° 46, 1883.

une paralysie isolée des abducteurs des cordes vocales, ou au moins leur paralysie se développe plus au début de la maladie et plus complètement que celle des adducteurs, en supposant toujours qu'il n'existe pas de division transversale de ces parties et conséquemment pas de paralysie complète, et que l'invasion en est graduelle et progressive.

Aucun laryngoscopiste n'a rapporté jusqu'ici un seul cas de maladie de texture d'origine primitive, où une lésion du cerveau et des troncs nerveux ait donné lieu à une paralysie isolée des adducteurs de la glotte. D'autre part, dans toutes les affections fonctionnelles des nerfs moteurs laryngés, et plus spécialement dans l'aphonie hystérique, il paraît y avoir une tendance spéciale à la paralysie des adducteurs, tandis que la paralysie des abducteurs, dans de pareilles circonstances, est très rare. Il est possible, même là où des cas de ce dernier genre se sont présentés, que l'on se soit trouvé en présence d'une lésion de structure plutôt que d'une maladie fonctionnelle. Ainsi d'après Buzzard, le cas observé par Mackenzie et Semon, où il y avait également des paralysies temporaires du côté des yeux, serait encore un cas d'ataxie; mais, la relation ne mentionnant pas l'état du réflexe rotulien, ce cas doit être considéré comme incomplet. Rosenbach, et après lui Semon, ont appelé l'attention sur l'analogie qui existe entre la tendance des extenseurs et abducteurs des membres à être atteints par prédilection plutôt que les fléchisseurs et les adducteurs, dans les maladies organiques des centres nerveux.

Il semble donc que si une corde vocale est immobile pendant l'acte de la phonation, et s'il n'existe aucune lésion de l'articulation crico-arythénoïdienne ni aucun processus myopathique, on peut bien supposer une maladie du noyau du nerf accessoire et du nerf pneumogastrique ou une maladie des branches périphériques du nerf récurrent, tandis que la position inspiratoire de la corde ou des cordes vocales paralysées fait supposer que la maladie est locale ou fonctionnelle.

La paralysie d'un abducteur unilatéral ne donne lieu à aucun symptôme soit du côté de la respiration ou de la phonation. Si un seul muscle crico-arythénoïdien postérieur se trouve paralysé, la corde correspondante affecte d'abord la position comme sur le cadavre, mais après un certain temps il se produit une contracture des muscles antagonistes et la corde vocale est tournée en dedans pour prendre ultérieurement la position médiane; aussi la respiration tranquille chez l'adulte ne subit-elle aucune modification. Il est vrai que, sous l'action excitante des émotions, des efforts, etc., la dyspnée peut se présenter, mais elle est alors légère et probablement due à la lésion qui cause la paralysie. Cette paralysie ne peut, pour ce motif, être reconnue qu'au laryngoscope qui constitue ici un adjuvant très important dans les maladies des centres nerveux aussi bien que dans celles des organes thoraciques, où les noyaux ou fibres du nerf récurrent peuvent devenir malades.

c. La *parésie* ou la *paralysie des branches pharyngiennes du nerf pneumogastrique* peut être suivie d'une difficulté dans la déglutition et d'une régurgitation des liquides par le nez; si ce cas se présente concurremment avec une faiblesse dans les jambes, on pourrait le considérer, à tort, comme une paralysie diphtéritique. Dans d'autres circonstances, il y a de temps à autre un *spasme du gosier*, qui rend la déglutition impossible; ce symptôme peut être si prononcé qu'on pourrait le considérer comme du pharyngisme ou de l'œsophagisme; quelquefois il est accompagné de vives douleurs.

d. Les *crises gastriques* constituent un des symptômes les plus singuliers et les plus importants de l'ataxie spinale. Elles peuvent être, sinon les premiers, au moins un des premiers symptômes de cette maladie polymorphe; et comme des cas de ce genre ont été confondus autrefois avec la congestion du foie, un ulcère ou le cancer de l'estomac, la goutte à l'estomac, ou pris pour de l'hystérie, un empoisonnement par le plomb ou une colique néphrétique, ou bien encore pour un cancer de l'utérus, un iléus, un volvulus, etc., la découverte de Dolamore [1] que ces crises peuvent se constater chez les ataxiques

1. *Des troubles gastriques dans l'ataxie locomotrice*. Thèse de Paris, 1868.

et en constituent un symptôme spécial, doit être considérée comme un progrès important pour le diagnostic.

Les principaux symptômes des crises gastriques sont des douleurs et des vomissements; ces deux symptômes peuvent se présenter simultanément ou isolément. La douleur, spécialement ressentie à la région hypogastrique, est réellement atroce et peut s'étendre du creux de l'estomac à la poitrine, à l'abdomen, et jusqu'à la région pubienne; elle peut être comparée à une brûlure, ou prendre les divers caractères des fulgurations (p. 148); elle est souvent si intense que le malade hurle de toutes ses forces et pendant des heures entières; quelquefois il s'évanouit et reste pendant un long temps dans une espèce de syncope. Vulpian a décrit le cas d'un homme qui, sous l'influence de sa douleur, frappa si violemment une cuisse contre l'autre, qu'il se fractura le fémur; il serra si fortement son bras qu'il produisit une paralysie des muscles animés par le nerf musculo-cutané, par suite de la compression de ce nerf. Cette douleur peut se prolonger pendant toute une semaine sans discontinuer et se trouver à peine soulagée par les sédatifs les plus puissants, lorsqu'elle disparaît brusquement et que le malade constate que l'accès a passé.

Ce symptôme est souvent accompagné de vomissements de matières alimentaires, de mucus et de matières « marc de café » mêlées de sang; et même il peut être le seul symptôme de la crise. Le vomissement peut encore être continu, de manière que tout médicament, tout aliment, est rejeté aussitôt après la déglutition, de sorte que le malade refuse finalement de prendre encore des aliments. L'estomac complètement vidé, les vomissements et les nausées continuent néanmoins et amènent ainsi un épuisement de plus en plus grand. Le hoquet spasmodique, les éructations, la toux et le météorisme s'y joignent, et le malade a quelquefois la sensation comme si son estomac lui était arraché du corps. Ces phénomènes ne durent que quelques minutes, mais ils peuvent aussi se prolonger pendant des mois, amenant un grand amaigrissement et pouvant déterminer la mort par inanition.

Le vomissement, comme la douleur, peut aussi disparaître subitement, et sans avoir été influencé en apparence par le traitement.

Ces crises peuvent se répéter au bout de quelques semaines et se confondent parfois avec un ulcère ou quelqu'autre maladie grave de l'estomac, surtout lorsque le vomissement a l'aspect du marc de café. Le sang peut s'épancher dans les intestins, être mêlé avec les urines, ou constituer une perte utérine chez la femme. Pendant les crises, le pouls se ralentit parfois jusqu'à vingt-huit pulsations.

54e *Observation.* — En octobre 1882, le secrétaire de la « Société des charpentiers et menuisiers réunis » nous pria d'aller voir un de ses membres qui, depuis deux ans, était incapable de travail et venait réclamer le bénéfice que la Société accorde à ses membres impotents. Cet homme, âgé de trente ans, semblait en avoir au moins dix de plus ; il nie avoir eu la syphilis ou d'avoir commis des excès alcooliques ou vénériens ou en tabac ; il attribue son mal à l'exposition prolongée au froid, il y a environ deux ans. La maladie débuta par des accès de vomissement avec grandes douleurs à la région stomacale qui survinrent de temps à autre, presque d'une manière subite, et sans cause apparente. Il vomissait d'abord du mucus, puis des aliments et quelquefois de la bile. Un tel accès durait généralement douze heures ; pendant ce temps, les vomissements et les souffrances ne discontinuaient pas et ne pouvaient être calmés par aucun médicament. Vers la fin de l'accès, les symptômes disparaissaient aussi promptement qu'ils étaient venus. Quelques mois après le premier accès, le malade fut atteint de diplopie qui ne dura que peu de temps. Il commença alors à souffrir de douleurs fulgurantes dans les extrémités, spécialement dans le bras et la jambe gauches. Actuellement il a une anesthésie et une analgésie très étendue principalement du côté gauche, une abolition des réflexes rotuliens, la démarche ataxique et le symptôme de Romberg, des muscles flasques et amaigris, une incontinence d'urine, une constipation et une perte du pouvoir et du désir vénériens, ce qui ne permettait plus de douter du diagnostic de l'ataxie.

Quelquefois les crises gastriques alternent avec des accès de douleurs fulgurantes, de sorte que le malade est à peine remis des premiers symptômes qu'il se voit pris de ces derniers ; de cette manière son existence est réellement insupportable. Même si le vomissement ne se prolonge pas, ce genre d'accès laisse des traces dans la constitution du malade, qui ultérieurement résiste moins bien aux influences nuisibles et est plus prédisposé à succomber à la moindre occasion.

Jusqu'ici on ignore si ces symptômes sont exclusivement dus à un trouble du nerf pneumogastrique, ou si le nerf grand sympathique y prend aussi une certaine part. On a prétendu que les symptômes, douleur et spasme, sont dus à une irritation combinée des nerfs pneumogastriques, intercostaux et spinaux, que les autres symptômes, tels que la syncope, la distension, la palpitation, la flatulence, les nausées et le vomissement dépendent uniquement du grand sympathique. La diminution du nombre des pulsations, qui accompagne si souvent ces crises, semblerait certainement désigner le pneumogastrique comme cause essentielle.

e. *Symptômes cardiaques.* — Dans l'ataxie, le pouls donne habituellement cent à cent vingt pulsations et même plus, ce qui démontre un affaiblissement de l'action des filets cardiaques du pneumogastrique, le régulateur de l'action du cœur. Fréquemment encore, le pouls est petit et dépressible. Leyden a rencontré deux cas de *crises cardiaques*, avec dyspnée et pouls irrégulier. Pendant les accès intenses de douleurs fulgurantes et les crises gastriques ou intestinales, le nombre des pulsations peut devenir excessivement petit.

12. Le NERF SPINAL ACCESSOIRE ne semble pas fréquemment atteint. En juillet 1878, nous avions un malade à notre hôpital, âgé de quarante-cinq ans, ayant eu la syphilis il y a douze ans, et chez qui l'ataxie avait commencé par des douleurs fulgurantes dans les épaules et les bras et par un *torticolis* par suite d'un spasme du muscle trapèze gauche. Ce dernier symp-

tôme avait persisté pendant trois mois et disparut au même moment où tous les autres symptômes s'étaient notablement amendés.

13. Symptômes cérébraux du début. — a. *Aphasie et paralysie.* — Des accès d'aphasie, de monoplégie et d'hémiplégie, avec ou sans perte de conscience, se rencontrent assez fréquemment dans la première période de l'ataxie; ils sont souvent annoncés par une sensation de vertige qui, graduellement, se transforme en coma; il peut y avoir alors une paralysie d'un ou de plusieurs membres. Au premier abord, on pourrait croire à une hémorragie ou à une embolie d'une artère importante du cerveau; mais comme la guérison se produit en deux ou trois jours ou tout au plus en deux ou trois semaines, il est évident qu'on ne peut l'attribuer à une lésion organique importante.

La pathogénie de ces cas est obscure ; ce qui paraît le plus probable, c'est que ces cas sont dus à un trouble du système vaso-moteur. Ce trouble peut être un spasme produisant une ischémie et une anémie dans les parties du cerveau qui sont atteintes ou bien une paralysie déterminant une grande hypérémie des vaisseaux sanguins et une augmentation dans la pression intra-vasculaire. De tels accès se rencontrent dans l'alcoolisme, la démence sénile, la sclérose en plaques et la première période de la paralysie générale des aliénés. L'examen du réflexe rotulien, probablement déjà absent lorsque ces symptômes se présentent, sera nécessaire pour établir alors le diagnostic.

Des accès de ce genre commencent quelquefois par des crises laryngées et des accès épileptiques, et, dans quelques cas, on pourrait l'attribuer à celles-là. D'autres fois on ne peut distinguer la crise laryngée grave d'un accès épileptiforme.

Nous avons mentionné (observation 29, p. 117) un cas où l'hémiplégie gauche semblait être le premier symptôme de l'ataxie. Le malade, ayant à peine dix-neuf ans, et déjà syphilitique depuis ses dix-sept ans, fut guéri complètement de son hémiplégie en trois semaines. L'hémiplégie peut néanmoins se présenter lorsque existent déjà les symptômes habituels de l'ataxie à la deuxième période.

55e *Observation.* — Au mois d'août 1883, le Dr Schmitz, de Neuenahr, nous envoya un intendant âgé de soixante-trois ans, veuf avec un enfant, qui avait été traité il y a quelque temps pour un diabète; il s'était rendu à Neuenahr pour y prendre les eaux recommandées dans cette maladie. Presque aussitôt après son arrivée aux eaux, il eut un accès d'hémiplégie droite, avec aphasie, ce qui rendit sa cure impossible. Il guérit promptement de son hémiplégie, et le Dr Schmitz lui recommanda de retourner chez lui. Quand nous le vîmes, l'ataxie était à son complet développement, aussi bien dans les membres supérieurs que dans les membres inférieurs. Le malade était presque complètement impotent, et il présentait les symptômes de Romberg, de Westphal et d'Argill-Robertson, avec une forte constipation et une incontinence d'urine. Il ne restait aucune trace de l'hémiplégie. Mais il avait le cerveau si confus et tant de difficulté dans les souvenirs et pour s'exprimer avec intelligence, qu'on ne put obtenir plus de détails pour tracer l'histoire de sa maladie.

Lorsque l'aphasie et l'hémiplégie se présentent dans les dernières périodes de la maladie, généralement elles persistent et sont le résultat de modifications organiques dans le système vasculaire cérébral. Debove [1] cite le cas d'un homme, âgé de quarante-huit ans, ataxique depuis nombre d'années et qui tout d'un coup fut pris d'hémiplégie et d'aphasie à droite, qui disparurent au bout de quinze jours. Quatre années après, il eut une attaque analogue, mais alors les symptômes persistèrent et la mort survint quelques semaines après. A l'autopsie on trouva une sclérose des cordons postérieurs dans toute l'étendue de la moelle, et un noyau de ramollissement dans la moitié gauche du pont de Varole, avec une dégénérescence secondaire descendante; mais rien n'indiquait la cause de l'attaque qui avait eu lieu quelques années auparavant. Chez un autre malade, âgé

1. *Progrès médical*, nos 52 et 53. Paris, 1881.

de cinquante-huit ans, le tabes existait depuis vingt ans lorsqu'il se présenta à l'examen. Il eut une aphasie et une hémiplégie droite la huitième année de sa maladie et ces phénomènes disparurent au bout d'environ dix-huit mois. Dix-sept années après, il vivait encore et, quoique tabétique, il n'était pas paralysé. Buzzard, Ballet et Bernhardt [1] ont rapporté des cas analogues, et Westphal a vu un homme atteint d'hémiplégie, chez qui l'absence du réflexe rotulien dans la jambe paralysée lui fit diagnostiquer un tabes. Nous pouvons ainsi juger de l'importance du symptôme de Westphal pour le diagnostic des complications de la maladie principale. Lecoq [2], qui a recueilli des cas analogues, conclut également que les attaques d'apoplexie sont des symptômes intégraux de l'ataxie qui peuvent se présenter à toutes les périodes de la maladie, soit isolément, soit accompagnés de crises laryngées et d'accès épileptiformes.

b. Les *accès épileptiques* se rencontrent aussi dans la première période de la maladie, sous forme de convulsions générales, avec perte de la conscience, ou sous forme de *petit mal*. Dans quelques cas, ces accès reviennent à des intervalles plus ou moins réguliers; d'autres fois, il n'y a qu'une série d'accès à un moment donné.

56e *Observation.* — Le Dr Schulhof, du Brookstreet, nous appela en consultation en janvier 1880, chez un négociant, âgé de cinquante-trois ans, célibataire, qui avait fortement souffert de la syphilis il y a six ans. Le malade se crut bien, lorsque deux années après, et sans le moindre avertissement, il fut brusquement pris d'un accès épileptique, avec perte de la conscience, morsure de la langue, écume à la bouche, et urines involontaires; ces convulsions durèrent environ cinq minutes. Le même jour, cet accès fut suivi de plusieurs autres. Antérieurement, il n'avait jamais été épileptique ni souffert d'un symptôme cérébral quelconque; mais peu après qu'il eut eu la série d'accès de 1876, survinrent de nombreux symp-

1. *Archiv für Psychiatrie*, vol. XIV, p. 142. Berlin, 1881.
2. *Revue de médecine*. Paris, juin 1882.

tômes d'une affection spinale qui s'étaient considérablement aggravés lorsque nous vîmes le malade.

Il se plaignait principalement de pollutions nocturnes, au moins quatre nuits sur cinq; quelquefois plusieurs pertes en une nuit. Cet inconvénient le mettait au désespoir; il avait également la démarche ataxique et la plupart des symptômes d'un tabes à la deuxième période.

c. *Diminution de la puissance cérébrale et aliénation mentale.* — Ces symptômes sont assez fréquents dans la première période de la maladie. Le malade, qui autrefois était gai, s'intéressait à ses affaires et aimait sa famille, devient morose, taciturne, irascible, timide et indifférent à ses intérêts. Quelquefois il offre une dépression mentale si prononcée, qu'il éclate en pleurs à la moindre provocation ou sans la moindre cause. Il a des idées de suicide qui sont quelquefois mises à exécution.

57e *Observation.* — Un négociant, âgé de cinquante-trois ans, marié et père de cinq enfants, nous consulta en décembre 1881. Il se plaignait d'une très grande dépression mentale, disant avoir la sensation comme si la matière grise du cerveau ne travaillait pas et qu'il se trouverait beaucoup mieux si on pouvait y mettre une nouvelle doublure; il était très agité, dormait mal, et souffrait de céphalalgies frontales; il y avait un certain degré de strabisme divergent à l'œil gauche, et il y a quelques mois il fut atteint de diplopie. Dix années auparavant, il avait eu la syphilis et plusieurs gonorrhées. Il avait perdu toute puissance virile, mais la vessie et le rectum étaient restés intacts. Pendant son sommeil il eut de fréquentes pollutions nocturnes. Les réflexes rotuliens n'existaient plus, mais le triceps crural offrait à la percussion directe une trop grande excitabilité. Il n'y avait aucun autre symptôme ataxique. Nous n'avons revu le malade qu'au mois d'août 1883; il n'accusait alors aucun symptôme nouveau, mais il paraissait atteint d'une profonde mélancolie. Trois semaines après, il mourut subitement et on nous a fait comprendre qu'il s'était suicidé.

58e *Observation.* — Un entrepreneur très affairé, âgé de cinquante et un ans, marié mais sans enfants, nous consulta en décembre 1882. Il nia avoir eu la syphilis, mais il avait mené une vie très orageuse. Il souffrait d'une débilité de la puissance cérébrale, survenue presque subitement il y a six mois. Si autrefois il dirigeait avec la plus grande facilité toutes les complications d'importantes transactions commerciales, et que les affaires les plus compliquées lui semblaient comme un jeu d'enfant, actuellement il se sentait incapable de diriger ses affaires, de recueillir ses pensées, ou même de composer une lettre. Il ne pouvait plus rien faire et pleurait pendant toute la journée dans sa chambre. Il avait été soigné, mais sans succès, par les sommités médicales de Paris. Quoique, au premier abord, ce cas paraissait être un simple affaiblissement mental par suite d'un excès de travail, la présence du symptôme de Westphal nous fit néanmoins songer au tabes. Le malade déclara alors qu'au début de sa maladie il avait commis des excès vénériens qui actuellement avaient fait place à une anaphrodisie complète et à l'impuissance. Il souffrait également d'une constipation opiniâtre et d'une difficulté dans la miction; de temps à autre il avait eu des douleurs lancinantes dans les extrémités inférieures. C'étaient là les seuls symptômes positifs que nous ayons pu découvrir, mais, malgré le symptôme de Westphal, il n'y avait plus de doute que la diminution de l'activité intellectuelle était un symptôme d'une maladie plus générale. Les troubles cérébraux qui se présentent habituellement dans les dernières périodes de l'ataxie, et spécialement la paralysie générale des aliénés, seront étudiés ultérieurement.

14. Symptômes précoces dans la sphère de la sensibilité. — En dehors des douleurs fulgurantes, d'autres symptômes peuvent encore se présenter au début de l'ataxie dans la sphère des nerfs sensitifs; ces symptômes sont très caractéristiques et parfois très importants au point de vue du diagnostic. Ce sont principalement l'hyperesthésie au toucher ou à la température, certaines formes de paresthésie dans différentes parties du corps et de l'engourdissement dans les pieds et dans les branches périphériques du nerf cubital.

a. L'*hyperesthésie* peut se présenter isolément ou simultanément avec des accès de douleurs fulgurantes. Le principal caractère de cette hyperesthésie dans l'ataxie est que le simple toucher de certaines régions de la peau, au lieu de produire la sensation ordinaire du contact, donne une sensation désagréable et douloureuse. On la rencontre spécialement à l'épine dorsale et ses environs; mais on peut encore la rencontrer dans les extrémités inférieures; à une période ultérieure de la maladie elle peut être remplacée par une anesthésie des mêmes parties.

59e *Observation.* — Un avoué, âgé de cinquante-cinq ans, marié et père de six enfants, nous consulta en mai 1882. Il déclara que, sauf une gonorrhée qu'il avait eue dans sa jeunesse, il n'avait jamais été malade jusqu'il y a dix-huit mois, époque à laquelle il commença à souffrir de sensations douloureuses dans la région de l'épine dorsale, spécialement entre les épaules et dans les reins. Il y avait là une telle sensibilité qu'il ne put y souffrir le toucher. La moindre pression sur les vertèbres, particulièrement dans les régions dorsale inférieure et lombaire supérieure était excessivement douloureuse; une légère percussion d'une partie quelconque de la région spinale le fit regimber et crier. Le toucher à l'aide d'un corps froid était très désagréable, tandis que le contact d'un corps chaud ne lui procurait pas la moindre douleur. Il se plaignait du frottement de ses habits contre le dos. Tous les onguents et les liquides, etc., prescrits pour calmer cette hyperesthésie, se supportaient très difficilement et restèrent sans résultat. Cette hyperesthésie était constante, mais le malade avait parfois des accès de douleurs lancinantes dans les bras et les jambes et une sensation de grande constriction autour de la partie supérieure de la poitrine. Jamais il n'avait eu des maux de tête, ni aucun symptôme du côté des nerfs craniens. Le réflexe rotulien n'existait plus aux deux genoux et il y avait à la percussion une excitabilité anormale du vaste interne. Il marchait assez bien et sa démarche ne dénotait aucun signe d'ataxie; il avait néanmoins de la difficulté à se tenir sur une jambe et il vacillait lorsqu'il se trouvait debout avec les yeux fermés. Nulle part il y avait de l'anesthésie. La digestion ne laissait rien à désirer, mais le matin il était prédisposé au vomissement lorsque la veille il avait bu un peu plus de vin que d'habitude. La vessie était paresseuse. Après le déjeuner il avait toujours une émission brusque et involontaire d'une petite quantité d'urine, environ un demi-verre à bordeaux; cette incontinence ne se présentait pas dans le cours de la journée et jamais il n'avait mouillé le lit. Il n'y avait pas de constipation. Le désir et la puissance sexuelle avaient disparu, mais de temps à autre il avait des pollutions nocturnes qui l'accablaient considérablement le jour suivant. Ainsi le malade était à la première période de l'ataxie; mais l'hyperesthésie de la région spinale dominait tous les autres symptômes, et c'était la seule cause pour laquelle il nous consultait.

b. *Paresthésie.* — Parmi les diverses sensations perverties que l'on rencontre dans l'ataxie, la plus fréquente et aussi la plus importante, au point de vue du diagnostic, c'est la sensation de *resserrement*, de *constriction* ou de *compression* qui, en raison de sa localisation autour de la poitrine, est généralement appelée *douleur en ceinture*. La poitrine se sent fortement ou, pour nous servir de l'expression des malades, atrocement comprimée ou resserrée, comme si une corde la serrait tout autour, ou comme si elle était lacée aussi fortement que possible, ou prise dans un étau, une presse ou un corset. C'est une des sensations les plus désagréables qu'on puisse imaginer, et les malades s'en plaignent amèrement; elle amène une difficulté dans la respiration et une grande oppression. Une fois qu'elle a pris un malade, il est rare qu'elle le quitte et elle peut continuer pendant des années. Elle peut varier en intensité; mais lorsqu'elle est intense, elle affecte la forme d'un accès d'asthme; le malade est incapable de se tenir au lit et doit rester assis ou se pencher en avant; généralement elle est plus intense la nuit; elle peut encore exister dans la partie inférieure de l'abdomen et dans les extrémités inférieures.

60e *Observation.* — Un malade de quarante ans nous fut

confié par le Dr Handfield Jones, en décembre 1866. Il accusait la constriction comme symptôme principal; il la sentait également dans les jambes et les pieds qu'il disait être comme enfermés dans un bas ou un bandage excessivement serré.

Müller, de Wiesbaden, explique la douleur en ceinture par un spasme vaso-moteur avec constriction consécutive des artérioles des cordons postérieurs; mais cette explication ne satisfait pas, parce que le spasme vaso-moteur produit plutôt une sensation de froid ou de frisson que de resserrement. On ne peut nullement prétendre que cette sensation est due à une irritation sclérotique des fibres radiculaires postérieures; jusqu'ici on ignore la cause exacte qui la produit.

Dans quelques cas exceptionnels cette sensation de constriction peut exister dans la langue, les dents, la face et le crâne.

Les autres formes de paresthésie sont plus rares. Quelques malades sentent comme si quelques gouttes d'eau chaude ou froide tombaient sur les membres, ou comme si de grands seaux d'eau glacée étaient jetés au-dessus d'eux, ou comme s'ils étaient frappés par un poignet ou un marteau. L'un a la sensation d'une tumeur de l'estomac; un autre croit sentir que ses jambes ne lui appartiennent pas, ou qu'elles lui sont détachées du corps; ou bien encore il a une sensation de plénitude ou de vide dans les différentes parties. La plupart de ces sensations sont de courte durée; elles peuvent se maintenir pendant cinq à dix minutes et disparaître pour réapparaître à un intervalle plus ou moins long.

c. L'*anesthésie* n'est généralement pas très marquée dans la première période du tabes. Toutefois, il peut y avoir engourdissement et une sensation comme si ces parties étaient endormies, et le siège de picotements. Dans la deuxième période, l'anesthésie est très fréquente; certaines parties du corps sont atteintes par prédilection, spécialement les plantes des pieds; le malade doute de la nature du sol sur lequel les pieds se posent; souvent il ne peut dire s'il se trouve sur un tapis ou sur un plancher nu; il sent comme si la chaussure était fourrée à l'intérieur, ou comme s'il se trouvait debout, ou s'il se promenait dans la neige ou le sable, ou sur du coton cardé ou du caoutchouc, ou comme s'il s'enfonçait dans le sol, ou encore comme si le terrain cédait sous ses pieds. Il peut encore sentir la piqûre d'une aiguille, voire même le simple toucher digital en ces endroits; mais cette sensation est plus émoussée qu'à l'état normal. L'anesthésie plantaire peut être considérée comme un symptôme de transition, appartenant aussi bien à la période préataxique qu'à la période ataxique. Lorsque l'anesthésie est prononcée, il n'y a nul doute que l'ataxie suivra bientôt. Lorsque les plantes des pieds touchent le sol, elles nous donnent la sensation de l'état du sol sur lequel nous nous trouvons; si cette sensation est abolie ou pervertie, il est naturel que la marche doit en souffrir.

Dans les extrémités supérieures, le point de prédilection se rencontre dans la sphère du nerf cubital, qui détermine alors de l'engourdissement dans les quatrième et cinquième doigts et la partie correspondante de la main et du poignet. Cet engourdissement peut être bilatéral, mais le plus souvent il reste limité à un seul côté, alors que les deux extrémités inférieures sont déjà atteintes. C'est là un grand inconvénient pour les musiciens et spécialement pour les violonistes.

61e *Observation.* — En mars 1874, le Dr Jeffery, de Worcester, nous pria d'aller voir un négociant, âgé de quarante-cinq ans, marié et sans enfants, qui avait abusé des plaisirs sexuels. Il avait eu la syphilis, il y a neuf ans, et offert des phénomènes secondaires pendant environ six mois pour disparaître ensuite. Le malade est resté bien jusqu'il y a deux ans, lorsque, sans cause connue, il commençait à souffrir d'incontinence d'urine aussi bien le jour que la nuit. Actuellement il était obligé d'employer trois serviettes chaque nuit, et celles-ci étaient complètement saturées le matin. Vers le même moment que la vessie était devenue malade, le malade commença à sentir de l'engourdissement dans les quatrième et cinquième doigts de la main gauche, qui lui semblait comme si elle était recouverte d'un gant; cela l'ennuyait beaucoup parce que le violon constituait son principal plaisir et qu'il se sentait incapable d'en jouer en raison de l'anesthésie. Après un certain temps, l'engourdissement s'est étendu jusqu'à l'omoplate et au-devant de la région cardiaque; la jambe gauche et ultérieurement la jambe droite furent atteintes. Il sent maintenant les jambes comme si les pieds étaient coupés aux cous-de-pied. Il avait encore des douleurs fulgurantes, spécialement dans la jambe gauche et quelquefois d'une intensité telle qu'il ne pouvait s'endormir de toute la nuit. Il y avait impuissance et constipation.

Dans quelques cas nous avons rencontré des régions de la peau circonscrites et complètement anesthésiées dans différentes parties du corps, tandis qu'à leur voisinage toutes les autres sensations étaient normales. Benedikt considère ce symptôme comme une preuve de la nature syphilitique, et nous pouvons affirmer que certainement tous nos malades avaient souffert d'une syphilis constitutionnelle.

62e *Observation.* — En octobre 1882, le Dr Möbius, de Leipzig, nous envoya un négociant, âgé de trente-sept ans, marié et père de deux enfants. Il y a huit ans il avait eu la syphilis, spécialement dans la gorge, et n'avait pas été traité suffisamment. Un de ses enfants portait les signes d'une syphilis congénitale. Quatre ans après, il commença à souffrir de douleurs fulgurantes et d'engourdissement dans les extrémités inférieures; les muscles étaient devenus maigres et flasques, les deux yeux étaient amblyopiques et présentaient les caractères opthalmoscopiques de l'atrophie du nerf optique. Il portait aussi les symptômes de Westphal et de Romberg. Le malade marchait avec une certaine difficulté, et dans ces derniers temps il ne put se promener que sept ou huit milles à la fois; il se sentait alors très accablé de fatigue. Actuellement il a une rétention d'urine et quelquefois de l'incontinence; la puissance génitale avait beaucoup diminué et il se sentait très indisposé après un rapport conjugal. *Il existe une région d'anesthésie complète autour du genou gauche*, s'étendant jusqu'à la partie supérieure de la même jambe; au genou et à la jambe droite les différentes espèces de sensibilités sont normales.

Chez quelques malades il existe, au début de la maladie, une anesthésie du pénis, la puissance sexuelle restant intacte. Il en résulte que ces malades peuvent avoir des rapports, mais ils n'éprouvent pas la moindre satisfaction. Nous avons vu le canal de l'urèthre participer à cet état anesthésique, de telle sorte que l'opération du cathétérisme n'est pas sentie par le malade.

On constate quelquefois des régions anesthésiques et hyperesthésiques d'une étendue considérable sur le même membre; c'est spécialement lorsqu'il y a urtication et une sensation de picotement dans les doigts et les orteils, qu'il existe presque toujours un certain degré d'anesthésie. Dans ce cas, la sensibilité faradique se trouve considérablement diminuée au début de la maladie. Pour confirmer ce dernier symptôme on place un pinceau faradique sur la peau, et le courant le plus faible, qui produit une sensation, est comparé avec celui des régions saines (Erb, Drosdoff).

15. Symptômes précoces dans la sphère motrice. — Au début de l'ataxie on rencontre fréquemment une diminution dans la force motrice. Il n'existe pas encore de signe d'ataxie, mais une sensation de pesanteur et de débilité dans les jambes qui empêche les malades de faire des exercices; en apparence ils se promènent assez bien, mais leurs jambes ne fonctionnent plus comme autrefois; ils éprouvent une grande lassitude. C'est avec peine qu'ils montent les escaliers; ils sont vite oppressés et évitent tout exercice tel que l'action de monter ou de rester sur des échelles, le passage des ponts étroits, la danse ou la promenade à cheval. La sensation de faiblesse varie de temps à autre; quelquefois elle disparaît pour une certaine période, mais elle peut augmenter considérablement en intensité après un effort ou une grande dépense des forces. La station debout est difficile et fatigante. Même au début de la maladie, les symptômes peuvent être plus prononcés lorsque le malade se trouve dans l'obscurité ou lorsqu'il a les yeux fermés. Parfois il constate que les jambes lui font subitement défaut et il tombe par terre; cet accident peut se présenter concurremment avec une douleur fulgurante ou sans celle-ci. Il peut y avoir encore une

paralysie locale de certains groupes de muscles, tels que les adducteurs de la cuisse, de manière à rendre le rapprochement des genoux complètement impossible.

Le symptôme de l'épuisement et de la lassitude est très constant; sa valeur diagnostique est néanmoins très petite parce qu'on peut encore la rencontrer dans une série d'autres affections nerveuses, et spécialement dans la neurasthénie. On doit néanmoins songer à l'ataxie si le malade l'éprouve d'une manière continue. Dans la neurasthénie la débilité motrice présente une plus grande variété, mais les ataxiques déclarent qu'ils sont toujours épuisés, du matin au soir, sans aucun intervalle de rémission.

16. Troubles vésicaux. — a. L'*inertie de la vessie* consiste dans une lenteur dans l'expulsion de l'urine. Le symptôme est assez fréquent au début de l'ataxie. Probablement elle est due plutôt à un certain degré d'anesthésie de la muqueuse vésicale qu'à une abolition de la force musculaire. Le malade ne sent pas le besoin fréquent d'uriner et ne vide conséquemment la vessie que deux fois par jour; non parce qu'il en sent le besoin, mais parce qu'il le juge nécessaire; aussi la vessie se distend-elle parfois d'une manière considérable, et cette distension peut conduire à une atonie de la tunique musculaire de la vessie; le jet d'urine est très faible et parfois il s'arrête avant que la vessie soit vidée à moitié. La pression des parois abdominales doit alors intervenir pour vider cet organe, de telle sorte que cet effort peut être accompagné involontairement de l'expulsion de gaz et de matières fécales. Ce trouble est plus prononcé si le malade est en proie à une excitation, s'il est pressé, ou en présence d'autres personnes, comme par exemple à un urinoir d'une gare. Quelques malades ne peuvent laisser écouler librement leurs urines sans que le rectum n'agisse de la même manière. Après un certain temps, la miction n'est possible qu'avec le concours du cathéter.

63e *Observation.* — En juin 1883, nous fûmes consulté par un négociant âgé de cinquante-quatre ans, marié et sans enfants;

il avait eu un chancre, suivi d'ulcérations de la bouche pendant environ cinq années. En 1881, il sentit que la vue s'obcurcissait du côté de l'œil gauche; six mois après, il eut la même chose à l'œil droit. Actuellement il ne voit plus de l'œil gauche et de l'œil droit il ne distingue plus que les caractères numéro 15 de l'échelle de Jäger. Il y avait de l'achromatopsie. La vessie était si lente que le malade ne sentait jamais le besoin de la vider; il ne quitte l'urine qu'une fois par jour et uniquement parce qu'il le considère comme un devoir. Quoique cette habitude datait de plusieurs années, l'urine avait une réaction normale; elle renfermait toutefois un excès d'urée et une petite quantité de sucre. Il n'y avait aucune rétention ni incontinence d'urine, mais il fallait au malade quinze minutes pour vider sa vessie; au commencement, il avait à pousser et à faire des efforts pendant environ cinq minutes sans obtenir le moindre résultat; puis l'urine coulait goutte à goutte.

b. L'*incontinence d'urine* est fréquemment un symptôme de l'ataxie à son début; elle est même plus fréquente que la rétention d'urine; elle est de nature spasmodique ou paralytique. Dans la *forme spasmodique*, le malade expulse brusquement une petite quantité d'urine, de 1/4 ou 1/2 verre à bordeaux, le plus souvent le matin après le déjeuner, mais encore à d'autres moments, par exemple pendant le sommeil et au premier réveil du matin, ou à toute autre époque de la journée lorsque la vessie est distendue et que le malade fait un mouvement brusque. Cette forme d'incontinence qui, chez quelques malades, se présente avec la régularité d'un chronomètre à une heure donnée de la journée, est toute différente de la *forme paralytique*. Cette dernière forme est due à un certain degré d'anesthésie de la muqueuse vésicale et peut également se présenter à une période plus avancée de la maladie. Dans ce cas, le malade urine à son insu, ou, après avoir commencé la miction par un effort de la volonté, il ignore quand elle finit et par suite il continue d'uriner dans ses vêtements. L'incontinence complète, c'est-à-dire l'urine coulant jour et nuit, est rare au début du tabes; mais elle se complique fréquemment des symptômes du catarrhe vésical avec décomposition ammoniacale de l'urine.

c. Les *crises vésicales* comptent parmi les symptômes les plus malheureux. Le malade peut être réveillé pendant la nuit par de violentes douleurs et un désir irrésistible d'uriner ; il existe néanmoins un empêchement au libre cours, car à l'aide d'efforts inouïs, il ne peut s'écouler que quelques gouttes à la fois. La douleur s'irradie de la vessie à l'hypogastre, à l'urèthre, au périnée, aux testicules, et peut être d'une très vive intensité. Quelquefois une petite quantité de mucus est expulsée de l'urèthre et calme la douleur ; mais, le plus souvent, la douleur continue sous forme de paroxysmes, pendant dix à douze heures, tandis qu'un petit accès de douleur ne dure qu'une ou deux minutes, suivi d'un intervalle calme de quinze à trente minutes suivi à son tour d'un nouvel accès. Ces crises reviennent environ toutes les semaines. Vers la fin de la crise il y a quelquefois un écoulement de sang et le malade croit alors à une hypertrophie de la prostate ou à un calcul vésical. Ses doutes ne sont levés que par une exploration de la vessie à l'aide de la sonde, mais le cathétérisme dans ces circonstances peut être nuisible et aggraver l'acuité des crises.

L'observation suivante est remarquable par la longue durée de l'accès qui a duré toute une semaine sans laisser aucun repos au malade ; elle était également compliquée de crises gastriques :

64e *Observation*. — Nous fûmes consulté, en décembre 1877, par un négociant âgé de trente-deux ans, marié et père de cinq enfants. Il nia avoir jamais eu une gonorrhée ou la syphilis ; mais il avait eu un rhumatisme articulaire aigu il y a sept ans ; il est atteint d'une maladie des valvules aortiques avec hypertrophie du ventricule gauche. Il s'était adonné à la masturbation pendant son enfance et il avait eu de fréquentes pollutions nocturnes. Actuellement il se plaignait d'une « horrible nervosité » et, nous en faisant part, il fond aussitôt en larmes. Il était sans énergie ni courage et se troublait à la moindre occasion. Fréquemment il avait souffert de ce qu'il appelait ses douleurs rhumatismales dans les articulations et le dos, spécialement dans les temps humides; ces accès furent suivis d'engourdissement, principalement du côté droit. Le réflexe rotulien était aboli aux deux genoux. Le malade était sujet à des accès de « dyspepsie » avec nausées, vomissements et flatulences, ainsi qu'une douleur tellement forte qu'il en avait été évanoui. Dernièrement il avait eu une irritation de la vessie, sans cause connue, qui dura pendant toute une semaine et disparut aussi subitement qu'elle s'était présentée. Pendant les souffrances il eut, le jour aussi bien que la nuit, des envies fréquentes d'uriner sans pouvoir éliminer plus que quelques gouttes à la fois.

17. Troubles intestinaux. — a. La *constipation* est un symptôme assez constant au début de l'ataxie. La couche musculaire du gros intestin agit lentement et il est très difficile d'obtenir une évacuation par ses propres forces. Plusieurs des purgatifs les plus actifs restent sans action et souvent les lavements purgatifs sont insuffisants. Quelquefois il y a une anesthésie de la muqueuse rectale telle, que le malade ne perçoit pas l'expulsion des matières fécales ou l'introduction du tube du lavement. Souvent il faut de violents efforts et quelquefois le désir de vider le bol intestinal s'arrête alors qu'il se croit prêt à pouvoir y satisfaire.

b. La *diarrhée* peut alterner avec la constipation. Elle peut se présenter subitement sans douleur du côté de l'abdomen ou de l'épigastre et d'une manière qui semble toute indépendante du mode d'alimentation; elle dure de quelques heures à quelques jours, disparaît brusquement et revient après un certain temps. Dans les intervalles, les malades se sentent très bien, leur langue est nette, leur appétit bon. Parfois la diarrhée accompagne ou suit les douleurs fulgurantes. Si la diarrhée est très violente et profuse, elle peut simuler une diarrhée cholériforme, ou se compliquer d'une hémorragie intestinale; dans les deux cas, il faut craindre un résultat fatal.

c. Les *crises intestinales* sont beaucoup plus rares que les crises gastriques; elles sont toutes aussi douloureuses; elles se présentent aussi sous formes de paroxysmes brusques; il y a des douleurs intestinales très vives avec ténesme, des contractions spasmodiques et douloureuses de la tunique musculaire de l'intestin et une diarrhée muqueuse, bilieuse ou séreuse. Les malades paraissent se trouver à la dernière période du choléra; la voix est éteinte, les extrémités sont froides et les urines supprimées; parfois même il y a des crampes. L'alimentation devient difficile ou impossible, et le malade peut succomber à la suite d'un collapsus.

Les *crises rectales* constituent une forme spéciale des crises intestinales. Il y a alors une espèce de névralgie anale plus ou moins intense avec cette sensation particulière comme si un corps étranger se trouvait poussé à la partie supérieure du rectum ou, comme quelques malades le disent, comme si on leur enfonçait un pieu.

d. L'*incontinence rectale* est moins fréquente que l'incontinence vésicale. On la rencontre quelquefois au début de l'ataxie spécialement lorsqu'on a administré un purgatif ou un lavement; elle peut survenir lorsque le malade fait un effort pour uriner, ou pour rire, tousser ou éternuer. Généralement la perte est petite et, dans quelques cas, elle ne se présente qu'une ou deux fois par an.

18. TROUBLES SEXUELS. — a. *Impuissance*. Dans la plupart des cas et déjà dès le début, le désir diminue ainsi que le pouvoir érectile. Les érections sont de courte durée; elles se présentent le matin au réveil et s'évanouissent lorsque les malades désirent en profiter. Quand un rapport sexuel est possible, l'acte est d'une courte durée, l'éjaculation est presque immédiate, la satisfaction est petite, et le tout se termine par une grande prostration. Quelquefois il y a une douleur ou une irritation plutôt qu'une satisfaction, au moment de l'éjaculation, tandis que d'autres fois l'érection continue plus ou moins, même dans la deuxième période de l'ataxie.

65e *Observation*. — En mai 1884, nous fûmes consulté par

un homme marié, et père de cinq enfants, âgé de trente-cinq ans; il avait eu la syphilis en 1868. Les symptômes secondaires n'avaient pas été intenses; il avait eu une légère éruption squameuse, la gorge ulcérée et de l'alopécie. Il fut traité par de fortes doses d'iodure de potassium. En 1872, étant aux Indes, il perdit partiellement la vue de l'œil droit par suite d'une atrophie du nerf optique. En 1875, se croyant guéri de sa maladie, il contracta un mariage. Le premier enfant vint au monde avec une éruption syphilitique et, peu de temps après, sa femme offrit également des symptômes spécifiques. Il fut alors soumis à un traitement mercuriel. En 1876, il commença à souffrir d'une névralgie dans les jambes, spécialement après la chasse, et en 1879 survint un engourdissement dans les deux jambes, avec une incertitude dans la station debout et pendant la marche. A cette époque les réflexes rotuliens firent déjà défaut.

Actuellement son état n'est pas plus mauvais qu'il y a cinq ans, mais il se fatigue très vite. Aidé d'un bâton, il peut faire un demi-mille et plus; sa démarche n'est pas très ataxique, mais il a un très grand engourdissement dans les jambes et les pieds. La vessie ne le tourmente pas beaucoup, mais il doit toujours uriner avec grande précaution; s'il ne le faisait pas, il se mouillerait les pieds. Il n'y a pas de constipation sérieuse, mais s'il doit prendre quelque purgatif ou si, pour un autre motif, l'intestin se relâche, il doit se mettre sur la chaise pour ne pas avoir une selle involontaire. Il souffre fréquemment d'une sensation de plénitude dans le rectum qui dure quelques minutes et disparaît ensuite. *Son désir sexuel ne laisse rien à désirer*. Son dernier enfant ne compte que quelques mois; au moment de sa naissance, il offrait une éruption spécifique, indice prouvant que le malade n'était pas encore guéri.

b. Le *satyriasis* est rare; quelquefois il se présente tout au début. Il y a alors fréquemment des érections spasmodiques douloureuses contre le gré des malades, à toute époque de la journée; elles persistent parfois pendant la nuit. Le pénis est dur comme une pierre, et l'érection se prolonge au point de devenir très douloureuse et les parties sont dans un tel état d'hyperesthésie et d'excitabilité que le malade a peur d'avoir une selle ou d'uriner. Un bruit soudain, la vibration causée par le passage d'une voiture, un petit effort ou une excitation quelconque, fait quelquefois passer l'érection et produit la sensation d'une prochaine éjaculation. Tout le système nerveux passe ainsi graduellement par un état de forte hyperesthésie et de faiblesse qui réduit le malade à une incapacité mentale relative et à un épuisement physique. Généralement il y a de la douleur dans les reins et les testicules et une incontinence d'urine; si à ces symptômes se joignent des crises gastriques et vésicales, la situation devient réellement intolérable. Parfois, pour se débarrasser de ces inconvénients, un homme se livre à des rapports sexuels six à sept fois en une heure, et répétera journellement ce singulier traitement. On croit cet homme particulièrement bien et fort; mais cet état ne persiste que quelques mois pour être suivi d'une anaphrodisie complète. Eisenmann toutefois a rencontré un cas où le satyriasis s'est prolongé, avec une intensité plus ou moins grande, pendant environ trente ans.

Chez nos malades où le satyriasis constituait un premier symptôme de l'ataxie, nous avons observé, en dehors de l'instinct génésique fortement développé, un penchant à la masturbation déjà dès l'enfance, et qui persiste, malgré des relations sexuelles précoces. Cette passion sexuelle semblait le seul mobile de leur existence, et si une fois ils sont pris de la syphilis ils sont prédisposés à l'ataxie.

c. Les *crises clitoridiennes* tabétiques ont été décrites pour la première fois en 1866, dans une observation communiquée par Charcot et Bouchard à la Société de biologie de Paris [1]. La malade à laquelle se rapporte cette observation était une ataxique fruste : elle avait des crises de douleurs fulgurantes, dans les membres et des sensations voluptueuses qu'elle comparait à celles du coït et qui survenaient spontanément; il y a alors des

1. *Comptes rendus des séances et mémoires de la Société de biologie*, p. 10, 1866.

sécrétions abondantes de la vulve, du vagin et de l'utérus. D'après Pitres [1], les crises clitoridiennes ne sont pas très rares au début ou dans le cours de l'ataxie locomotrice, mais, pour des raisons qu'il est facile de comprendre, elles restent le plus souvent ignorées des médecins. Pitres a publié trois observations où ces crises qui surprennent les malades à l'improviste et sans cause connue, sans être provoquées artificiellement, et sans la moindre idée lubrique, se répétaient trois à quatre fois par jour. Ces crises clitoridiennes peuvent survenir tout au début du tabes, avant l'incoordination des mouvements, avant même les douleurs fulgurantes caractéristiques. Dans la première observation, les crises voluptueuses ont été, pendant quatre ans, le seul symptôme subjectif de l'affection médullaire. Chez la deuxième malade, des crises clitoridiennes bien définies et des crises gastriques ont précédé d'une année, l'explosion des premières douleurs fulgurantes des membres. Enfin, dans le troisième cas, les seuls symptômes reconnus par la malade pendant dix ans consécutifs ont été des douleurs céphaliques névralgiformes dont la nature tabétique est très douteuse, et des crises clitoridiennes.

La *menstruation* n'est généralement pas beaucoup troublée et continue régulièrement jusqu'à une période avancée de la maladie.

d. La *spermatorrhée* n'est pas très fréquente; probablement elle se présente de préférence chez les personnes qui ont fait des excès vénériens. Ces malades sont exposés à de fréquentes pollutions nocturnes, avec ou sans rêves lascifs, même à des pertes séminales pendant le jour, avec ou sans érections préalables. La dépression mentale, consécutive à cet état, n'est pas proportionnée aux pertes éprouvées par les malades; souvent même, ils sont portés à cet état dépressif par la lecture de livres érotiques.

e. L'*aspermatisme* enfin peut se rencontrer dans la première

1. Des crises clitoridiennes dans l'ataxie locomotrice progressive (*Le Progrès médical*), p. 729, 1884.

période du tabes. Ce symptôme est alors généralement accompagné d'une nutrition défectueuse ou d'une dégénérescence des testicules.

19. Ulcère perforant du pied. — Cet ulcère se présente sous diverses formes, car l'affection peut être locale ou ne constituer qu'un symptôme d'une maladie générale. Ainsi il peut se présenter, par suite d'une suppuration, au-dessous d'un cor au pied, lorsqu'on le suppose entièrement local. Ces cas se guérissent parfaitement bien par des soins chirurgicaux, et le malade peut ne jamais présenter d'autres symptômes. Southam [1] rapporte un cas où le malade avait un ulcère perforant en dehors de l'articulation phalangée du gros orteil qui a commencé par une suppuration au-dessous d'un cor. On fit l'amputation de l'orteil à l'articulation métatarso-phalangienne; le malade en guérit et plus la moindre douleur ne s'est présentée ultérieurement.

On a encore rencontré l'ulcère perforant après une compression ou une blessure du nerf sciatique; mais il existe spécialement dans l'ataxie dont il peut constituer le premier ou un des premiers symptômes. Dans ce dernier cas, l'ulcère est presque toujours symétrique dans les deux pieds; s'il ne se présente qu'à un seul pied, il existe au moins, à la partie correspondante de l'autre pied, une callosité qui plus tard peut se transformer en ulcère. Fréquemment cet ulcère est suivi, et quelquefois précédé, de douleurs fulgurantes, de crises gastriques et de paralysies des muscles du globe de l'œil.

L'observation suivante est un exemple d'ulcère perforant, constituant probablement le début d'une ataxie :

66e *Observation.* — Le secrétaire de la « Société des charpentiers et menuisiers réunis » nous pria, en mai 1884, d'aller visiter un de ses membres, âgé de 38 ans, marié et père de deux enfants. Il y a quatre ans, après s'être fatigué dans des magasins humides et avoir resté une bonne partie du temps sur le sol nu, cet homme commença à sentir une douleur dans les

1. *British medical journal,* juin 23, 1883.

deux plantes des pieds qui graduellement donnèrent lieu à un ulcère perforant. Il fut admis au « Middlesex Hospital » où il s'améliora sans obtenir toutefois la guérison. Actuellement il porte encore un ulcère circulaire, d'une étendue d'une pièce d'un demi-franc, au centre de chaque plante du pied, entouré d'un rebord de peau épaissie, avec anesthésie et analgésie complète, tandis qu'au bord du pied la sensation était normale. Dernièrement en se promenant il a eu la sensation comme s'il marchait sur un tapis. Il y a environ douze mois, il a remarqué qu'il ne pouvait plus rester debout le matin en se levant, et qu'il avait eu un vertige ; il devait regarder ses pieds pour s'empêcher de tomber. Ce dernier symptôme avait considérablement augmenté dans ces derniers temps. Actuellement il se plaint d'un resserrement autour de la poitrine et d'une difficulté à respirer. Les réflexes rotuliens étaient complètement abolis, mais l'excitabilité du triceps crural à la percussion n'avait pas augmenté. L'ataxie des extrémités inférieures était nettement prononcée. Il n'existait aucun symptôme du côté de la vessie, de l'intestin, des organes sexuels. Le malade nia avoir eu la syphilis, n'avait eu aucun accident, et jamais il ne s'était surmené par la marche ou d'une autre manière.

Il serait difficile de certifier si, dans cette observation, les ulcères devaient être attribués à une névrite périphérique, quoique l'anesthésie et l'analgésie autour de ces plaies le fissent supposer. On ne pouvait néanmoins douter de l'existence de l'ataxie au moment où nous examinions le malade. Il faudrait un grand effort intellectuel pour croire, avec Paget, que, dans un cas pareil, un cor ait pu provoquer l'ulcère et l'ulcère amener le tabes. Il est bien plus probable que l'influence du froid et de l'humidité, le malade ayant passé un temps considérable sur le sol nu, a produit l'affection spinale en premier lieu, que l'ulcère perforant était un des premiers, sinon le premier symptôme de l'ataxie, et que les autres symptômes sus-mentionnés ont fait leur apparition dans l'évolution naturelle de la maladie. Malheureusement il est impossible de retrouver, dans ces cas, à quel moment les réflexes ont été abolis ; car les praticiens sont encore bien loin d'utiliser la grande valeur de ce symptôme au point de vue du diagnostic.

L'ulcère peut encore se présenter quelque temps après que les symptômes ataxiques les plus importants se sont montrés. Ball, Thibierge, Hanot, Treves, Duplay, Morat et plusieurs autres ont relaté des exemples de cette maladie. De tels ulcères peuvent guérir tandis que la maladie spinale continue à faire des progrès; mais les rechutes sont assez fréquentes dès que le malade quitte la position horizontale et retourne au travail.

20. Arthropathies et autres affections trophiques. — Cette curieuse affection articulaire sur laquelle Charcot a appelé l'attention du monde médical (p. 35) peut exister dans la première période du tabes, et constituer le premier ou un des premiers symptômes de la maladie; mais il est probable que ce symptôme est plus fréquent dans la deuxième période lorsque les symptômes ataxiques se sont presque complètement développés. Volkmann a essayé d'expliquer l'origine de ces arthropathies par les mouvements ataxiques du malade qui donnent des chocs aux surfaces internes des articulations et déterminent une contusion des ligaments et des capsules articulaires; mais cette explication se trouve contredite par le simple fait que l'arthropathie peut exister avant l'apparition de l'ataxie. Il se peut que l'arthropathie soit due à cette forme de névrite périphérique qui accompagne assez fréquemment certaines maladies des centres nerveux.

L'arthropathie est loin d'être rare, puisque Charcot l'a constatée chez un dixième de ses ataxiques. Depuis que l'attention a été appelée sur ce sujet, d'autres observateurs ont également recueilli des cas. Cette affection semble atteindre spécialement les grandes articulations, telles que le genou, l'épaule, le coude, la hanche et le poignet, leur fréquence se présente dans l'ordre suivant lequel nous venons de désigner les articulations; les petites articulations du carpe, du métacarpe, du tarse et du métatarse, etc., sont plus rarement atteintes.

Le premier symptôme consiste généralement en un gonflement qui est quelquefois précédé d'une crépitation. Ce symptôme néanmoins est précédé assez fréquemment d'une raréfaction et d'une atrophie du tissu osseux et spécialement des extrémités articulaires. La crépitation initiale résulte évidemment de la séparation de petits fragments osseux qui traversent la capsule et laissent écouler la synovie; celle-ci s'épanche dans le tissu cellulaire du membre et amène un gonflement. La peau qui recouvre ce gonflement est dure et résistante et ne produit aucun creux à la pression. Ce gonflement peut atteindre son maximum en quelques heures et de petits corps libres du volume d'un pois ou d'une aveline peuvent flotter dans le liquide. Dreschfeld [1] a rencontré un fragment d'os de plus de deux centimètres dans la gaine du muscle sartorius et qui se mouvait librement par les contractions du muscle.

Cette arthropathie n'est accompagnée d'aucune douleur soit spontanée, soit à la suite des mouvements du membre, soit en manipulant ce dernier; ces caractères démontrent l'absence de tout travail inflammatoire, les malades n'en ressentent que la distension mécanique. Aucun symptôme ne dénote un trouble général ou la moindre réaction, mais des douleurs fulgurantes précèdent souvent les premiers indices de l'arthropathie.

Nous avons déjà distingué (p. 35) une forme bénigne et une forme maligne de l'arthropathie. Dans la première le gonflement peut disparaître en peu de temps, de deux à dix jours; dans la forme maligne, les symptômes peuvent durer pendant une période indéfinie et donner lieu à une désorganisation des articulations, à l'hypertrophie et plus souvent à l'atrophie des épiphyses, à la résorption du tissu osseux et à une dislocation plus ou moins complète.

Si l'articulation coxo-fémorale est atteinte, il se produit une luxation spontanée; la tête du fémur quitte la cavité cotyloïde, pénètre dans la fosse iliaque externe et réduit ainsi la

1. *The Lancet*, juillet 10, 1880.

longueur de la jambe de sept à huit centimètres. La tête et le col du fémur sont détruits au bout d'un certain temps, l'acétabulum se trouve déprimé et dégénère partiellement, ainsi que les cartilages. La tête du fémur fait une saillie au-dessous de la peau, on peut la mouvoir et la réduire facilement, mais elle glisse aussitôt hors de sa cavité cotyloïde.

Si le genou souffre, il peut y avoir une luxation en arrière, de telle sorte que l'extrémité supérieure du tibia se sent au-dessous de la peau. Au début le malade peut encore marcher parce que le gonflement est indolore, mais bientôt la jambe cède, le genou semble luxé et la rotule est poussée en dedans.

Si la lésion s'étend jusqu'au corps de l'os, il peut y avoir une fracture spontanée comme nous en rencontrons chez les paralytiques et les aliénés où les os sont également très fragiles.

L'arthropathie ne se présente pas seulement dans l'ataxie, mais encore après une lésion des nerfs périphériques; Weir Mitchell l'a rencontrée concurremment avec l'herpès, l'atrophie musculaire à marche rapide, etc. On l'observe encore dans l'hémiplégie à la suite d'une hémorragie cérébrale ou d'un ramollissement du cerveau et dans quelques maladies de la moelle épinière, telles que la myélite aiguë, une tumeur de la substance grise, la paraplégie de la maladie de Pott et l'hémiparaplégie à la suite d'une lésion médullaire.

Les *troubles trophiques* en rapport avec l'ataxie se présentent encore en d'autres endroits. — La *peau* est généralement sèche et froide, et sujette à des éruptions telles que l'herpès, le pemphigus et l'ichthyose. Buzzard cite le cas d'un homme qui a eu plus de deux cents accès d'*herpès* en vingt années. D'autres observateurs ont remarqué le *pemphigus* qui se montrait dans les jambes après des accès de fulgurations; les bulles avaient depuis la dimension d'une lentille à celle d'une pièce de cinq francs; elles se desséchaient et disparaissaient en cinq ou six jours. On a quelquefois observé l'érythème, le lichen, l'eczéma et l'urticaire. — Les *ecchymoses* sont assez fréquentes, et ces effusions sanguines se résorbent comme d'habitude et disparaissent en une semaine sans laisser la moindre trace. On les observe après des accès de douleurs et spécialement dans les membres qui ont souffert le plus. — Les *démangeaisons* sont quelquefois si violentes que les malades en ont aussi peur que d'une crise gastrique. Ballet et Dutil ont vu une éruption ressemblant à l'*ichthyose* et s'étendant à la surface de presque tout le corps ; elle s'était développée lentement et se présentait surtout aux places qui autrefois étaient sujettes à l'anesthésie, à l'hyperesthésie et aux douleurs fulgurantes. La peau était sèche, épaissie, livide et dans un état de desquamation constante. Les extrémités supérieures se montraient les plus prédisposées à cette complication ; le dos de la main était parfois tellement défiguré qu'il ressemblait à la pellagre.

Les *ongles* sont également prédisposés à un vice de nutrition, spécialement ceux des gros orteils. L'ongle devient noir, comme s'il y avait une suffusion de sang et après un certain temps il se détache et tombe. La matrice de l'ongle et la peau avoisinante peuvent être anesthésiées ou hyperesthésiées ; il peut y avoir une douleur sourde et continue dans les orteils et cette douleur augmente à la pression. Toutefois l'ongle tombe sans suppuration, et après sa chute la douleur s'arrête pour revenir bientôt ; le nouvel ongle peut être normal, mais le plus souvent il est plus épais, soulevé, ridé longitudinalement ou transversalement ; il est dur et n'a plus sa transparence habituelle. L'ongle du petit orteil peut aussi être affecté, mais cette dystrophie ne se rencontre pas dans les ongles des doigts. Ces ongles ne tombent généralement qu'une fois par an ; mais on peut observer le même phénomène dans la sclérose en plaques et dans l'hémiplégie dérivant d'une affection vasculaire du cerveau.

Les *dents* peuvent tomber spontanément, surtout après des fulgurations dans la face et après des crises laryngées ou gastriques. Dans une observation de Demange, ce phénomène s'est présenté concurremment avec une anesthésie de la peau et des muqueuses de la face, et avec une perte du goût; l'autopsie vint démontrer, quelques années plus tard, que tous les noyaux du plancher du quatrième ventricule étaient sclérosés et que les troncs des nerfs de la cinquième paire renfermaient de nombreuses fibres sclérosées. Dans une autre observation avec anesthésie dans la sphère du cinquième nerf gauche, avec chute des dents de la mâchoire supérieure correspondante, l'autopsie découvrit une sclérose des deux nerfs de la cinquième paire, le nerf gauche étant transformé en un fil gris gélatineux à peine reconnaissable; le ganglion de Gasser était réduit à une plaque de tissu conjonctif; les noyaux des nerfs du quatrième ventricule étaient sclérosés.

L'existence de l'*atrophie musculaire* est due à l'extension de la maladie aux cornes antérieures de la moelle épinière; nous avons relaté des cas où ce phénomène fut observé pendant la vie.

Si l'on excepte l'atrophie musculaire, tous les autres troubles nutritifs sont plutôt dus à des lésions nerveuses locales qu'à une maladie de la moelle épinière.

21. Symptômes vaso-moteurs. — Il est suffisamment prouvé que le nerf grand sympathique souffre dans l'ataxie. Très souvent les malades se plaignent d'une sensation de *froid* et de frissons, surtout dans les pieds et les jambes; ce symptôme peut provenir d'un spasme du système vaso-moteur ou d'une perte de l'excitabilité dans les nerfs vaso-dilatateurs. Dans ces cas, la friction ou une forte faradisation de la peau, à l'aide du pinceau, n'amène aucune rougeur ou tout au plus une rougeur très faible.

L'*hyperidrose* se rencontre quelquefois dans les paumes des mains et les plantes des pieds et se trouve parfois accompagnée d'une séborrhée du crâne. Ebstein a vu une transpiration unilatérale dans une maladie des ganglions sympathiques, et cela du côté des ganglions malades; cette observation confirme celle de Claude Bernard, qu'après la section du grand sympathique chez le cheval, il se produit une transpiration du côté malade;

Claude Bernard l'explique par une paralysie temporaire des cellules ganglionnaires. Remak a publié un cas d'hyperidrose unilatérale de la face, de la tête et du creux de l'aisselle augmentant lorsque le malade se permettait de manger des condiments tels que la moutarde, le vinaigre, etc. ; il y avait aussi un myosis unilatéral et une élévation de température dans le méat auditif externe.

L'*anidrose*, ou la suppression de la transpiration peut également exister. Putnam [1] rapporte un cas où le malade transpira dans la moitié supérieure du corps jusqu'à l'ombilic. Une injection de cinq milligrammes de pilocarpine provoqua une transpiration profuse dans la moitié supérieure du corps et laissa la moitié inférieure presque sèche. Une autre fois il injecta un centigramme de pilocarpine qui amena une transpiration plus profuse de la partie supérieure du corps, l'abdomen transpirant légèrement, les cuisses un peu moins ; les jambes et les pieds restèrent secs. Chez deux autres malades qui reçurent au même moment la même dose en injection, la transpiration profuse fut égale dans toutes les parties du corps.

Le même observateur a encore remarqué la *sialorrhée* chez deux ataxiques. Brusquement et pendant le sommeil il y eut un abondant écoulement de salive ; chez un de ces malades c'était même un véritable flot de salive qui a duré environ quinze minutes, la quantité de salive perdue remontant à environ 475 grammes.

Nous ne pouvons certifier si une *gastrorrhée* peut exister en dehors des crises gastriques. Le seul symptôme d'un accès peut certainement consister en un vomissement d'une grande quantité de matière aqueuse, pouvant remonter de dix à douze litres, en bien peu de temps ; mais le début comme la cessation brusque du vomissement, sans le moindre traitement, fait songer à une véritable crise gastrique.

Les mêmes considérations s'appliquent aux accès de *diarrhée* dont nous avons déjà fait mention, et que l'on doit

1. *Recherches sur les troubles fonctionnels des nerfs vaso-moteurs dans l'évolution du tabes sensitif.* Paris, 1882.

probablement attribuer à une paralysie du plexus mésentérique inférieur du grand sympathique.

*
* *

Tel est le tableau des symptômes qui se présentent ou qui peuvent se présenter dans la première période de l'ataxie locomotrice; il est impossible de ne pas être frappé de cette énorme variété de symptômes. Les traités de pathologie ne mentionnent aucune autre maladie qui puisse commencer par autant de débuts différents que le tabes dorsalis, et cette circonstance entre en ligne de compte pour les nombreuses erreurs qui ont été commises et qui se commettent encore dans le diagnostic de la première période de cette maladie. Ainsi, nous pouvons avoir en traitement de nombreux malades à la période préataxique et qui n'offrent entre eux aucun symptôme identique, sauf la disparition des réflexes rotuliens. L'un des malades peut accuser une impuissance sexuelle, un autre une hyperesthésie du dos; un troisième une indigestion et une sensation de resserrement autour de l'estomac, un quatrième des douleurs névralgiques ou rhumatismales; un cinquième une faiblesse de la vue et une impossibilité de lever la paupière supérieure, un sixième une sensation de lassitude pendant la marche, et ainsi de suite. Cette différence fait ressortir combien il importe de connaître intimement toutes les formes vraiment protéennes de cette maladie; cette importance est essentiellement pratique, car c'est dans la première période du tabes que nos efforts thérapeutiques ont le plus de chance de succès.

B. — Symptômes de la deuxième période de l'ataxie ou période ataxique.

Cette période peut s'annoncer par une fièvre qui débute par un frisson suivi de chaleur; la température monte jusqu'à 38 ou 38°,5 c.; le pouls donne de 100 à 140 pulsations; il y a une grande lassitude, une perte d'appétit, une langue chargée et une constipation. Le malade a une sensation de plénitude dans la tête avec vertiges et quelquefois avec bourdonnements; les douleurs fulgurantes, ayant pu rester latentes pendant quelque temps, se réveillent et il peut survenir une forte hyperesthésie dans le dos; il y a de l'urtication et des picotements dans les membres et souvent une forte dépression mentale avec l'idée d'un danger imminent. Généralement ces symptômes ne durent que deux ou trois jours, une semaine au plus; mais l'état du malade a empiré. Ces mouvements fébriles peuvent se répéter dans le cours de la maladie et chaque fois le processus morbide se trouve activé et constitue un pas nouveau vers le déclin.

L'ataxie constitue le symptôme essentiel de cette période et la maladie se présente sous un nouvel aspect. A partir de ce moment, l'ataxie prédomine plus ou moins les autres symptômes et il en résulte que ces malades se ressemblent bien plus que ceux de la première période. Les grandes différences observées dans la période préataxique s'évanouissent peu à peu et le diagnostic devient plus facile.

22. Ataxie [1]. — Todd [2] fut le premier à faire ressortir la différence entre l'ataxie et la paralysie; il distinguait deux espèces de paralysies dans les extrémités inférieures; dans l'une il y avait uniquement une difficulté ou une perte de la motilité volontaire; l'autre était caractérisée par une diminution ou une absence complète de la propriété coordinatrice des mouvements. Là où une grande force musculaire reste intacte, le malade éprouve une grande difficulté à marcher; sa démarche est si vacillante et si incertaine que son centre de gravité se déplace avec la plus grande facilité. Ces quelques mots constituent une bonne description des symptômes de l'ataxie, à sa deuxième période.

L'expression « ataxie » est aussi vieille que celle de « tabes »; Hippocrate fait mention de ces deux mots; mais

1. De ταξις, ordre, et α privatif (manque d'ordre).
2. *Cyclopædia of Anatomy and Physiology*, vol. III, p. 721. Londres, 1487.

depuis ce temps les mots ont acquis une toute autre signification. Sous le nom de tabes dorsalis, le Père de la médecine décrivait une maladie qui se développait à la suite d'excès vénériens et qui était essentiellement caractérisée par la spermatorrhée, le marasme et la fièvre hectique. De plus le terme « ataxie » servait indistinctement à qualifier la chorée, les fièvres et diverses affections nerveuses. Actuellement le nom d'ataxie est spécialement réservé à ce symptôme qui consiste dans un défaut de coordination de différents mouvements volontaires, et dans la tendance du malade à perdre son équilibre tout en conservant ses forces. Ce symptôme ne peut se confondre avec le tremblement, la chorée et la paralysie; on peut encore le rencontrer dans les maladies du cervelet et dans les intoxications par l'alcool, le plomb et le mercure; mais c'est avec le tabes dorsalis qu'il offre la plus grande connexion.

Duchenne fut le premier à donner un exposé réellement clinique de ce symptôme; c'est lui encore qui donna la meilleure description de ce que l'on doit entendre par coordination et qui établit une distinction nette entre les différentes espèces d'action musculaire, savoir la force exécutive et la force de contrôle; il pensa que dans tout mouvement volontaire il n'y a pas seulement une action simple, mais encore une action modératrice et régulatrice de la part des muscles antagonistes. Sans cette coopération mutuelle des différents muscles, les mouvements perdraient toute certitude et toute précision; ils seraient trop brusques et trop violents. On peut imiter des contractions musculaires isolés par la faradisation, mais ils ne se développent jamais dans nos mouvements usuels. Les mouvements musculaires compliqués s'apprennent dès le jeune âge par une pratique incessante; ils deviennent automatiques chez l'adulte et se produisent sans le moindre effort de la volonté. C'est la perte de cette faculté de la coordination lentement acquise qui constitue ce que nous désignons sous le nom d'ataxie.

L'ataxie se présente environ quatre ou cinq années après

que les premiers symptômes tabétiques, paralysies oculaires, douleurs fulgurantes, amblyopie, etc., etc., ont fait leur apparition. Dans quelques cas, la période ataxique n'est jamais atteinte parce que les malades succombent à la suite de crises gastriques ou intestinales, de collapsus, de bronchite ou de diarrhée. D'autres fois, la période préataxique dure vingt ans et plus longtemps encore avant le début de la deuxième période. Cette ataxie se développe le plus souvent d'une manière lente; elle ne se présente brusquement qu'après un surcroît de fatigue ou après s'être exposé à un grand froid.

Dans la plupart des cas qui se présentent à notre observation, nous pouvons distinguer dans cette ataxie trois périodes différentes; cette distinction facilite l'étude des différents aspects que cet important symptôme peut offrir dans le cours de la maladie. Nous rencontrons ainsi :

1° La *période initiale*, où l'ataxie est si faible qu'il faut une grande habileté pour la découvrir;

2° La *période réellement ataxique*, où l'on observe la démarche caractéristique, connue sous le nom de *démarche ataxique;*

3° La *période de folie musculaire;* ici la démarche ataxique n'est plus possible et la force musculaire, pour autant qu'elle existe encore, se trouve dans une confusion absolue.

A. *Période initiale.* — Il est difficile de déterminer exactement le moment où l'ataxie des mouvements commence, car la transition de la première à la deuxième période de la maladie est souvent si lente qu'elle passe inaperçue. Elle peut néanmoins se présenter d'une manière brusque à la suite d'un effort extraordinaire. Le malade constate alors qu'il ne peut plus faire ce qu'il voudrait, et commence à s'observer. Chez un de nos malades (21e observation, p. 104), l'ataxie fut observée pendant qu'il jouait au criquet; il ne pouvait courir aussi vite qu'autrefois.

Quelquefois les malades en sont surpris, mais ultérieurement ils se ressouviennent qu'ils ont encore eu des accidents analogues sans y prêter la moindre attention. En effet, le désordre musculaire peut être si peu important au début que le malade y remédie par de légers efforts inconscients.

A cette période initiale de l'ataxie proprement dite, *il est de la plus haute importance de soumettre le malade à un examen objectif très minutieux*. Les symptômes subjectifs trompent souvent ou peuvent être insignifiants; même le principal signe objectif est parfois tellement obscur que ce n'est qu'un œil expérimenté qui puisse le reconnaître et l'apprécier. A ce moment, le malade peut encore marcher quatre ou cinq milles à la fois sans trop se fatiguer; souvent même il rit de l'idée qu'il ne peut plus marcher convenablement. Voici les essais les plus importants auxquels on soumettra le malade pour révéler infailliblement l'existence de ce symptôme.

a. *L'action de se lever*. — Une personne bien portante se lève facilement d'une chaise basse et d'un lit et peut se mettre immédiatement en marche. Chez le tabétique, on observe à cette période une certaine hésitation et une maladresse lorsqu'on lui demande de se lever subitement et de se mettre en marche. Il semble se recueillir un instant, puis il se lève et attend un moment pour bien s'équilibrer; alors seulement il part et semble ne pas avoir beaucoup de difficulté à marcher. Ses premiers pas sont néanmoins souvent plus maladroits que les suivants.

Les deux jambes ne sont pas toujours atteintes au même degré; d'autres fois la difficulté n'existe que dans une seule jambe, ou au moins l'une des jambes semble plus affectée que l'autre.

b. La *station debout* paraît bien difficile. Le malade n'aime pas cette position et préfère s'asseoir ou prendre quelque chose en main pour avoir un appui. Il a quelquefois des vertiges en se tenant debout, et instinctivement il écarte fortement les deux pieds pour augmenter la base de soutien. Ce symptôme est plus prononcé lorsque le malade essaye de se tenir sur une jambe; une personne bien portante prend aisément cette position, au moins pour une minute, mais le tabétique, pour y parvenir, vacille comme un homme ivre. Il lui est également très difficile de se tenir debout sur les orteils.

c. *Le malade, lorsqu'il marche, ne peut s'arrêter brusquement.* — Les personnes saines s'arrêtent brusquement et sans difficulté si on leur demande de s'arrêter, quoique moins promptement que les soldats qui sont exercés spécialement à cet effet. Le tabétique se montre très embarrassé lorsqu'il doit obéir à cette injonction et c'est là un symptôme très caractéristique. En essayant de s'arrêter brusquement, il se balance par un mouvement en avant ou en arrière et pour réussir il lui faut parfois manœuvrer ses bras.

d. *Se retourner très vite.* — Ce mouvement, apparemment simple, réclame le concours harmonieux de nombreux muscles. Si on demande au tabétique, même au commencement de la deuxième période, d'exécuter ce mouvement, il n'y arrive qu'avec la plus grande peine.

e. Un autre essai que nous n'avons rencontré dans aucun traité sur cette maladie, consiste *à faire marcher le malade en arrière.* Cette manière de faire, très familière aux courtisans, peut s'exécuter par quiconque jouit d'une bonne santé. Le tabétique a beaucoup de peine à marcher en arrière, tandis que la marche en avant lui est assez facile; ses talons semblent s'accrocher au sol, il n'ose se mouvoir, craignant de tomber, et, s'il réussit à marcher en arrière, il le fait en boitant d'une manière tellement bizarre qu'il réveille l'attention de tout le monde. Nous avons quelquefois rencontré ce symptôme lorsque toutes les autres épreuves firent défaut et dans ce cas il a une très grande importance.

67e *Observation.* — Nous avons observé ce symptôme pour la première fois chez un malade âgé de quarante-deux ans, qui nous consulta en février 1882, et qui, en raison de sa profession, était obligé de marcher en arrière pendant un temps assez long. Cela lui était toujours très facile, mais depuis six mois, cette action laissait à désirer; autrement sa santé était excellente, à l'exception de quelques « douleurs rhumatismales » dans les membres qui le tourmentaient de temps à autre depuis trois ans. Les réflexes rotuliens étaient abolis aux deux genoux et le malade avait eu la syphilis il y a six ans; il y a environ trois ans, il avait été atteint temporairement de diplopie; de temps à autre, il avait une incontinence d'urine au matin, et les plantes de ses pieds étaient habituellement engourdies. Le malade pouvait encore très bien se promener pendant le jour sur un chemin uni, mais dans l'obscurité cela lui était difficile. Il résista assez bien aux autres épreuves auxquelles nous le soumettions et il montrait ainsi qu'il n'était qu'au début de la deuxième période de la maladie. La marche en arrière le troublait plus; le contraste entre la manière maladroite avec laquelle il pratiquait ce mouvement et la facilité apparente avec laquelle il se promenait en avant, était frappant. En marchant en arrière, ses talons semblaient s'accrocher dans le tapis; il ne pouvait lever convenablement les pieds du sol et à un moment donné il serait tombé si nous ne l'avions retenu. Les muscles de la cuisse et de la jambe semblaient devenir rigides au moment où il essayait de marcher en arrière, tandis que dans la marche en avant il n'éprouvait aucune difficulté à plier convenablement les genoux.

Depuis ce moment, nous nous sommes fait une règle d'examiner ce symptôme chez tous les tabétiques et nous l'avons rencontré dans la majorité des cas. Chez un artiste que nous soignons pour le moment, cette difficulté l'ennuie beaucoup parce qu'il ne peut prendre une perspective de ses tableaux en marchant en arrière de son chevalet. Dans ce cas il n'existe aucun symptôme tabétique au-dessus de la ceinture et le malade continue de s'adonner à la peinture.

Dans les cas difficiles et douteux, spécialement au début de la deuxième période « ataxique », le symptôme de la marche en arrière peut réveiller l'attention quant aux autres phénomènes tabétiques. Le tabes étant fréquemment confondu avec la goutte, le rhumatisme, la névralgie, la dyspepsie, l'amaurose idiopathique et d'autres états maladifs, nous sommes heureux de pouvoir accepter tout nouveau moyen de diagnostic, aussi longtemps que la maladie n'est pas parvenue à son complet développement.

f. *La preuve la plus frappante à cette période est fournie par le symptôme de Romberg.* — Romberg [1] a constaté, déjà en 1840, que l'influence de la lumière constitue un facteur très important dans cette maladie. Il déclara que, même au début, le malade doit *voir* ses mouvements, comme pour s'assurer s'ils sont bien réguliers. Lorsque nous lui demandons de se lever et si ultérieurement il ferme les yeux, il commence aussitôt à vaciller; s'il se trouve dans l'obscurité, la position debout et la marche sont très difficiles. Un malade qui voyait parfaitement bien, se plaignait de ne pouvoir travailler ou s'habiller dans l'obscurité sans tomber. Un autre malade qui en hiver se rendait au travail à six heures du matin, déclarait qu'il avait besoin d'un aide pour le soutenir, ce qui n'était nullement nécessaire pendant le jour.

A un moment plus avancé, le malade peut être incapable de rester assis quand il a les yeux fermés, mais il peut en glisser graduellement; en passant d'une chambre bien éclairée à une chambre obscure, il se perd complètement.

Le symptôme de Romberg est le plus prononcé lorsqu'on demande au malade de se mettre debout et de rapprocher les pieds pour pouvoir déplacer plus facilement le centre de gravité, même au début, le malade manœuvre aussitôt des deux bras pour prévenir sa chute. « Le malade emploie ses yeux en guise de béquilles; » on essaie d'expliquer ce symptôme en disant que le cerveau intervient dans l'acte de la vision afin de maintenir l'équilibre; aussi *vacille-t-il des pieds.*

Quelques malades, en se promenant, regardent constamment des objets rapprochés pour être sûrs de retrouver un appui à la

1. *Lehrbuch der Nervenkrankeiten der Menschen*, vol. III, p. 184, Berlin, 1840.

moindre occasion, et par là même ils essayent de régulariser leurs mouvements. La manœuvre augmente à mesure que la maladie progresse, mais, au début de la deuxième période, le symptôme n'est relevé que par un observateur très habile.

g. Enfin, il existe un symptôme moins constant que ceux que nous avons observés jusqu'ici, mais non sans quelque importance. C'est la répugnance qu'éprouvent les malades *à descendre des escaliers*, tandis qu'ils n'ont aucune difficulté à les monter. La question de regarder en bas, spécialement d'un escalier très élevé, semble énerver le tabétique qui s'empresse de prendre la rampe et il descend très lentement tout en regardant ses pieds d'une manière continue. Cette difficulté s'observe surtout lorsque le malade se trouve au bas de l'escalier. Chez un malade que le Dr Hodgson, de Brighton, nous envoya en janvier 1880, le premier symptôme tabétique fut la crainte qu'il éprouvait à descendre des échelles dans l'exécution de ses travaux d'architecte, tandis qu'il les montait avec facilité.

B. *Démarche ataxique.* — Le diagnostic de la première période de l'ataxie étant établi, les phénomènes ultérieurs deviennent si frappants, qu'il est impossible de les méconnaître.

Après un certain temps, la difficulté de la marche inquiète sérieusement le malade; il a de la peine à se lever d'une chaise et il n'y parvient généralement qu'après avoir fait une série d'efforts; il se trouve alors debout, le corps penché en avant, les jambes rigides et largement écartées, et les bras étendus pour pouvoir augmenter la base de soutien et élargir son centre de gravité. Tous les muscles sont alors rigides et, instinctivement, le malade fait le plus grand effort pour tenir la cheville immobile et étendre la cuisse sur la jambe; il marche principalement avec le concours des muscles pelviens et fémoraux; aussi les genoux ne se plient-ils convenablement pour bien soulever les pieds pendant qu'il marche en avant. Tandis que le paralytique détache difficilement ses pieds du sol et que souvent il le gratte des pieds, l'ataxique, au contraire, les lance en avant et en dehors, avec une secousse toute particulière; le talon étant ainsi trop porté en avant pour retomber convenablement, est projeté en arrière et peut même descendre en frappant lourdement le sol. Parfois le pied tombe à plat au lieu de tomber d'abord par le talon et le choc qui en résulte peut être si grand que le malade tâche de l'éviter en donnant à la jambe un mouvement de balancement. D'autres fois il se sent incapable de marcher lentement; il marche très vite et son pas est parfois tellement accéléré qu'il ne peut s'arrêter ni en changer la direction. Il a une peine énorme pour se retourner. Pendant tout le temps de la marche le malade regarde fixement et d'un air inquiet ses pieds, essayant de contrôler les mouvements par les yeux et de prévenir des chutes; c'est là une véritable frayeur. Si à cette époque de la maladie il se promène dans les rues et heurte les passants ou, ce qui est plus fréquent, si les personnes viennent buter contre lui, on croit avoir affaire à un ivrogne et parfois même la police l'arrête. Le progrès du mal l'oblige enfin à se promener avec un bâton ou à s'appuyer entre deux personnes.

C. *Folie musculaire.* — A mesure que la maladie progresse, la démarche ataxique perd son aspect caractéristique. Le malade ne peut plus fixer les chevilles ou les genoux qui, dans la période précédente, s'opposaient encore à l'incoordination musculaire; en essayant de marcher, ses pieds cherchent vainement un support; il ne peut éviter les mouvements désordonnés de ses jambes; tant de muscles agissent d'une manière si intempestive et si irrégulière, qu'il ne peut atteindre aucun but. Il y a parfois de véritables crampes et un tel degré de folie musculaire que les pieds volent dans tous les sens et se heurtent contre les bâtons ou les jambes des personnes qui soutiennent le malade; le patient donne des coups de pied et se débat comme un homme ivre ou comme un homme qui patine pour la première fois ou qui essaie de se promener à bord d'un navire pendant une forte brise. Les efforts tentés pour se préserver d'une chute, en faisant réagir à la fois plusieurs groupes de muscles qu'il ne peut plus diriger, l'épuisent promptement par un surcroît de fatigue; aussi le malade est-il heureux de regagner son lit; il s'y laisse tomber avec un soupir de soulagement et dans un véritable état de prostration.

Dans quelques cas, le malade essaie de réprimer le désordre musculaire en maintenant autant que possible ses pieds contre le sol; il traîne alors une jambe après l'autre, et sa marche ressemble au premier abord à celle de la paraplégie. Toutefois il conserve une assez grande partie de ses forces; il peut encore se tenir debout lorsqu'il se sent soutenu contre un mur ou un meuble un peu lourd. Pour le démontrer, Duchenne avait l'habitude de se soulever sur les épaules de ses malades lorsqu'ils étaient établis en lieu sûr et spécialement lorsqu'ils avaient les jambes écartées, ils ne cédaient pas. Le dynamomètre a souvent démontré qu'à cette période la force musculaire des jambes était restée intacte; ainsi, le malade peut résister à la tentative de flexion opérée sur le genou en appelant ses extenseurs à son secours et à la tentative d'extension en utilisant ses fléchisseurs; la simple extension de la jambe en état de flexion peut souvent se produire avec une grande énergie à une période avancée de la maladie.

Le malade se sert quelquefois de béquilles. Nous soignions un chirurgien militaire, en juillet 1878, pour une ataxie locomotrice grave, qui néanmoins n'offrait aucun symptôme au-dessus de la ceinture; sans ses béquilles il était complètement impotent; avec leur concours il se promenait dans les rues de Londres, mais en débattant ses membres. Dans quelques cas toutefois, lorsque l'élément saccadé spasmodique est très prononcé, les béquilles ou même le support des bras d'autres personnes aident fort peu, parce que les jambes se débattent et rejettent les béquilles; le garde-malade, s'il n'est très fort sur ses jambes, peut être renversé par son patient; aussi, si l'ataxie occupe les membres supérieurs, la marche est plus difficile parce que l'usage des bâtons, des béquilles, des garde-malades et même le soutien contre des meubles (chaises, tables, etc.), devient impossible; le malade se trouve réduit à une impuissance qui simule celle du paralytique.

*A tout moment de la deuxième période du tabes, il importe d'examiner le malade dans la position horizontale*, sur un lit ou un divan, parce que c'est principalement dans cette position qu'on peut établir la différence entre la paralysie et l'ataxie. Si un malade atteint de paraplégie et couché horizontalement veut mouvoir les membres inférieurs, il s'aide d'abord de ses mains et fait un mouvement général de tout le corps pour porter les jambes en avant ou en modifier leur position; les jambes d'après leur degré de paralysie restent plus ou moins inertes et le malade veut atteindre son but avec le concours de toutes les autres parties du corps. — Dans l'ataxie, au contraire, même à un état avancé, le malade n'éprouve aucune difficulté à mouvoir ses jambes dans cette position, mais il ne peut s'en servir pour la marche; il n'existe chez ce malade qu'une incapacité pour déplacer régulièrement ses jambes. La jambe étendue ne peut se lever lentement et graduellement, comme le peut aisément toute personne bien portante; s'il essaie ce mouvement, il le fait par des mouvements désordonnés; toute l'extrémité se trouve tendue et il la jette violemment hors du lit soit d'un seul bond, soit par des saccades irrégulières. Le mouvement d'abduction surtout est brusque et ceux qui se trouvent près du lit reçoivent un coup de pied avant qu'ils puissent songer à se retirer. Le malade ne saurait étendre autrement toute sa jambe.

Le malade ne peut également tenir la jambe levée pour plus d'une ou deux secondes; pour le même motif il ne peut la coucher d'une manière graduelle. Aussi, si la main de l'observateur est placée à quelque distance au-dessus du lit ou du divan, et s'il demande au malade de placer un de ses pieds dans cette main, celui-ci n'y réussira que par une chance toute particulière; généralement il fait des essais infructueux et lance le pied dans toutes les directions. Si l'on demande au malade de toucher son genou à l'aide du talon du côté opposé, il n'y réussit qu'en y regardant très bien; il échoue s'il exécute le mouvement avec les yeux fermés, au moins pour la première fois; après une série d'insuccès il peut néanmoins réussir.

L'influence de la vue est parfois d'une très grande importance lorsque la sensibilité se trouve en même temps considérablement diminuée; la force nécessaire pour atteindre un certain but est toujours supérieure à celle qu'emploierait une personne bien portante.

Dans la plupart des cas, la marche de l'ataxie est à peine perceptible; parfois néanmoins elle suit une forme aiguë :

68e *Observation.* — Le Dr Leftwich, de New-Cross, nous pria, en août 1881, d'aller voir un malade âgé de trente-six ans, employé à la banque d'Angleterre et qui, au mois de mars, s'était surmené par le travail. A la fin de ce mois, il fut subitement pris de douleurs fulgurantes dans le dos et la hanche gauche, d'une inaptitude à la marche et d'une incontinence d'urine. Le malade avoua franchement qu'il n'avait jamais été infecté par la syphilis; des symptômes de Romberg et de Westphal existaient ainsi que les symptômes d'une lésion des régions dorsale inférieure et lombaire supérieure de la moelle.

L'*ataxie aiguë*, analogue à celle qui précède, est plutôt le résultat d'une lésion de fonctions que d'une lésion de texture. Généralement les malades s'améliorent tellement et en un temps très court sous l'action du traitement qu'ils semblent quelquefois complètement guéris.

L'*ataxie des extrémités supérieures* se rencontre au début lorsque la maladie commence au renflement cervical. Le plus souvent elle débute dans ces extrémités alors que les extrémités inférieures sont depuis longtemps impotentes; c'est là une preuve de la marche ascendante de la lésion médullaire. Ici aussi, le malade peut avoir un fort biceps et serrer le dynamomètre presque à ses dernières limites, parce qu'une grande force musculaire lui est restée.

Généralement l'ataxie envahit plus facilement les muscles de la paume de la main et des doigts que ceux de l'épaule et du bras. Le malade a de la peine à boutonner ses manchettes, à frotter une allumette, à ramasser des petits objets tels qu'une épingle, à porter une tasse de thé à la bouche sans en répandre quelque peu, etc. ; le porte-plume ou le couteau qu'il doit tenir en main souvent il le laisse tomber ; lorsque ses yeux sont fermés, ou qu'il se trouve dans l'obscurité, ses mouvements désordonnés augmentent. En France, on demande assez souvent au malade de faire le signe de la croix pour faire ressortir la difficulté que le malade éprouve pendant cet acte.

En Angleterre, il n'est pas toujours possible de faire faire le signe de la croix ; mais on se sert d'un autre signe plus séculier et l'on demande au patient de toucher son nez à l'aide du doigt indicateur ; il est très curieux de poursuivre alors les pérégrinations du doigt à la recherche du bout du nez. Les malades qui prisent du tabac éprouvent une difficulté à le prendre au moment favorable, parce que souvent le tabac est rejeté à une grande distance sans avoir atteint les narines ; d'autres fois ils portent le tabac à la bouche ! Les charpentiers laissent souvent tomber le marteau sur leurs mains plutôt que sur leurs ongles vers lesquels ils le dirigent ; des artisans adroits, tels que les horlogers, les joailliers, etc., ne peuvent plus faire les opérations délicates de leur métier ; les mouvements de leurs doigts finissent tellement par perdre leur coordination que ces ouvriers se voient obligés de quitter leur métier.

Les musiciens n'exécutent plus les passages compliqués qui autrefois ne leur offraient aucune difficulté, qu'ils accomplissaient sans regarder leurs doigts ou leur instrument. Toutes ces manipulations deviennent plus difficiles lorsque le malade ferme les yeux. L'une des mains étant placée dans une certaine position, si l'on demande au malade de mettre l'autre main dans une position analogue, il s'en sent incapable lorsque la vue fait défaut. Si l'ataxie atteint la période de la folie musculaire, ces mouvements irréguliers s'étendent aux extrémités supérieures aussi bien qu'aux membres inférieurs. Drummond [1] cite le cas d'un malade qui cherchait après sa main gauche qu'il croyait perdue au-dessous de ses draps de lit,

1. *British medical Journal*, septembre, 22, 1883.

lorsque subitement elle se leva et vint lui donner un violent coup à la face; ce bras se déplaçait souvent d'une manière involontaire, même pendant le sommeil. Ces mouvements irréguliers sont les plus fréquents lorsqu'il existe une irritation de la peau par suite d'un état hyperesthésique.

L'ataxie des muscles du tronc est rare. La respiration peut être irrégulière et le corps peut vaciller d'un côté à l'autre, comme la tête dans le nystagmus. On rencontre ce symptôme dans la maladie de Friedreich, mais pas dans le tabes proprement dit. Quand l'ataxie des muscles du tronc est prononcée, le malade ne peut rester assis sur une chaise ou un fauteuil; parfois même il roule hors de son lit sans pouvoir s'entr'aider. La parole même peut présenter les caractères de l'ataxie et on a observé des symptômes analogues dans les muscles des yeux et de la face.

L'*ataxie des muscles oculaires* était très visible dans le cas suivant :

69e *Observation.* — Un malade, âgé de quarante et un ans, célibataire, nous consulta en juin 1884. Il avait eu un chancre et un bubon, suivis d'une masse de phénomènes secondaires dans la gorge et des ulcérations de la langue qui ont dû être cautérisées et des ulcères à la cuisse. Il subit un traitement long et persévérant et semblait guéri lorsque, en février 1883, il gagna un froid intense suivi de fulgurations et d'ataxie dans la démarche; il comparait une partie de ses douleurs tantôt à des coups de marteau sur les genoux, tantôt à la pénétration de milliers d'hameçons dans les mollets. Les symptômes de Westphal, de Romberg et d'Argyll-Robertson existaient; ses jambes étaient engourdies et il avait la sensation comme s'il était resté pendant quelque temps dans l'eau; il présentait des symptômes du côté de la vessie, du gros intestin et des organes sexuels; il se sent toujours fatigué et en proie à des douleurs; ses mains et spécialement la main gauche étaient engourdis; son dos lui semble comme s'il avait été frappé par un maillet fortement couvert ou comme s'il était subitement traîné en bas par l'épine dorsale. Le symptôme le plus intéressant consistait en une véritable ataxie des muscles oculaires sans qu'il y eût ni paralysie, ni nystagmus; mais le malade ne pouvait presque plus coordonner leur action; il voyait ainsi aisément en double et surtout un mouvement brusque des yeux l'affligeait beaucoup. Le regard en haut lui était surtout difficile, quoique les muscles qui contribuaient à ce mouvement, ne montraient aucune trace de parésie ni de paralysie; ce mouvement le rendait si étourdi et si fatigué, qu'il fermait aussitôt les yeux et se jetait en arrière dans sa chaise par suite d'épuisement. Il n'y avait ni cécité pour les couleurs, ni atrophie du nerf optique.

Quoique dans la majorité des cas les symptômes soient symétriques, l'ataxie et les autres symptômes peuvent n'exister que d'un seul côté ; on l'appelle l'*hémi-ataxie*. Ainsi quelques malades sont amblyopiques d'un seul œil; ils disent qu'ils ont une bonne et une mauvaise jambe. La douleur et l'anesthésie peuvent aussi n'occuper qu'un seul côté; chez un malade qui nous fut envoyé par le Dr Pearce, de Leicester, en juillet 1880, il y avait eu une iritis de l'œil gauche, de l'engourdissement dans le nerf cubital du même côté, un plus grand engourdissement dans la jambe gauche que dans la jambe droite, un resserrement au côté gauche de la tête, de la nuque et de l'épaule, ainsi qu'une douleur limitée au côté gauche; il avait parfois une douleur lancinante au poignet gauche qui, lorsqu'il était à table, lui fait lancer immédiatement sa fourchette; le poignet droit n'avait jamais de ces douleurs. Cette particularité néanmoins diminuait à mesure que la maladie progressait, parce que l'autre côté devenait également malade. Dans quelques cas rares l'hémi-ataxie s'est maintenue pendant toute la durée de la maladie.

On a émis jusqu'ici plusieurs théories pour expliquer les phénomènes de l'ataxie que nous venons de décrire. Surtout Friedreich [1] et Erb [2] déclarent que l'ataxie est un véritable

1. *Virchow's Archiv*, vol. LXVIII, 1876, et vol. LXX, 1877.
2. *Krankheiten der Rückenmarks*, p. 85, Leipzig, 1876.

symptôme moteur, qui n'a aucun rapport avec l'anesthésie qui peut l'accompagner. Ils se basent sur ce fait que le degré de l'ataxie n'est pas toujours proportionné au degré d'anesthésie concomitante, l'un pouvant exister à un léger degré, l'autre à un degré prononcé, et vice versâ. Cette théorie s'est renforcée dans ces derniers temps par cette découverte que la névrite des nerfs périphériques est quelquefois considérée comme la cause de toute l'anesthésie (p. 30). De plus, une anesthésie unilatérale se rencontre chez des femmes hystériques et après certaines lésions cérébrales, sans qu'il y ait la moindre apparence d'une ataxie. Enfin, le cas remarquable de Späth-Schüppel[1], que l'on invoquera probablement pendant des années, comme celui du comte de Lordat dans un autre chapitre de la pathologie de la moelle épinière, donne à croire que la question est définitivement résolue. Le malade qui fut l'objet de ce cas, souffrait d'une complète anesthésie de la peau, des muscles et des articulations, à la suite d'une maladie spinale et sans qu'il y eût la moindre démarche ataxique. A l'autopsie on a constaté les lésions de l'hydromyélie et une dégénérescence des cordons postérieurs dans la portion cervicale inférieure; dans la portion dorsale il n'y avait qu'une légère atrophie et la portion lombaire était normale. Les cordons latéraux, la commissure grise et les cornes postérieures souffraient également d'une manière sérieuse; les racines postérieures à partir du troisième jusqu'au huitième nerf cervical étaient sclérosées, tandis que les cordons antérieurs, les cornes antérieures et les racines antérieures n'offraient aucune lésion. D'après Erb, si une sensibilité normale est de règle pour la coordination, il devait y avoir un fort degré d'ataxie parce que l'anesthésie était complète; or, l'ataxie fit défaut et c'est ce qui lui fait dire que la sensibilité n'est pas indispensable à la coordination. Il se peut qu'elle soit toutefois nécessaire pour apprendre à coordonner les mouvements, et elle a son importance pour s'équilibrer; mais elle n'est pas indispensable

1. *Beiträge Zur Lehre von der Tabes dorsualis*, Tübingen, 1864, et *Archiv für Heilkunde*, vol. XV, p. 45, 1874.

pour l'exécution des mouvements compliqués qui ont déjà été appris. Erb croît conséquemment à l'existence dans la moelle de fibres spéciales centrifuges et coordinatrices et pense qu'il n'y a ataxie que lorsque ces fibres sont malades ; ces fibres existeraient dans la substance grise ou dans les cordons latéraux ; cette supposition attend une confirmation.

Leyden [1] et Pierret [2] prétendent que le tabes n'est qu'une maladie des tractus sensitifs et que tous les troubles moteurs qui se présentent dans cette maladie doivent être expliqués par l'influence que la sensibilité exerce sur la motilité, ou bien par les relations intimes qui existent entre les tractus moteurs et les tractus sensitifs. Voici les principales bases de la théorie de Leyden :

1° Les parties de la moelle épinière, atteintes dans le tabes, se trouvent dans le domaine de la sensibilité ; cette lésion réside plus probablement dans les racines postérieures que dans les cordons postérieurs. Ces derniers seraient sensitifs, d'après Van Deen, mais Schiff a prouvé le contraire. On ne peut toutefois, tant au point de vue anatomique qu'au point de vue de l'évolution, douter de leurs relations avec les racines postérieures, parce que les cordons de Burdach sont la continuation directe des racines postérieures, tandis que les cordons de Goll sont considérés comme la continuation centripète de ces fibres vers le cerveau : aussi les cordons postérieurs sont-ils composés essentiellement de fibres afférentes ; il n'y a pas de motifs sérieux pour croire encore à l'existence d'autres fibres dont la fonction est inconnue, et la présence des fibres centrifuges y est incompatible avec la structure des cordons postérieurs.

2° Dans le tabes, il y a toujours des troubles de la sensibilité : les douleurs fulgurantes, la paresthésie et l'anesthésie en constituent des symptômes constants.

1. *Ueber die graue Degeneration*, etc., Berlin, 1863, et l'article « *Tabes dorsualis* » dans l'*Encyclopédie* d'Eulenburg, p. 57, Vienne, 1883.

2. *Transactions of the international medical congress of London*, 1881, vol. II, p. 399.

3° Une sensibilité normale est une condition indispensable pour la coordination des mouvements; si la sensibilité souffre, il en sera de même de la coordination.

4° Dans le tabes, la lésion de la sensibilité est plus ou moins proportionnée au degré d'ataxie.

5° Certains symptômes, à peu près constants, tels que le symptôme de Romberg, ne peuvent être expliqués que par le rôle que remplit la sensibilité dans la coordination.

Leyden relate sommairement les objections soulevées contre la théorie sensitive du tabes. S'il existe des cas de tabes avec ataxie où l'examen le plus soigné des différentes espèces de sensibilité démontre que celle-ci n'est pas atteinte, l'examen aurait été inexact ou l'on se serait trouvé en présence de cas qui n'étaient pas des tabes; certaines formes d'ataxie aiguë et de maladies de Friedreich peuvent être considérées comme n'appartenant pas au tabes proprement dit; de plus, l'affection de la motilité, produite artificiellement en lésant les trajets sensitifs, ne ressemble pas à l'ataxie typique; mais Leyden y attache fort peu d'importance. Ce qui lui importe surtout, c'est que la motilité souffre lorsque la sensibilité est diminuée; les lésions artificielles sont d'ailleurs si différentes de l'ataxie en tant que maladie, qu'on ne peut conclure à une analogie complète; enfin, Leyden s'expliquerait au sujet de certaines formes d'anesthésie sans ataxie, comme chez les hystériques et dans les hémianesthésies cérébrales, en disant que l'hémianesthésie ne prouve rien et que l'anesthésie des hystériques n'a aucune valeur; le cas de Späth-Schüppell ne lui prouve guère plus; un cas unique, avec des symptômes extraordinaires et des lésions toutes spéciales à l'autopsie, n'a pas plus de valeur que celle d'une simple expérience qu'on ne peut répéter avec les mêmes résultats.

Dès lors, les deux principaux représentants de la pathologie allemande ont des vues totalement différentes au sujet de cette importante question. On ne pourrait aboutir à une conclusion satisfaisante qu'en soumettant les différents points en litige à une critique sévère. C'est ce que nous comptons entreprendre en examinant ce que nous enseignent l'anatomie et la physiologie au sujet de cette question.

Les notions d'anatomie et d'histogenèse, déjà décrites (p. 8 à 10), nous semblent très claires. Les cordons postérieurs sont composés de deux systèmes, les cordons de Burdach que nous considérons comme des tractus conducteurs petits, et les cordons de Goll, formés de longs tractus conducteurs. Les cordons de Burdach sont les continuations directes des fibres radiculaires postérieures et rallient la moelle épinière à la périphérie et conséquemment aux influences extérieures; ils envoient également de nombreuses fibres qui proviennent de différentes parties de cette substance et rallient les différents segments de la substance grise, tandis que d'autres remontent vers la moelle allongée où elles se terminent. Les cordons de Goll, contigus aux cordons de Burdach, sont de longs tractus conducteurs qui montent de la substance grise de la moelle jusqu'à la moelle allongée et semblent, en raison de leurs caractères anatomiques, rallier les centres extra-médullaires du cerveau et du cervelet avec des systèmes de fibres identiques au point de vue physiologique, aux différentes hauteurs de la moelle. A première vue, il est rationnel d'admettre que les différentes commissures qui établissent la connexion entre les centres extra et intra-médullaires, servent à établir les relations de fonctions mutuelles, et constituent un tractus destiné à produire entre elles un consensus physiologique. La destruction de ces commissures anatomiques conduirait nécessairement à la cessation ou au moins à une diminution de l'harmonie fonctionnelle.

La physiologie expérimentale a donné de son côté des résultats jusqu'ici quelque peu équivoques et qui, au premier abord, semblent en contradiction avec les faits de l'anatomie normale et morbide. Schiff a démontré que la section des cordons postérieurs chez l'animal entraîne l'abolition de la sensibilité tactile dans toutes les parties situées en deçà de la lésion, sans la moindre perte de la sensibilité de la douleur ou de l'analgésie. D'après Goltz, qui s'est occupé de la localisation de la faculté de la coordination, il n'existe pas de centres pour la coordination des mouvements complexes, soit dans les cordons postérieurs ou quelque part ailleurs dans la moelle épinière; ces centres doivent exister dans le cerveau, spécialement dans les corpuscules quadrijumeaux, le thalamus opticus et le cervelet. Les cordons postérieurs n'étant pas les centres de la coordination, nous espérons au moins qu'ils contiennent les tractus qui conduisent les impulsions coordinatrices du cerveau aux muscles; mais cette hypothèse se trouve combattue par les expériences de Woroschiloff qui tendent à démontrer, au moins chez le lapin, que ces tractus sont situés dans le tiers moyen des cordons latéraux de la moelle épinière, et qu'ils ne touchent nullement aux cordons postérieurs.

La physiologie des *racines postérieures* est mieux connue que celle des cordons postérieurs. La section des racines postérieures d'une patte de derrière d'une grenouille fait disparaître l'harmonie dans les mouvements de cette patte, soit pour sauter ou nager, soit pour tout autre mode de locomotion; cette patte semble maladroite et inerte. Si l'on tient l'animal entre les doigts, la jambe atteinte n'exécutera pas les mouvements pour s'enfuir, comme on l'observe dans la jambe du côté opposé. La section de toutes les racines postérieures opérée, la grenouille, jetée dans l'eau, ne peut plus nager, et en provoquant cet acte, l'animal fait des mouvements ataxiques sans atteindre son but; aussi la locomotion semble-t-elle profondément influencée par des impressions sensorielles donnant à l'animal des renseignements sur la position des différentes parties de son corps; si ces renseignements sont incertains, incorrects ou même absents, il en résulte un vice dans la coordination.

Il importe d'observer que les impressions qui dérivent uniquement de la peau, ne sont pas indispensables pour la locomotion. Ainsi Claude Bernard a démontré qu'une grenouille, complètement privée de sa peau, pouvait encore assez bien nager, tandis que la destruction simultanée de toutes ses racines postérieures abolit cette propriété de pouvoir nager.

Ce fait ne ressemble nullement à ces cas où l'ataxie fut observée simultanément avec la sensibilité normale de la peau. La notion de la position de nos jambes n'est pas seulement déterminée par la sensibilité de la peau, mais encore par les organes plus profonds, tels que les muscles, les ligaments, les cartilages et les os qui ont leur sensibilité propre et indépendante de celle de la peau. Il est vrai que dans beaucoup de cas d'hémianesthésie hystérique les mouvements de préhension, de locomotion, etc., sont considérés comme normaux; mais il y en a d'autres où l'ataxie des mouvements existe sans aucun doute. Chez une fille de onze ans, actuellement (juin 1884) à notre hôpital, il y avait, au moment de son admission, une hémianesthésie de tout le côté gauche du corps, résultant probablement d'une hémorragie dans la portion la plus postérieure de la capsule interne au moment de la naissance. Cette affection était restée stationnaire jusqu'au moment de son admission et céda à la suite d'une seule application de l'électricité. Jamais il n'y avait eu le moindre signe de paralysie et elle pouvait parfaitement exécuter tout mouvement simple à l'aide des membres anesthésiés. Elle souffrait également d'une *ataxie dans la main gauche;* elle touchait le piano de la main droite, sans pouvoir en faire autant de la main gauche; de cette main, elle ne pouvait ramasser une épingle ou faire un mouvement utile quelque peu compliqué. La force musculaire, mesurée à l'aide du dynamomètre, était presque normale. Les mouvements plus délicats ne revinrent graduellement que lorsque la sensibilité fut rétablie dans la main.

Vierordt et Heyd ont démontré qu'il se produit des mouvements ataxiques lorsque les plantes des pieds d'une personne saine ont été anesthésiées par l'action prolongée d'un mélange réfrigérant composé de glace et de sel, ou bien à l'aide du pulvérisateur de Richardson à l'éther. Ce fait prouve que les nerfs sont incapables d'agir lorsque les nerfs du pied ne peuvent transmettre aucune impression aux centres de coordination.

Analysons maintenant le mécanisme de la marche dans les

circonstances ordinaires et étudions ensuite le mode de production de l'ataxie dans les extrémités inférieures où généralement elle se présente en premier lieu. Pour que la marche soit possible, il faut d'abord qu'il y ait une intégrité de toute la zone motrice du cerveau et de la moelle épinière. Le grand centre automatique de la force motrice, de la nutrition et de la tonicité musculaires réside dans les grandes cellules ganglionnaires des cornes antérieures; quelques-unes de ces cellules sont assez développées pour pouvoir être vues à l'œil nu et sans coloration préalable; c'est dans ces cellules que se produit la force motrice et celle-ci, de formation continue, se transmet aux nerfs moteurs et aux muscles à l'aide des cylindres axiles ou des prolongements de Deiters; nous disposons donc d'un instrument de force motrice toujours prêt à agir si on l'appelle à son secours. L'impulsion de la volonté, requise à cet effet, prend sa source dans les hémisphères du cerveau et spécialement dans les circonvolutions de l'écorce cérébrale qui avoisinent la scissure de Rolando. Ces centres pour les mouvements automatiques et volontaires sont intimement ralliés l'un à l'autre par une commissure de fibres blanches conductrices connues sous le nom de faisceaux pyramidaux, qui permettent à la volonté d'agir sur les centres médullaires et qui communiquent librement sur leur parcours descendant avec les cellules motrices des cornes antérieures. Ce n'est pas dans les centres médullaires que l'action des nerfs moteurs et des muscles se trouve coordonnée et régularisée; cette action se produit dans les ganglions cérébraux, savoir : les corps striés et les couches optiques qui communiquent par la capsule interne, en haut avec les centres moteurs plus élevés et en bas avec les centres moteurs situés inférieurement. Parmi ces centres, les corps striés coordonnent spécialement le pouvoir moteur et, tandis que les centres optiques coordonnent les impressions sensitives, la capsule interne sert d'agent conducteur.

Ces deux ganglions centraux, agissant à l'unisson, ont encore pour mission de produire des mouvements qui sont intimement unis à des sensations et qui au premier abord ne sont provoqués que par des efforts volontaires, graduellement mécaniques et automatiques. Le but de cette intervention est d'épargner du temps et de la peine à la partie la plus élevée du cerveau, c'est-à-dire à l'écorce cérébrale, qui ne doit s'occuper que des manifestations les plus importantes de la vie. La marche et tous les autres mouvements compliqués doivent être appris dans le jeune âge par de nombreux efforts conscients de la part des hémisphères; une grande attention est requise au début pour nous permettre d'exécuter ces mouvements d'une manière convenable; à mesure que nous avançons en âge, nous devons prêter une attention plus grande à tous ces mouvements et la conscience et la volonté devront moins intervenir; finalement nous exécutons tous les mouvements d'une manière mécanique et avec une attention relativement petite de la part de l'écorce cérébrale. Un homme, habitué à écrire beaucoup, ne songe jamais à la manière dont il forme ses lettres; sa plume coule comme mécaniquement. La même observation peut être faite pour les différents travaux d'aiguilles, la broderie, pour le jeu du piano, du violon, pour la danse, la promenade à cheval, le chant, la manière convenable de boire et de manger, etc. Si pour chacune de nos actions, nous étions obligés de faire intervenir un effort conscient pour chaque partie dont l'action est composée, le temps dont nous disposons ne suffirait pas pour la centième partie du travail que nous accomplissons pendant la vie; certaines formes d'activité, telles que le jeu fini du piano ou du violon, seraient matériellement impossibles. L'acte de la marche devient ainsi et au bout d'un certain temps tellement automatique qu'il se pratique généralement sans attention.

Pour permettre aux ganglions cérébraux d'imiter ainsi le travail qui doit se faire pendant la vie, il est indispensable qu'ils reçoivent d'une manière continue des renseignements exacts sur la position de nos membres et la nature des obstacles que ces derniers rencontrent. Nous marchons assez solidement sur un chemin très uni sans y penser; mais si le pavé a été levé ou si nous avons à marcher à travers un champ récemment labouré, sur le bord d'un précipice, sur un pont étroit, ou par un chemin encombré où voitures, omnibus, piétons, etc., s'entrecroisent, ou bien encore si nous descendons d'un escalier dans l'obscurité, il faut alors prêter une grande attention pour vaincre les obstacles qui se trouvent sur notre chemin. Les seules impressions transmises aux ganglions centraux par l'intermédiaire des cordons postérieurs deviennent alors insuffisantes, et nous réclamons instinctivement le concours des yeux ou, dans un escalier obscur, celui des bras et des mains pour suppléer à l'insuffisance des impressions sensorielles ordinaires à l'aide d'une attention spéciale et d'un travail réel; aussi, nous conduisons-nous dans ces circonstances à l'instar d'un ataxique, et nous employons nos yeux en guise de béquilles et nous travaillons des mains et des bras pour nous guider; l'ataxique se trouve ordinairement dans des conditions analogues à celles que nous venons de mentionner. L'impression habituellement transmise aux ganglions centraux par l'intermédiaire des cordons postérieurs ne lui suffit pas parce que ces cordons n'existent plus, et les divers groupes de cellules ganglionnaires ne peuvent conséquemment plus se combiner pour obtenir une action énergique, régulière et définie; il n'existe plus d'harmonie entre les muscles en action et leurs antagonistes qui en régularisent l'activité; de faux groupes de muscles interviennent et ils troublent l'action plutôt que de la faciliter. Les antagonistes agissent d'une manière trop énergique, et les muscles qui produisent l'action doivent conséquemment redoubler d'efforts pour atteindre un utile résultat. Il en résulte une perte inutile de forces nerveuses qui amène une fatigue et qui augmente continuellement parce que le malade réclame le concours des circonvolutions centrales qui avoisinent le sillon de Rolando. Pour pouvoir marcher, l'ataxique se sert des yeux en guise de béquilles guidées par ses bras et ses mains en guise de balancier; même en dépensant toutes ses forces de réserve amassées dans le système nerveux, il ne s'en sentira pas assez et se verra obligé de vaciller.

La pathogénie de l'ataxie locomotrice reçoit ainsi une explication satisfaisante; il ne nous reste plus qu'à rendre compte des phénomènes de l'ataxie statique qui sont généralement combinés avec ceux de l'ataxie locomotrice.

Le cervelet, qui autrefois était considéré comme le siège de la faculté et du désir de la reproduction, constitue actuellement le centre de l'équilibre du corps. Si on enlève le cervelet chez un animal, il se produit de l'ataxie statique; l'animal ne peut plus se tenir ferme sur ses jambes, il chancelle comme s'il était ivre; l'animal n'est pas paralysé, car il essaie d'exécuter certains mouvements; mais il n'a plus de précision et les efforts les plus désespérés ne réussissent pas à le raffermir. Nous savons (p. 182) qu'une partie de cet organe nous empêche de tomber en avant, qu'une autre partie s'oppose à ce que nous tombions de côté et à ce que nous tournions constamment autour d'un cercle, tandis qu'une troisième partie nous préserve d'une chute en arrière. La manière d'être des animaux dépouillés de leur cervelet ressemble en effet autant que possible à ce que l'on rencontre dans l'ataxie; les transmissions erronées que le cervelet reçoit de la moelle épinière malade, peuvent néanmoins se corriger, jusqu'à un certain degré, par la vue; ce fait explique que l'acte de la station debout est beaucoup plus difficile ainsi que tous les autres phénomènes de l'ataxie statique lorsque les yeux sont fermés (symptôme de Romberg). Nous ne pourrions pas encore prouver pour le moment si les tractus qui opèrent la transmission au cervelet, sont situés dans les cordons de Goll, et dans ce cas, la voie serait un peu indirecte, ou bien dans les faisceaux cérébelleux directs qui amèneraient la transmission en ligne droite jusque vers le cervelet. Nous considérons, néanmoins, comme un fait établi que *le symptôme de l'ataxie locomotrice est produit par une interruption des tractus entre les racines postérieures et les ganglions centraux du cerveau par suite d'une sclérose des cordons postérieurs, et qu'à son tour l'ataxie statique résulte d'une interruption des tractus entre les racines postérieures et le cervelet par suite d'une sclérose des cordons de Goll ou des faisceaux cérébelleux directs.*

23. La sensibilité dans la deuxième période du tabes.

a. *Douleurs fulgurantes.* — Nous croyons inutile de revenir sur cette espèce de douleur (p. 143), mais nous voulons néanmoins observer qu'elle peut se maintenir pendant toute cette deuxième période. Quelquefois même ces douleurs semblent augmenter en intensité et en fréquence au fur et à mesure que la maladie progresse; d'autres fois on observe des intervalles de repos qui augmentent graduellement. En règle générale, ces douleurs diminuent ou disparaissent même au fur et à mesure que la maladie passe de la deuxième à la troisième période et que l'on suppose que la plupart ou toutes les fibres qui contribuent à leur développement, ont été détruites. Ces douleurs peuvent quitter les membres inférieurs pour attaquer les membres supérieurs à mesure que la maladie avance, et cela confirme la tendance de la lésion à suivre une marche ascendante; si toutes les fibres de la partie inférieure de la moelle qui transmettent la sensation de la douleur ont été détruites, les fulgurations sont remplacées par l'anesthésie et l'analgésie; mais la lésion peut s'étendre jusqu'à la partie supérieure de la moelle épinière et amène alors des fulgurations dans les extrémités supérieures, et le malade n'a trouvé ainsi le moindre soulagement.

b. L'*engourdissement*, généralement léger dans la première période, devient plus prononcé dans la deuxième. Le malade se plaint surtout d'un engourdissement des pieds; il y sent une espèce de lourdeur, comme si les pieds étaient endormis, ou comme s'ils se trouvaient dans une chaussure bien fourrée ou se reposaient sur d'épaisses couvertures ou des tapis de laine, ou bien encore sur des coussins à eau; il ne sent pas distinctement les pantoufles, les bottines et les caleçons. Cet engourdissement varie en intensité; il est intense lorsqu'il se prépare un changement de temps ou pendant les orages, ou encore lorsque le malade est fatigué; il peut s'étendre à mesure que la maladie progresse; il envahit graduellement les chevilles, les jambes, les cuisses même et jusqu'à la ceinture, où il rencontre cette forme de constriction particulière (p. 196). Dans les extrémités supérieures, l'engourdissement se constate d'abord dans les deux derniers doigts et peut remonter la région cubitale de l'avant-bras jusqu'à l'olécrane où il reste plusieurs années; il peut encore envahir la paume de la main et exister simultanément dans les extrémités inférieures; parfois il se limite à un seul membre supérieur à la région que nous venons de mentionner, d'autres fois il envahit l'autre membre, mais à un endroit différent, tel que le pouce et l'index. Ce symptôme précède généralement et de peu de temps celui de l'ataxie et son étendue est proportionnée au degré d'ataxie existante.

L'engourdissement est un des symptômes les plus constants de la deuxième période de l'ataxie; il manque rarement. On le rencontre fréquemment sans la moindre anesthésie. Il constitue un symptôme *per se* et à son sujet nous devons nous en rapporter entièrement au dire du malade.

c. L'*anesthésie*, ou la perte de la sensation du tact, est un symptôme fréquent à cette deuxième période. On le prouve objectivement par l'examen du malade; mais nous ne pouvons trop nous fier à ses réponses, à moins qu'il ne soit une personne très intelligente. Chez les gens d'une intelligence ordinaire, un second examen peut donner des résultats tout différents; aussi avouons-nous qu'il n'est aucun examen qui prenne plus de temps et qui soit si fatigant aussi bien pour le malade que pour le médecin, que celui de l'anesthésie à ses différents degrés; ses résultats sont très incertains même pratiqué avec le plus grand soin.

Il importe d'adopter une certaine méthode pour procéder à l'examen de l'anesthésie; celle qui consiste à piquer le malade à l'aide d'une épingle est insuffisante; pour découvrir un léger degré d'anesthésie, nous demandons au malade de fermer les yeux et nous approchons alors graduellement à l'aide de l'index la partie de la peau à examiner. Nous constatons ainsi tout d'abord s'il n'existe pas une différence sensible de température, entre l'examinateur et l'examiné; celle de notre main ne pourra jamais être plus froide que celle de la peau du malade, parce que la sensation du froid se sent encore vivement, alors que la perception du simple contact n'existe plus. Les malades constatent aussi bien que nous la moindre sensation du contact. Nous ne pouvons frotter ou presser la peau, même l'approcher brusquement, parce que ces manœuvres constituent plus qu'un simple contact. Après avoir constaté que le malade sent ou ne sent pas le contact, nous examinons s'il sent une différence entre un corps sec et un corps humide, entre un objet lisse et un objet rugueux; à cet effet nous lui remettons des objets familiers, tels que des pièces de monnaie, des canifs, des plumes, des épingles, etc., afin que ses mains et ses doigts en déterminent la nature et la forme; nous examinons le malade à l'esthésiomètre ou au compas de Weber, en nous ressouvenant des distances normales pour la perception des deux points de l'instrument, distances qui varient à partir d'un demi-millimètre à la pointe de la langue, d'un millimètre à la surface palmaire de la troisième phalange des doigts, à cinq centimètres au bras et à la cuisse. Pour examiner la sensibilité normale des pieds, nous plaçons le malade alternativement sur une couverture très douce et sur une planche nue; et ses yeux étant également fermés nous lui demandons s'il constate quelque différence.

L'abolition de la sensibilité tactile se présente, en règle générale, quelque temps avant la diminution de la sensibilité à la douleur et au froid; on la rencontre surtout dans les plantes des pieds et les paumes des mains; elle semble proportionnée, quant au degré, à la distance qui existe entre ces parties et les racines postérieures; aussi est-elle plus marquée dans le pied que dans la jambe, plus prononcée dans la jambe que dans la cuisse, plus caractérisée dans les doigts et la main que dans le bras et l'épaule, etc.

L'anesthésie peut encore exister dans toute la région de la cinquième paire. Parfois elle se limite à une moitié du corps et peut se présenter sous forme de plaques irrégulières. Le malade est incapable de prendre un objet quelconque de ses poches, si celles-ci renferment des objets de nature différente; il en fera sortir un porte-crayon ou un couteau, s'il désire de la monnaie. — Le sens du tact peut également être perverti, de telle sorte qu'un simple contact procure au malade la sensation d'une douleur, ou bien il en gagne un frisson qui peut se prolonger plusieurs minutes après que le contact a eu lieu.

Lorsqu'un tabétique a perdu complètement la vue et l'ouïe, il peut encore entretenir quelques relations avec le monde extérieur à l'aide du sens du tact. Strümpell a observé un cas où, par le seul contact du front, le malade pouvait être mis à même de comprendre toute chose; on traçait sur le front et à l'aide du doigt une lettre après l'autre et graduellement il acquit une grande facilité à en faire des mots; d'emblée il prononça à haute voix la lettre qui venait d'être tracée; si c'était exact, on en traçait une autre; mais, si elle n'était pas comprise, la main fut portée à travers le front et on recommença jusqu'à ce qu'elle fut comprise. En finissant un mot ou une phrase, on l'en informa par un petit coup sur le front. Un coup signifiait aussi « oui », tandis que le frottement de la main à travers la tête voulait dire « non » ou « mauvais ». Avec le temps et la patience, Strümpell put s'entretenir avec cet homme. Son intelligence lui permit de deviner la plupart des mots lorsqu'à peine une ou deux lettres avaient été tracées; par exemple, lorsque à la visite du médecin « d — o — » étaient tracés, il disait : « Je suis sûr que c'est le docteur! Bonjour, docteur; vous vous portez bien? » Chose curieuse, il devinait bien mieux les lettres tracées par la main de la servante que celles faites par le médecin, probablement parce que les premières correspondaient mieux avec sa manière d'écrire d'autrefois. Souvent il s'informait du temps, de l'heure, etc.; pour le reste, il passait tranquillement son temps au lit, ses mains couvrant sa figure, probablement pour pouvoir se rendre compte de l'existence de son corps.

Schiff a démontré que les impressions tactiles sont transmises exclusivement au cerveau par les cordons postérieurs de la moelle épinière. La section de ces cordons chez les lapins, en face de cette partie qui donne naissance aux nerfs des membres postérieurs, arrête chez ces animaux la perception des sensations tactiles pratiquées sur les membres; d'autre part, la section de toute la moelle, à l'exception des cordons postérieurs, laissa la sensibilité tactile intacte.

d. L'*analgésie*, *ou l'abolition de la sensation de la douleur* est aussi très fréquente à cette période. On examine la sensibilité à la douleur en piquant le malade à l'aide d'une épingle, en le pinçant ou en lui appliquant le courant constant ou le courant interrompu. Le meilleur moyen pour la faradisation consiste à appliquer une brosse très douce à large surface au point que l'on désire examiner, l'autre électrode étant appliqué au sternum ou derrière la nuque. On fait alors passer le plus faible courant, et on l'augmente graduellement jusqu'à ce que le malade perçoive une faible sensation de piqûre et de chaleur; on lit alors sur une échelle établie à cet effet la distance d'un point à un autre et on la compare avec l'autre côté du corps du malade. Pour appliquer le courant continu on place un large anode sur le sternum ou derrière la nuque et un cathode étroit, sur le point à examiner. Dès que le malade ressent sous le cathode une chaleur et un picotement, on annote le nombre de milliampères et ses fractions et on procède à la comparaison sur l'autre moitié du corps. Ce système d'examen donne les meilleurs résultats, mais il prend un temps considérable et réclame beaucoup d'attention.

L'abolition de la sensibilité à la douleur constitue généralement un symptôme postérieur à l'anesthésie, probablement parce que les impressions tactiles ne sont pas aussi vives que celles qui produisent la douleur; cette dernière s'observe donc encore à un moment où le simple sens du tact ne semble plus exister. Cruveilhier cite le cas d'un malade qui se cassa la jambe et qui ne sentit aucune douleur ni au moment de l'accident ni après.

Fréquemment, l'analgésie est incomplète; ainsi, la piqûre

d'une épingle peut être sentie comme un simple contact tandis que le patient ne sentira pas la tête de l'épingle. Si on emploie un excitant très énergique, la douleur peut encore être perçue, mais on n'a aucune conscience des impressions douloureuses; par exemple, une faradisation énergique de la peau se sentira presque toujours, même à la troisième période de la maladie; même si on la prolonge pendant quelque temps, elle peut réveiller un léger reste de sensibilité, de telle sorte que la sensibilité au toucher ordinaire ou à la piqûre d'une épingle peut revenir pour un certain temps. On dirait que cet excitant a réveillé la torpeur habituelle des quelques fibres nerveuses restées saines et pouvant encore exister à différentes hauteurs des racines ou des cordons postérieurs. La sensibilité ainsi rétablie disparaît néanmoins après quelques heures et l'analgésie revient; de plus, la faradisation ne fait renaître la sensibilité qu'à la seule place qui a été touchée par la brosse. Cette expérience établit la différence entre l'anesthésie tabétique et l'anesthésie hystérique; dans cette dernière, la faradisation de la peau à une région donnée de l'avant-bras, rétablit les sensibilités dans toute une moitié du corps, d'une manière plus ou moins permanente.

Vers la même époque, nous observons également le symptôme de l'*anesthésie douloureuse*. Ce symptôme, apparemment incompréhensible, est dû à deux conditions différentes, à la diminution considérable de la sensibilité et à une hyperesthésie simultanée produite par de puissants stimulants. Si, par exemple, on pince fortement une partie de la peau qui n'est plus sensible au toucher, non seulement le malade sentira ce pincement, mais cette sensation sera d'autant plus désagréable que la peau se rapproche de son état normal; au même moment le malade a la sensation spéciale d'une brûlure presque insupportable. On produit artificiellement un état analogue en faisant « endormir » une jambe; à cet effet on comprime le nerf sciatique entre l'échancrure sciatique et le bord d'une chaise: on obtient alors une anesthésie de la peau; mais si on pince cette dernière, il se produit, en dehors des picotements, une sensation douloureuse de la brûlure; les nerfs sensitifs ont conséquemment subi une modification toute particulière.

Le curieux phénomène de la *sensation retardée* s'observe principalement là où il y a analgésie; on la constate moins là où règne l'anesthésie ordinaire. On ne sent alors l'impression que d'une à cinq, même sept à dix secondes après qu'elle a été produite. Ce retard dans la perception augmente avec la distance de la partie sur laquelle on a agi à partir des racines postérieures.

Quelle explication physiologique pouvons-nous donner de ce curieux phénomène? Comme la distance de la transmission de la force nerveuse chez l'homme est d'environ quarante mètres par seconde, une impression produite sur une partie quelconque du corps, quelle qu'en soit la distance du centre, se perçoit presque au même moment qu'elle se trouve produite; mais dans l'ataxie il y a des obstacles à la transmission. A moins qu'il n'y eût à la fois une névrite périphérique, l'impression devrait monter avec sa rapidité normale jusqu'aux ganglions spinaux; mais il existe dans les racines postérieures un obstacle aussi bien que dans les cordons postérieurs. Quoique, d'après Schiff, la substance grise de la moelle épinière soit æsthésodique, il se peut que la transmission des impressions jusqu'au cerveau passe plutôt par les cordons postérieurs que par la substance grise, pour y parvenir plus promptement: dans la substance grise, la voie est plus encombrée, parce que là l'impression doit passer d'une cellule ganglionnaire à une autre à l'aide des prolongements de Deiter qui établissent la connexion entre ces diverses cellules, tandis que la transmission par les fibres nerveuses droites des cordons postérieurs doit être beaucoup plus prompte. Dans le tabes, cependant, beaucoup ou la plupart des fibres des cordons postérieurs se trouvent détruits et remplacés par du tissu conjonctif qui n'est nullement conducteur. Nous pourrions comparer grossièrement cette situation à une batterie électrique dont les fils conducteurs métalliques ont été remplacés par des ficelles non conductrices; le courant cherche alors une autre voie beaucoup plus détournée que la voie directe qui a été interrompue. Quant à la moelle épinière, cette voie passe par sa substance grise; mais on comprendra aisément que, s'il y avait des obstacles, la transmission atteindrait sa dernière limite de retard. Nous savons d'ailleurs (p. 22) que les cordons postérieurs et le point de jonction entre les cornes antérieures, les cornes postérieures et les cordons vésiculaires de Clarke sont fréquemment lésés dans le tabes et que ce sont ces mêmes portions de la substance grise qui sont essentiellement en rapport avec la sensibilité. La destruction de ces parties et des cordons postérieurs empêcherait toute transmission d'impressions sensitives vers le cerveau.

e. *Abolition du sens de la température.* — On se rend facilement compte de ce sens en appliquant sur la peau des tubes à réaction remplis d'eau chaude, d'eau tiède et d'eau froide. Erb recommande de souffler sur la peau des malades à des distances différentes; en soufflant de très près on obtient une sensation de la chaleur; si on souffle de très loin on détermine l'impression du froid. On peut utiliser tout objet métallique qu'on a sous la main. La glace et le pulvérisateur à éther de Richardson peuvent également être utilisés. Eulenburg se sert d'un appareil de sa construction, qu'il appelle *thermæsthésiomètre* qui n'est généralement pas employé.

Les personnes bien portantes distinguent aisément la différence d'un, ou même d'un demi-degré de température. Tout objet dont la température est supérieure à 34° C. donne une sensation de chaleur. Si sa température est en deçà de 32° C., il produit la sensation du froid. La faculté de pouvoir distinguer les différentes températures se conserve quelquefois chez le tabétique quoiqu'il puisse avoir perdu toutes les autres sensations. Topinard a publié le cas d'un malade atteint d'une amaurose double, d'une anesthésie et d'une analgésie absolues, ainsi que d'une ataxie très prononcée et qui ne possédait plus que le sens de la température qui lui permettait de constater encore l'existence de ses jambes. Celles-ci se projetèrent parfois hors du lit à la suite de spasmes dont il n'avait aucune conscience, il ne pouvait les voir parce qu'il était aveugle. Quelque temps après, il fut pris d'une sensation de froid et alors le pauvre homme demandait s'il avait eu encore quelque chose aux jambes. Ce malade devait constamment recourir à sa mémoire parce qu'il avait perdu la notion de l'existence de son corps.

Dans quelques cas le sens de la température fait défaut. Leyden relate le cas d'un malade qui s'était préparé un bain chaud et qui, ne pouvant différencier le chaud du froid, le surchauffa et s'y brûla fortement.

*La sensibilité au froid persiste plus longtemps dans le tabes* que toute autre espèce de sensibilité. Elle est souvent exagérée à un moment où la sensibilité du tact se trouve déjà complètement abolie et qu'il existe déjà une analgésie très prononcée; ainsi le tabétique sent le contact d'une pièce métallique ou d'une éponge humectée d'eau froide, alors qu'il ne peut plus sentir ni le contact ordinaire, ni la piqûre d'une épingle, ni un courant électrique modéré. L'impression du froid peut être si subite qu'elle surprend le malade et qu'elle provoque des mouvements réflexes.

Il est assez difficile d'expliquer ce phénomène. D'après Vulpian, il est dû à une trop grande excitabilité de la substance grise de la moelle épinière, là où les sensations sont produites, ou bien à des vibrations exagérées déterminées dans les nerfs cutanés après leur passage à travers les fibres radiculaires postérieures qui se trouvent dans un état d'excitation. Ce n'est pas là une explication, mais une autre manière de constater que l'excitabilité au froid se trouve exagérée; en effet, pourquoi l'excitation de la substance grise ou des racines postérieures ne provoquerait-elle pas une exagération des autres formes de la sensibilité? D'autres observateurs croient à des fibres nerveuses spéciales pour la perception de la température et à des fibres spéciales pour la douleur et le contact; mais s'il en était ainsi, pourquoi ces fibres échapperaient-elles à l'influence morbide? Une autre hypothèse suppose l'existence de centres extra-médullaires qui serviraient à la réception et à l'élaboration des impressions thermiques, et ces centres ne seraient pas atteints par la sclérose; cette explication est également inadmissible parce que nous devons nous demander pourquoi ces centres échapperaient à toute lésion; dans ce cas nous devrions encore présumer l'existence de centres spéciaux intra-médullaires pour la perception de la chaleur aussi bien que du froid. Cette hypothèse doit conséquemment être abandonnée et nous devons nous contenter pour le moment de savoir que le froid est un des rares stimulants dont la réaction dans le tabes est toujours exagérée.

Généralement la transmission de l'impression du froid est moins retardée que celle du contact ou de la douleur; mais chez les tabétiques de la dernière période cette transmission se trouve retardée, surtout lorsque l'impression est perçue plus près de la périphérie.

f. Le *sens de la localité* se vérifie en touchant ou en piquant le malade en un certain endroit lorsqu'il a les yeux fermés; on le prie alors d'indiquer du doigt le point touché ou piqué. Cette modification de la sensibilité se rencontre fréquemment, à l'état de diminution, dans la deuxième période. Des tissus malades conduisent les impressions communiquées à la peau, non pas par le chemin classique des parties normales, mais par un chemin indirect qui ne permet de préciser nettement le point qui a été touché. Le malade qui commet une erreur en localisant son impression indique presque toujours un point plus rapproché du centre que de celui qui a été touché; cette erreur est parfois de plusieurs centimètres.

g. Le *sens de la pression* se constate par l'application de différents poids sur les diverses parties du corps du malade; quelquefois le malade ne peut distinguer la différence entre 30 et 60 grammes. Eulemburg a construit un instrument spécial pour l'examen de ce sens; il l'a appelé *baræsthésiomètre;* il indique les différences qui se produisent dans la pression par le mouvement d'une aiguille sur un cadran. Toutefois les poids ordinaires répondent tout aussi bien au but. On peut encore utiliser des pièces de monnaie ou des balles de billard de poids différents. Le sens de la pression souffre dans l'ataxie locomotrice comme les autres formes de sensibilité.

h. Le *chatouillement* de la plante des pieds, du genou ou d'autres parties peut ne pas être perçu ; d'autres malades en ressentent un frisson et cette impression peut se maintenir pendant un certain temps.

La singulière manière dont les diverses sensibilités souffrent dans le tabes, fait croire à quelques pathologistes qu'il existe des nerfs spéciaux pour chaque sensibilité : les uns pour le contact, d'autres pour la douleur, d'autres encore pour la température, le chatouillement, etc. Brown-Séquard voudrait ainsi vingt-deux espèces de fibres nerveuses centrales. L'existence de toutes ces fibres nerveuses spéciales n'est pas démontrée; ce qui paraît plus admissible, c'est que les mêmes conducteurs peuvent transmettre au cerveau les diverses impressions communiquées aux expansions périphériques des nerfs sensitifs.

Vulpian a démontré que chaque fibre nerveuse sensitive ne monte pas dans la moelle épinière à travers les ganglions spinaux, parce que le volume de la racine postérieure n'est pas le même dans toute son étendue. S'il y avait une continuité des fibres sur tout le trajet, il y aurait une anesthésie complète des diverses sensibilités dans certaines sphères bien définies, tandis qu'elles seraient maintenues dans d'autres sphères également bien limitées. Cela n'est pas constaté. Aussi la connexion entre les diverses fibres périphériques et les fibres radiculaires postérieures n'est-elle pas directe, et toute fibre radiculaire peut être appelée à vibrer à la suite d'impressions produites sur une fibre périphérique. S'il y a eu une destruction de fibres radiculaires à la suite d'une sclérose, la vibration que toute fibre périphérique peut transmettre à la moelle et au cerveau, ne sera pas aussi vive que si toutes les fibres radiculaires jouissaient de l'intégrité de leur activité physiologique. Conséquemment, si l'impression produite est faible, elle ne sera pas perçue; elle le sera si l'impression est plus forte. Aussi, croyons-nous que les fibres périphériques afférentes, les racines postérieures et les cellules des ganglions spinaux, ainsi que la substance grise postérieure de la moelle ont les mêmes propriétés physiologiques, et que les différences observées dépendent plus de la nature des excitants employés que des différentes parties nerveuses. Des stimulants de natures diverses produisent différentes vibrations moléculaires aussi bien dans les fibres nerveuses que dans les cellules de la substance grise; c'est ce qui explique pourquoi le contact, les impressions douloureuses, la chaleur, le froid, etc., donnent des appréciations différentes.

i. La *sensibilité musculaire* souffre aussi à cette période. La pression des muscles et leur faradisation, faible ou modérée, ne sont pas perçues dans bien des cas. La diminution de ce sens est en rapport intime avec un autre symptôme curieux, c'est-à-dire que le malade a perdu la notion de l'existence de ses bras ou de ses jambes; il les croit perdus dans le lit; il ignore si ses membres se trouvent dans un état de flexion ou d'extension, s'ils sont croisés ou couchés l'un à côté de l'autre, ou, étant croisés, lequel se trouve au-dessus de l'autre. A partir des hanches, les doigts vont à la recherche des jambes pour pouvoir se rendre compte de leur position. Il se peut néanmoins que le sens de la position des jambes ne réside pas exclusivement dans les muscles, mais partiellement encore dans la peau, les articulations et les os.

24. *En dehors du réflexe rotulien, d'autres réflexes peuvent encore avoir diminué ou être abolis.* — Les réflexes superficiels ou cutanés marchent généralement de pair avec le degré de la sensibilité; celle-ci étant sérieusement affectée, ces réflexes, et spécialement ceux qui sont produits par le chatouillement des plantes des pieds et des genoux, peuvent diminuer. Les réflexes crémastériens, abdominaux et épigastriques

sont fréquemment abolis dans les dernières périodes de la maladie. Le réflexe sympathique intra-oculaire fait généralement défaut, c'est-à-dire que l'irritation de la peau de la nuque n'amène pas de dilatation de la pupille.

Les réflexes, qui se produisent sous l'influence du froid, se maintiennent plus longtemps intacts; si, par exemple, nous touchons la surface interne de la cuisse avec une éponge imbibée d'eau froide, ou avec un métal froid, le membre se rétracte aussitôt; ce réflexe peut se produire quelques secondes avant que le malade perçoive la sensation du froid. Il peut y avoir une série de flexions et d'extensions des jambes et des cuisses qui imitent les mouvements d'un animal qui essaie de s'enfuir. Il suffit parfois de découvrir simplement le malade pendant qu'il est au lit, pour provoquer le mouvement des jambes ou, comme Vulpian l'a fort bien dit, pour les faire gesticuler dans toutes les directions. Toutefois, ces réflexes sont impossibles si le sens de la température se trouve complètement aboli. Tous les autres réflexes tendineux disparaissent à une période peu avancée de la maladie.

25. L'*urine*, au début de la deuxième période, peut avoir une composition normale; d'autres fois elle renferme un excès de phosphates; dans plusieurs cas, nous avons observé la *présence du sucre*. Généralement, la présence du sucre était accompagnée d'un excès d'urée et le poids spécifique de l'urine variait entre 1030 et 1037; le sucre montait parfois jusqu'à 11 grammes par demi-litre. Nous avons connu des malades qui éliminèrent sans interruption du sucre pendant deux ou trois ans lorsque tout d'un coup l'élimination cessa de se présenter; ce dernier symptôme confirme plutôt l'existence d'une glycosurie que d'un diabète sucré.

D'autres fois, l'urine contient du muco-pus et des leucocythes et se trouve ainsi exposée à la fermentation ammoniacale; ce symptôme grave ne se rencontre toutefois que dans la période terminale de la maladie.

C. — Période terminale du tabes spinalis.

Dans cette troisième période, la parésie ou la paralysie remplace l'ataxie du mouvement. Tous les autres symptômes se sont aggravés, à l'exception des fulgurations et des autres douleurs qui disparaissent à mesure que les fibres des cordons postérieurs se détruisent. Il existe une paralysie plus ou moins complète de la vessie et du gros intestin, une impuissance absolue, une abolition de tout désir sexuel, une atrophie musculaire, une arthropathie très prononcée et une tendance aux escarres. La présence de symptômes cérébraux peut aussi survenir à cette période.

26. *Troubles cérébraux dans les dernières périodes du tabes.* — L'intelligence peut rester intacte jusqu'au dernier moment; d'autres fois il survient des symptômes d'aliénation mentale. Assez fréquemment les patients, en proie au désespoir, ont l'état mental fortement déprimé. Nous avons vu un malade pleurer pendant toute la journée comme un enfant. L'état mental peut aussi affecter la forme d'une mélancolie; le malade est taciturne, timide; il refuse de parler ou de prêter la moindre attention; cet état peut même alterner avec des accès de manie, et, si le sujet présente la moindre prédisposition à l'aliénation mentale, il est très probable que cette complication se fera jour.

Nous mentionnerons ici deux cas d'aliénation mentale qui se sont présentés dans la dernière période du tabes chez nos malades.

70e *Observation.* — Un malade, âgé de quarante-cinq ans, célibataire, nous consulta en septembre 1880. Il avait eu la syphilis en 1869 et des symptômes secondaires très tenaces du côté de la gorge et de la peau. Il déclara qu'il avait avalé des quintaux d'iodure de potassium et de mercure, et, dernièrement encore, il avait subi, sans le moindre succès, une centaine de frictions mercurielles à Aix-la-Chapelle. Il y a deux ans, il avait eu une diplopie par paralysie du muscle droit externe, ainsi que des douleurs fulgurantes; peu après, les urines devinrent involontaires et il perdit l'usage de ses jambes ; il lui restait toutefois une certaine force musculaire tout en ne pouvant marcher ou rester debout; ses jambes souffraient encore d'un engourdissement très prononcé, d'une anesthésie et d'une analgésie. L'urine fut périodiquement éliminée à l'aide du cathéter, mais l'anesthésie du canal de l'urèthre était telle que le malade n'avait aucune conscience de l'introduction de l'instrument; l'urine était ammoniacale et renfermait une grande quantité de mucus visqueux; la toux et l'éternuement en provoquaient l'émission spasmodique et involontaire. Le malade était constipé et n'avait aucune conscience de l'élimination des matières fécales; aussi le rectum se vidait-il le plus souvent avant qu'il eût le temps de gagner le fauteuil.

Le malade s'améliora beaucoup sous l'influence du nitrate d'argent, du seigle ergoté et de l'électricité. Son urine devint progressivement plus acide; la force musculaire de la vessie revint et il put éliminer en un seul jet jusqu'à 180 et 240 grammes d'urine; il retenait ses urines avec une plus grande facilité. Le gros intestin participait à cette amélioration; il se sentait averti avant chaque évacuation et pouvait se préserver des évacuations involontaires. Les jambes commençaient à pouvoir localiser les impressions; il se sentait plus fort, son appétit était bon, son sommeil excellent. Il se promenait assez facilement lorsqu'il était soutenu des deux côtés. Malheureusement le malade se mit à abuser du sherry et son sommeil fut tellement troublé qu'il ne put plus se tenir tranquille dans son lit. Le 20 novembre, il eut de terribles hallucinations; il criait « à l'assassin » d'une voix de stentor telle qu'on l'entendait à une grande distance. Il prétendait que son garde-malade conspirait avec d'autres personnes pour l'empoisonner et qu'on avait empoisonné son chien; aussi refusa-t-il toute nourriture. Pour le convaincre de son erreur, nous goûtions de son thé placé à côté de son lit et qu'il disait être empoisonné; il se mit alors à en boire quelque peu. Il insista néanmoins, le jour suivant, pour que son garde fut renvoyé, en disant : « Ce coquin a raconté un tas de mensonges! » Il finit par nous suspecter, nous déclarant aussi mauvais que tous les autres et que les médicaments prescrits étaient du poison; il refusa enfin de répondre à nos questions ou de donner la moindre explication. A partir de ce moment, nous nous sommes retiré et avons confié le malade à un médecin qui l'avait soigné antérieurement. Sur ces entrefaites, on informa sa famille qui ne tarda pas à supprimer les liqueurs; le malade revint bientôt à la raison et nous fûmes de nouveau demandé pour lui donner nos soins. A notre visite il s'excusa de sa conduite. Rassuré à ce sujet, il se mit plus à l'aise et, à partir de ce moment, il s'améliora de nouveau, lorsque, à partir du 20 décembre, il eut plusieurs accès épileptiformes avec perte complète de la conscience et une grande rigidité musculaire. Son état s'aggrava de jour en jour, son esprit s'égara et il mourut le 30 décembre, à la suite d'un état comateux.

L'observation suivante se rapporte à une paralysie générale des aliénés à la deuxième période du tabes :

71e *Observation.* — Au mois de mars 1882, le Dr Grasemann nous pria d'aller voir un accordeur de piano, âgé de quarante-six ans, célibataire; depuis 1870, il avait beaucoup souffert d'une syphilis et en paraissait guéri lorsque, en 1875, il commença à se plaindre d'une sensation de constriction autour de la poitrine qu'il attribuait à un dérangement du foie et de l'estomac. Cette sensation fut suivie de fulgurations dans les jambes et de la démarche ataxique. L'intelligence déclinait déjà lorsque nous le vîmes pour la première fois; les nerfs craniens étaient intacts; l'ataxie existait dans les membres supérieurs et inférieurs; les jambes étaient maigres et flasques et il y ressentait constamment des picotements et parfois des douleurs lancinantes. Il y avait impuissance; la vessie se trouvait dans un tel état d'atonie que de temps à autre le malade avait des urines involontaires; la constipation était habituelle. Les réflexes rotuliens faisaient défaut. Peu de temps après qu'il nous avait consulté, ses amis lui recommandèrent une cure à Aix-la-Chapelle qui jouit d'une réputation spéciale pour cette maladie. A peine y était-il depuis quelques jours que la paralysie générale progressive éclata et qu'on fut obligé de le placer dans un hospice d'aliénés.

Ces deux exemples, que nous pourrions multiplier, démontrent l'erreur du fait relaté dans les anciens traités sur le tabes « que les facultés mentales restent intactes jusqu'à la fin ». Cette complication fut affirmée d'abord par des médecins-aliénistes français, tels que Baillarger, Magnan, Falret et en dernier lieu par Rey[1] et Rougier[2]; depuis ce moment, on a déjà observé plusieurs formes d'aliénation mentale.

Dans certains cas, on n'observe qu'une diminution de l'intelligence; le malade ne peut plus vaquer à ses affaires et l'on ne constate qu'une imbécillité progressive; il ne témoigne aucun désir, il n'a aucune volonté; il semble très heureux et n'incommode personne. Sa mémoire est presque nulle; lorsqu'il parle, il arrive qu'il bégaye et qu'il ne termine pas sa phrase. Les muscles de la face tremblent et le coma peut survenir. L'autopsie découvre une méningo-encéphalite, concurremment avec la lésion spinale caractéristique du tabes.

Les symptômes que nous venons de décrire sont parfois temporaires; ils vont et ils viennent. Il existe alors une telle confusion entre les symptômes spinaux et les symptômes cérébraux que le diagnostic peut être rendu difficile, spécialement au début et lorsque les symptômes cérébraux prédominent. Dans cette circonstance, l'examen du réflexe rotulien peut seul établir le diagnostic. La présence du symptôme de Westphal ne laisse aucun doute sur l'existence d'une affection des cordons postérieurs de la moelle lombaire; quant à l'ataxie elle est parfois difficile à déterminer, parce que dans quelques cas les symptômes peuvent être rapportés à une parésie aussi bien qu'à l'ataxie.

D'après Westphal, sur une centaine de malades qui meurent à la suite d'une paralysie générale des aliénés, il y en a une vingtaine qui souffrent à la fois d'une sclérose des cordons

1. *Annales médico-psychologiques*, 5e série, vol. XV, Paris, septembre, 1875.
2. *Essai sur la lypémanie et le délire de persécution chez les tabétiques*, Paris, 1881.

postérieurs. Dans ces cas, la présence du symptôme de l'ataxie dépend de l'intensité de l'affection de la moelle et de l'étendue de la lésion des cordons postérieurs. Quelques patients meurent de leur maladie cérébrale avant que l'affection de la moelle ait fait beaucoup de progrès.

La plupart des tabétiques qui souffrent d'accès temporaires d'aliénation mentale, ont été atteints de syphilis; nous y ajouterons même que, plus les symptômes sont multiples, plus la probabilité pour la syphilis sera grande; en effet, la syphilis a une tendance à produire des lésions multiples dans les différentes sphères du système nerveux et dans ce cas les *symptômes spinaux sont constants et permanents, tandis que les symptômes cérébraux sont plus ou moins temporaires et rapides.* La cause en paraît évidente; le tabes, même au début, se rattache à des lésions de structure dans la moelle épinière, tandis que la syphilis cérébrale produit parfois des accès d'hyperémie ou d'ischémie qui détermine des symptômes alarmants pendant un certain temps, mais qui peuvent disparaître spontanément ou sous l'action du traitement.

Magnan rapporte le cas d'un malade âgé de quarante-deux ans, issu de parents sains et menant une vie très régulière, lorsqu'en 1863, il contracta un chancre induré, suivi d'une roséole et de condylômes autour de la bouche. Ces symptômes cédèrent au traitement spécifique et le malade se tint bien jusqu'en 1867; il fut pris alors de douleurs fulgurantes et d'autres symptômes tabétiques, tels que la constriction autour de la poitrine, des crises vésicales, une atonie vésicale, une anesthésie plantaire, le symptôme de Romberg et une incoordination d'abord dans les membres inférieurs, dans les membres supérieurs ensuite. En 1880, l'intelligence se troubla, le malade devint hypochondriaque et souffrait du délire des persécutions. Il prétendait que son corps dégageait une odeur fort désagréable et que, pour ce motif, ses amis conspiraient pour se débarrasser de lui; ils se promenaient processionnellement la nuit autour de son lit, brandissant des tisonniers chauffés au rouge; ils l'insultaient, versaient de l'absinthe dans son chocolat, etc.

Falret décrit un cas semblable. Un homme âgé de quarante ans, syphilitique, avait été atteint de strabisme de l'œil gauche en 1872 et de l'œil droit l'année suivante; en 1874, il fut frappé d'hémiplégie suivie de douleurs fulgurantes, d'une faiblesse dans les extrémités inférieures et d'un début de trouble cérébral. En 1879, il fut admis à Bicêtre avec des symptômes tabétiques et d'accès périodiques de manie avec délire des grandeurs. Il s'imaginait avoir hérité de plusieurs millions et comptait les utiliser pour reconstruire Paris; il pouvait ressusciter les morts, était président de la République, roi d'Italie, avait inventé le mouvement perpétuel et un système pour prévenir les collisions des navires. Il avait également des hallucinations de la vue : une fois il voyait une chapelle remplie de Sœurs de charité priant à l'autel, ainsi que des prêtres qui officiaient, lorsque tout d'un coup la vision disparut et une vieille femme vint de la cuisine pour lui souffler à la figure avec un soufflet.

Rougier donne une théorie intéressante sur le développement de quelques maladies mentales qu'il a observées dans la dernière période du tabes; ces maladies se présentent surtout lorsque le système nerveux est atteint en tant de points différents que les impressions morbides perçues dans telle sphère ne le sont plus dans telle autre; ainsi, un tabétique, en marchant sur un plancher de sapin, croit marcher sur de la ouate; si sa vue est bonne, il s'aperçoit de son erreur; mais si la cécité, la surdité et l'anesthésie accompagnent ces symptômes, les impressions erronées restent et le malade croit à leur réalité.

Le tabétique mène une vie bien pénible; les paroles lui manquent pour décrire ses tortures continuelles; il sent comme si sa chair lui était arrachée des os, comme si ses intestins se brûlaient, comme si on allait lui enfoncer un pieu, comme s'il était mordu par les chiens ou percé par des poignards [1].

1. Voir la description des douleurs fulgurantes, p. 146.

En dehors de ces sensations il voit encore, si les nerfs optiques sont malades, des étoiles, des étincelles, des mouches qui courent, des merles qui volent; il croit avoir de la poussière, des fragments de charbon ou d'autres corps étrangers dons les yeux. S'il est atteint de surdité, il croit entendre le bruit de sonnettes, le roulement de tambours, des explosions de poudre, le chant des oiseaux. Le goût et la saveur peuvent être tellement affectés, que toute nourriture, même la meilleure et la plus fine, devient nauséabonde et horrible; il croit qu'on y a mêlé des matières fécales. Quant au toucher, il lui arrive de ne pouvoir différencier ses draps et son bois de lit.

Le malade n'ayant que des sensations douloureuses et désagréables, il en résulte que, si un délire survient, il sera d'une nature dépressive. Le malade se croit persécuté; ses douleurs atroces sont des ennemis imaginaires; il se dit torturé, insulté, menacé, magnétisé, suffoqué par des odeurs horribles; on en veut à ses jours; on va enlever ses pieds; on a jeté dans ses aliments des œufs pourris, du soufre, du phosphore, des acides minéraux, des insecticides, de la boue, des matières fécales, de l'arsenic, de la dynamite, du vert-de-gris; on a mis des grenouilles et des cochons d'Inde dans son lit; il doit avaler de l'huile bouillante qui coule le long de ses intestins pour sortir par l'anus; on a mis des matières fécales dans ses jambes; son estomac va faire une explosion à l'aide de l'électricité, etc. Le brouillard qu'il accuse par suite de l'atrophie optique, devient tantôt un nuage ou une couverture de lit, tantôt un fantôme qui, finalement, lui adresse la parole. L'idée de la persécution se présente aisément dans un cerveau tourmenté par de si nombreuses et de si étranges sensations.

Quelquefois il y a de véritables accès de délire, des persécutions qui coïncident avec des accès d'hyperesthésie; le délire alors disparaît à mesure que l'hyperesthésie se calme; aussi la sphère des nerfs sensitifs ou sensoriels est-elle toujours le siège de souffrances, que le malade interprète d'une manière erronée. Cet état diffère évidemment de la paralysie générale des aliénés; il n'y a aucun trouble de la parole, le malade s'exprime avec volubilité, trouve facilement ses mots et finit ses phrases, il n'y a pas de tremblement dans les muscles de la face, sa mémoire est bonne et il a des intervalles parfaitement lucides.

A cette troisième période, les malades deviennent très impressionnables et résistent moins aux influences morbides. Le système nerveux est devenu incurable et l'influence trophique de la moelle se trouve très réduite; aussi meurent-ils facilement à la suite d'affections intercurrentes, telles que la bronchite, la fièvre typhoïde et quelquefois d'un simple collapsus qui peut être accompagné de convulsions.

72e *Observation.* — Au mois de mars 1855, nous fûmes consulté par un officier en retraite, âgé de quarante-cinq ans, célibataire, « qui avait mené la vie à grandes guides ». Il avait eu la gonorrhée, la syphilis et le delirium tremens. Il souffre actuellement d'une sciatique de la jambe droite, dont les douleurs sont de nature fulgurante. Il avait beaucoup de difficulté à marcher, un grand engourdissement dans les jambes, une atonie de la vessie, du gros intestin et des organes sexuels, et un engourdissement dans les mains, spécialement dans la main droite qui montrait des signes d'ataxie. Un mois après notre première visite, il avait un de ces accès pendant lesquels il s'adonnait à la boisson et qui fut sur le point de dégénérer en delirium tremens. Il entendait des voix, avait des visions et la peur de la mort, tout en étant parfaitement conscient et en état d'entretenir une conversation. Cet accès céda à l'action de la morphine, mais le malade ne tarda pas à décliner. Au mois de juin de la même année, il fut conduit à Wildbad, en Allemagne, où il mourut presque subitement à la suite de convulsions.

Les maladies du cœur et l'endo-aortite scléro-athéromateuse se présentent assez souvent vers la fin de l'ataxie locomotrice.

Berger et Rosenbach[1] ont rencontré sept cas de tabes coïncidant avec une insuffisance aortique. D'après ces auteurs, il y aurait une relation entre ces deux états pathologiques, tandis que Vulpian croit plutôt à une simple coïncidence. Letulle et Grasset ont recueilli quelques cas pour démontrer que toutes les maladies du cœur peuvent se présenter dans la période terminale de la maladie, que généralement elles ne déterminent aucun trouble au début, mais que plus tard les symptômes deviennent plus inquiétants et peuvent se terminer fatalement.

Tessier[2], qui s'est occupé du même sujet, déclare que le tabes et la dégénérescence athéromateuse des valvules aortiques se rencontrent généralement d'une manière simultanée, et il leur accorde, au point de vue pathologique, la même origine. Il existe une endo-artérite des artérioles qui donne lieu à une dégénérescence scléro-fibreuse de ces vaisseaux. Cette affection des valvules aortiques reste le plus souvent ignorée pendant la vie, mais à l'autopsie on observe des petites perforations qui n'ont rien de commun avec la dégénérescence sénile, puisqu'on les rencontre déjà à l'âge de vingt-cinq ans. Ces altérations morbides se retrouvent encore dans la sclérose multiple, l'épilepsie, la paralysie agitante, etc.

A mesure que la maladie progresse, la paralysie envahit d'abord l'une, puis l'autre jambe. Graduellement les membres atteints deviennent le siège de contractures, preuve que la maladie s'est étendue jusqu'aux cordons latéraux; ou bien il existe une grande atrophie musculaire due à la sclérose des cornes antérieures. Quelquefois une polyo-myélite subaiguë entraîne l'abolition de la contractilité farado-musculaire et la destruction du tissu musculaire. La sensibilité se trouve presque entièrement supprimée, mais on peut la réveiller pour quelques instants par une faradisation énergique de la peau. Il se produit des escarres au sacrum et aux talons; la vessie paralysée s'ulcère et se gangrène; l'inflammation peut même s'étendre jusqu'à la cavité rénale et le malade est alors enlevé à la

1. *Berliner Klinische Wochenschrift*, p. 402, 1879.
2. *Lyon médical*, 1884, n° 6.

suite d'une pyélo-néphrite. La phtisie, une maladie du cœur ou de l'aorte, la constipation et la méningite aiguë peuvent à leur tour mettre un terme aux souffrances du patient, qui enfin se sent heureux de pouvoir mourir et de quitter une vie qui vraiment est pire que la mort. Ce ne sont que les plus intelligents, et ceux qui ont conservé toute leur intelligence qui relèvent encore leur moral avec une humeur farouche.

Ainsi Heine, le poète allemand, mort à Paris en 1856, à la suite d'un tabes, après avoir enduré les plus terribles tortures, dit dans l'introduction de son remarquable ouvrage, « Romanzero », écrit d'une main presque complètement paralysée et avec un ptosis qui l'empêchait de voir ce qu'il avait écrit :

« Mon existence est-elle réelle? Mon corps se trouve réduit à un état tel que je me sens à peine une voix; dans mon matelas qui constitue ma tombe, dans cette bruyante ville, je n'entends du matin au soir que le roulement des voitures, que des coups de marteau, que des querelles, que le tapotage du piano. Une tombe sans repos, une mort sans les privilèges des morts, qui au moins ne doivent rien dépenser, ni écrire des lettres ou des livres, c'est là une situation bien pénible! Longtemps déjà on a pris les mesures pour mon cercueil et mon obituaire; mais ma mort est si lente que cette marche me fatigue ainsi que mes amis. A quoi me sert-il que de jeunes garçons et de jeunes filles couronnent de lauriers mon buste de marbre, lorsque les mains flétries d'une vieille sorcière établissent des vésicatoires derrière mes oreilles? A quoi me sert l'encens des roses de Shiraz, lorsque, dans la triste solitude de ma chambre de malade, je ne sens d'autre parfum que l'odeur de serviettes chaudes? Mais patience, toute chose a une fin! Un jour vous trouverez fermée la baraque où le jeu de marionnettes de mon humeur vous a si souvent réjoui le cœur. »

# CHAPITRE VII

## DIAGNOSTIC DE L'ATAXIE LOCOMOTRICE PROGRESSIVE

Nous venons de donner une description si complète des symptômes de cette maladie que nous pouvons être bref, au sujet du diagnostic différentiel de l'ataxie locomotrice progressive. La période ataxique de cette maladie présente notamment des caractères tellement tranchés que souvent l'observateur compétent peut établir son diagnostic à première vue. Il n'en est pas de même de la période initiale et même de la période terminale, qui réclame parfois l'intervention de toutes nos ressources pour pouvoir établir la nature de la maladie.

1° La *période initiale ou préataxique* offre parfois une ressemblance avec ce trouble fonctionnel de la moelle épinière que l'on désigne sous les noms de *débilité spinale* ou de *neurasthénie*. Dans les deux affections il peut y avoir une sensation générale de lassitude et un manque d'énergie, spécialement dans la force motrice; le malade a de la peine à marcher ou à se tenir debout pendant quelque temps; il se sent accablé de fatigue après les plus petits efforts. Le neurasthénique se plaint fréquemment, après un effort d'une sensation douloureuse dans les jambes; mais cette douleur n'est nullement comparable aux fulgurations du tabes et elle offre un caractère plutôt continu qu'intermittent.

Dans la neurasthénie, le dos se trouve souvent dans un état

d'hyperesthésie ; la pression et la percussion des apophyses épineuses des vertèbres déterminent une vive douleur et peuvent donner lieu à des réflexes exagérés dans les muscles avoisinants de la colonne vertébrale. Si, d'après Schuster[1], il existe dans la première période du tabes des petits accès de douleur dans le dos, il n'y a pas de sensibilité particulière à la pression; ce signe permet de distinguer le tabes de la neurasthénie qui fait souffrir le malade à la nuque, au dos et aux épaules et cette souffrance augmente par la pression. Il y a néanmoins des exceptions à cette règle; l'observation relatée p. 195 démontre qu'il peut y avoir une hyperesthésie très prononcée dans le dos, avec une sensibilité particulière à la pression, à la période initiale du tabes. Dans le tabes comme dans la neurasthénie spinale, il peut y avoir une sensation de froid et d'engourdissement dans les mains et les pieds; la puissance sexuelle peut avoir diminué, les pollutions nocturnes peuvent être fréquentes, les rapports sexuels, même modérés, peuvent amener une débilité; il peut y avoir de l'anémie et enfin on peut observer dans les deux maladies une dépression mentale et une peur de devenir sérieusement malade. Dans la névrosthénie il n'existe toutefois aucun symptôme objectif; il n'y a ni abolition, ni exagération des réflexes rotuliens; pas d'incontinence d'urines ni de matières fécales; pas d'atrophie optique; aucune espèce de crise; rarement le pouls est accéléré; les pupilles peuvent être normales, mais elles sont très sensibles à la lumière. L'absence de tous les symptômes objectifs caractéristiques du tabes suffit conséquemment pour établir le diagnostic, et c'est une erreur de croire que la neurasthénie devient une ataxie locomotrice. Ces deux états pathologiques sont distincts dès le début et, quelle que soit leur durée, cette distinction persiste pendant toute la durée de la maladie.

Le tabes ne peut être confondu avec l'*hystérie* proprement dite, mais bien avec cette affection très commune chez les jeunes femmes, et connue sous le nom d'*irritation*. Sans doute l'irri-

1. *Diagnostik der Rückenmarks krankheiten*, 2e Aufl., p. 73. Berlin, 1884.

tation spinale se rencontre fréquemment chez les victimes de l'hystérie; mais elle existe aussi chez les névropathiques d'un rang plus élevé, qui peuvent avoir beaucoup d'énergie, qui ont trop à cœur d'être bien, et qui prennent une part active dans les fatigues et les plaisirs de la vie. Ils se plaignent essentiellement d'une douleur dans le dos, surtout entre les épaules et au bas de la nuque, combinée à une hyperesthésie telle qu'ils ne peuvent supporter le moindre contact; et comme la douleur ainsi que l'hyperesthésie peuvent être augmentées par la plus petite fatigue, le malade se trouve nécessairement réduit à l'état d'invalide. Ajoutez à ces symptômes une grande débilité motrice, exactement comme dans la neurasthénie et quelques cas de tabes à la période initiale.

Il peut y avoir encore d'autres symptômes d'après la portion de la moelle épinière qui est principalement atteinte. Si la portion cervicale est la plus souffrante, il existe encore, en dehors du mal dans le dos, des vertiges et une céphalalgie, spécialement à la région occipitale, de l'insomnie, du hoquet, des nausées, des vomissements, des palpitations du cœur, et une grande difficulté dans l'usage des bras et des mains. Le malade ne peut s'habiller seul, jouer du piano ou écrire. — Si la région dorsale souffre le plus, il y a de la gastralgie, des nausées, des vomissements, une distension de l'abdomen et de l'asthme. — Si la région lombaire est la plus affectée, il y a des douleurs lancinantes dans les jambes, une impossibilité à se promener, un très grand refroidissement des pieds, une difficulté dans la miction, dans la défécation et dans la menstruation; aussi ces malades souffrent beaucoup; mais ils n'offrent que peu de symptômes objectifs qui sont propres à la période initiale du tabes; les réflexes tendineux ne manquent jamais et sont presque toujours *fortement exagérés*. Ce dernier symptôme ne se rencontre jamais dans le tabes.

Le *rhumatisme*, la *goutte* et la *goutte rhumatismale* sont souvent invoqués comme étant la cause des douleurs fulgurantes du tabes. Un médecin distingué de Londres, actuellement à la période ataxique, parle toujours de ses souffrances comme si elles appartenaient à la goutte. Il prend des accès de fulgurations pour des paroxysmes de goutte, provoqués par une trop grande quantité de vin de Bourgogne ou d'Oporto; la difficulté de la marche est attribuée à des dépôts goutteux dans les hanches, les genoux et les chevilles, etc. La plupart des malades considèrent leurs douleurs fulgurantes comme de nature purement rhumatismale. On ne confondra jamais le tabes avec la fièvre rhumatismale, mais certaines variétés de rhumatisme subaigu ou chronique y ressemblent. La douleur rhumatismale diffère toutefois de la douleur fulgurante en ce qu'elle est plus constante, moins intense et plus disposée à augmenter par le mouvement. — Un accès régulier de goutte ne se confondra pas avec le tabes parce que l'inflammation aiguë des petites articulations fait défaut dans cette dernière maladie; un accès irrégulier de goutte peut néanmoins faire égarer le praticien. Il peut y avoir, dans cette maladie, une gastralgie aiguë, ressemblant à une crise gastrique, avec douleurs spasmodiques violentes à la région épigastrique, vomissements bilieux et un certain degré de collapsus. Il peut y avoir une colique intestinale, simulant une crise intestinale, une sensation de constriction autour de la poitrine; une anxiété précordiale et des accès d'asthme qui peuvent simuler une crise laryngée. L'histoire de la maladie, la présence des concrétions goutteuses et l'absence du symptôme de Westphal établiront bientôt le diagnostic.

L'*arthropathie* tabétique ne peut être confondue avec la goutte rhumatismale. Nous avons déjà vu (p. 211) que l'arthropathie tabétique se caractérise par un gonflement brusque dans une articulation, avec effusion de synovie, douleur, rougeur et chaleur; le genou ou l'épaule en constituent le siège de prédilection; dans la goutte rhumatismale, au contraire, l'évolution de l'arthropathie est lente; la quantité de liquide épanché est très petite et ce sont les articulations des doigts, des orteils et des cuisses qui en constituent le siège principal.

Les *diabétiques* peuvent se plaindre de nombreux symptômes qui peuvent faire songer à la période initiale du tabes.

Une sensation de fatigue, de lassitude et d'une débilité extrême de la force musculaire se rencontre également dans le diabète sucré, le tabes et la neurasthénie spinale. Cette sensation ne dérive pas d'une émaciation des muscles qui est un des derniers symptômes du diabète, mais elle se présente, sans cause connue, dans les extrémités inférieures ou dans les lombes, et peut être assez intense pour faire croire à une maladie spinale. Le malade a de la peine à marcher, ses mouvements sont lents, maladroits et sans énergie. Ce manque de force s'observe presque subitement, par exemple après un petit accident; il dérive probablement d'une nutrition musculaire insuffisante par suite de la présence du sucre dans le sang.

On observe encore dans le diabète sucré diverses formes de paralysies qui peuvent être locales, partielles et incomplètes; d'autres fois il y a une véritable hémiplégie qui survient brusquement à la suite d'une apoplexie et guérit au bout de quelques jours comme les hémiplégies tabétiques (p. 190); elle peut même revenir ultérieurement. D'autres fois, cette apoplexie a une terminaison fatale, ou bien encore il n'y a qu'une absence de la conscience sans paralysie consécutive, ou des vertiges qui effraient le malade. Il peut y avoir encore une paralysie sans apoplexie et l'hémiplégie d'un côté peut être combinée avec une monoplégie de l'autre côté. La monoplégie est très fréquente dans le diabète sucré et doit éveiller l'attention du praticien au sujet de la présence du sucre dans l'urine. Ces paralysies se limitent à un seul ou à une partie de membre; à un seul ou à un groupe de muscles de la face; fréquemment encore elles atteignent la langue et les muscles moteurs de l'œil. Elles ne durent parfois que quelques heures et souvent même elles sont incomplètes.

La difficulté de la parole peut être attribuée, soit à l'aphasie soit à l'anarthrie, ou ne dépendre que d'une débilité générale combinée à une sécheresse de la langue. Quelquefois on observe une perte plus ou moins complète de la mémoire des mots. Une aphonie temporaire peut être due à une paralysie transitoire des muscles du larynx. Actuellement, on ne possède pas des observations très concluantes sur les paralysies des muscles oculaires, quoique Kiwatkowski ait rapporté un cas de paralysie de la cinquième paire chez un diabétique; on a relaté une paralysie du muscle droit externe dans des conditions analogues.

Le diabétique offre encore un autre symptôme très intéressant dans la sphère motrice; c'est la marche vacillante, spécialement dans l'obscurité. Ce symptôme peut être combiné avec des picotements dans les extrémités inférieures; nous voyons ainsi qu'il existe une grande ressemblance entre plusieurs de ces symptômes et ceux de l'ataxie locomotrice.

Mais il existe fréquemment dans le diabète sucré un symptôme qui fait défaut dans le tabes; ce sont les *crampes dans les jambes*, principalement la nuit, et qui constituent souvent la cause de l'*insomnie*. Celle-ci, toutefois, peut encore exister dans le diabète sucré à la suite d'un trouble dans la nutrition du cerveau occasionné par la présence du sucre dans le torrent circulatoire; si une insomnie se présente sans cause apparente, on peut suspecter le diabète sucré. Dans le tabes l'insomnie n'est généralement que le résultat des douleurs fulgurantes ou de toute autre crise.

D'autre part, le diabète sucré offre des symptômes qui se rapprochent de ceux du tabes; ainsi, on peut observer dans la sphère de la sensibilité, des zones d'anesthésie et d'analgésie telle qu'on peut arracher les cheveux au malade sans lui causer la moindre douleur. Ces malades se plaignent fréquemment d'urtication, de constriction, de froid, de chaleur et d'engourdissement, spécialement dans une ou deux extrémités inférieures ou dans les organes sexuels. A l'instar des tabétiques, les diabétiques sont encore très sensibles au froid. La sensibilité tactile peut disparaître et le malade se sentir incapable de tenir une épingle entre les doigts sans la regarder. Certains malades perdent la sensation caractéristique du sol sur lequel ils marchent. La douleur dans les articulations, les hanches, les lombes et le dos est très fréquente; elle se présente spécialement à la nuque, où le malade la compare à une brulûre ou à la morsure d'un chien, et elle s'y complique d'une roideur musculaire qui s'étend parfois de la région occipitale jusqu'au sacrum. Il peut y avoir encore de la céphalalgie, une sensation de pression à la partie supérieure de la tête et diverses formes de névralgies, particulièrement une sciatique symétrique et rebelle. On a encore observé des fulgurations analogues à celles du tabes et qui, compliquées d'une difficulté dans la station debout, d'une anesthésie plantaire et d'une hyperesthésie de certaines régions, peuvent, à tort, faire conclure à un tabes.

Le désir sexuel se trouve généralement diminué. Chez l'homme, il y a de la froideur et de l'impuissance ; chez la femme, une répugnance pour les rapports. Quelques névroses, telles que l'asthme, l'angine de poitrine, etc., font songer aux crises laryngées du tabes. La surdité est plus fréquente chez le diabétique que chez d'autres malades ; elle peut être purement nerveuse, mais d'autres fois elle dépend de lésions de l'oreille moyenne. L'anorexie et la perversion du goût ont encore été relatées.

Certains troubles nutritifs, observés dans le tabes (p. 213), se rencontrent quelquefois dans le diabète sucré, et spécialement l'ulcère perforant du pied, les escarres, la transpiration localisée et l'atrophie musculaire.

Un élément d'incertitude qui peut se présenter dans ces circonstances, c'est que le sucre peut se trouver dans l'urine d'un tabétique (p. 255) ; de plus, Pavy a observé des paralysies et d'autres symptômes nerveux avant l'apparition du diabète sucré ou bien au moment où, en raison du traitement ou d'une autre manière, le sucre disparaît de l'urine, ou après que le sucre avait quitté ce liquide depuis déjà plusieurs mois. Les autres symptômes du diabète sucré, tels que la faim, la soif, la polyurie, l'émaciation, etc., peuvent ne pas être très prononcés ; surtout là où les symptômes nerveux prédominent, comme chez les tempéraments nerveux héréditaires, le diabète sucré et le tabes peuvent offrir une analogie frappante ; elle peut être telle que la question ne pourrait être tranchée, si on n'avait à sa disposition les symptômes de Westphal et d'Argyll-Robertson, qui font toujours défaut dans le diabète sucré.

L'amblyopie et l'amaurose se rencontrent dans le cours du diabète sucré comme dans le tabes. Ici l'ophtalmoscope tranche la question, parce que dans l'amblyopie, au début du diabète sucré, le fond de l'œil est normal ou tout au plus y existe-t-il une simple congestion du disque optique ; cette amblyopie est le résultat d'une parésie de l'accomodation, sans doute causée par l'état saccharin du sang. Aussi peut-on la comparer à l'amaurose urémique qui, dans quelques cas, ne présente aussi aucune modification ophtalmoscopique. Généralement les deux yeux sont inégalement entrepris ; tous les objets se présentent au malade dans une brume jaunâtre et ce symptôme est plus prononcé après les repas. L'amaurose peut être très grave vers la fin de la maladie et dépend d'une rétinite glycosurique qui ressemble à la rétinite albuminurique et aux modifications de la rétine dans l'anémie pernicieuse ; une hémorragie survient presque inévitablement et donne lieu à une rétinite parenchymateuse secondaire. Il peut encore y avoir une atrophie simple du nerf optique qui rend le diagnostic plus douteux. La défectuosité de la vue que l'on rencontre le plus souvent dans le diabète sucré est due à une cataracte, qui ne se montre pas dans le tabes et qui conséquemment peut être utilisée pour le diagnostic différentiel.

Le malade de la 55e observation, p. 191, souffrait d'un tabes avec glycosurie, il avait été déclaré atteint de diabète sucré par un médecin distingué et fut, à cet effet, envoyé à Neuenahr, une ville d'eau particulièrement impropre aux tabétiques. Cette observation démontre l'importance des expériences diagnostiques que nous avons mentionnées pour différencier le tabes du diabète sucré.

L'amblyopie et l'amaurose, dérivant de l'*atrophie du nerf optique* dans le tabes, se distinguent, avec le concours de l'ophtalmoscope, d'une faiblesse ou d'une disparition de la vue par suite d'une névrite optique, comme nous en rencontrons dans la tumeur cérébrale, la méningite, l'abcès et le ramollissement du cerveau à la suite d'une embolie, d'une thrombose, etc. Les caractères ophtalmoscopiques de l'atrophie du nerf optique (p. 168) consistent essentiellement en une pâleur et une excavation du disque à bord très tranché; dans la névrite optique, au contraire, il y a une augmentation de la rougeur, un gonflement et une obscurité du disque dont le bord est irrégulier et imperceptible, le centre étant plus foncé que la périphérie, les veines dilatées et les artères rétrécies.

Les autres symptômes cliniques de ces deux affections n'offrent pas un contraste si frappant. Il est vrai que dans l'atrophie du nerf optique, l'un des yeux faillit plutôt que l'autre et que souvent la névrite optique est bilatérale d'emblée; néanmoins cette dernière affection peut ne débuter que dans un seul œil. La vision diminue ou disparaît dans les deux maladies; dans ces deux affections, le champ visuel se trouve limité et il y a achromatopsie, le rouge et le jaune disparaissant avant le bleu et le vert; toutefois la névrite optique annihile plus promptement la vue que l'atrophie du nerf optique; en effet, dans le premier cas, il peut y avoir cécité en deux ou trois jours, tandis qu'il faudra plusieurs mois, parfois des années, avant que la vue se perde complètement dans l'atrophie du nerf optique. Toutefois, la cécité ne survient jamais brusquement dans la névrite optique comme dans l'embolie de l'artère centrale de la rétine.

Charcot relate un cas où il lui fut difficile de déterminer si un malade souffrait du tabes ou d'une tumeur des lobes occipitaux. Galezowski parvint à en établir le diagnostic à l'aide de son miroir réflecteur ; mais en ce moment le symptôme de Westphal n'était pas encore utilisé en France; on sait aujourd'hui que dans toute tumeur cérébrale les réflexes rotuliens sont exagérés, tandis que dans le tabes ils sont abolis.

On confond souvent les douleurs fulgurantes avec les *douleurs névralgiques*, surtout lorsqu'elles affectent presque exclusivement la sphère d'un nerf ou d'une branche nerveuse. Dans les deux affections, la douleur peut présenter la même intensité et les mêmes caractères, quant à l'intermittence, etc.; mais dans les névralgies on ne rencontre pas d'autres symptômes tabétiques, tandis que dans le tabes nous avons l'abolition du réflexe rotulien, le symptôme d'Argyll-Robertson, etc.

La *gastralgie*, étudiée dans ces derniers temps par Clifford Allbutt [1], peut, à première vue, simuler une crise gastrique. La douleur est également très intense et peut se présenter brusquement; mais la gastralgie atteint principalement les jeunes femmes et souvent elle est précédée ou suivie d'autres troubles gastriques; les crises gastriques s'observent essentiellement chez les hommes à la fleur de l'âge et se compliquent d'autres symptômes tabétiques; il est rare qu'elles soient le résultat de troubles digestifs continus.

L'*entéralgie* peut, d'après le même auteur, constituer une névrose pure ou un symptôme de la goutte; on pourrait la confondre avec les *crises intestinales* du tabes. Dans les deux cas, la douleur est très grande et les malades se plaignent de « coups de poignard et de couteau », et de douleurs si terribles qu'ils déclarent préférer la mort à leurs tortures. La douleur de l'entéralgie siège surtout dans la fosse iliaque droite et à la région ombilicale. Les névralgies du foie, des reins, du rectum et de la vessie semblent appartenir à la même catégorie de douleurs ainsi que les accès de diarrhée nerveuse. Cette dernière est attribué à un état nerveux et s'accompagne généralement d'autres névroses, telles que la migraine, l'instabilité cardio-vasculaire, etc. Dans toutes ces affections, la présence ou l'absence des réflexes rotuliens décidera en dernier ressort pour établir le diagnostic.

Quelques cas de tabes avec prédominance des crises gastriques ont été confondus avec *certaines maladies de l'estomac;* souvent on a conclu à un ulcère ou à un cancer de l'estomac, à un calcul biliaire ou rénal. Toute hématémèse était attribuée autrefois à un ulcère ou à un cancer de l'estomac, tandis que ce symptôme se présente aussi vers la fin des crises

1. *On visceral neuroses*, p. 30, Londres, 1884.

gastriques à la suite d'une forte irritation nerveuse et sans maladie essentielle de l'estomac.

Actuellement un diagnostic exact est plus facile. L'*ulcère de l'estomac* est beaucoup plus fréquent chez la femme que chez l'homme, tandis qu'on observe l'inverse dans le tabes; cet ulcère se rencontre plus fréquemment à un âge avancé tandis que le tabes est plus propre au jeune âge; la douleur de l'ulcère se présente après un repas et se trouve occasionnée par les aliments, tandis que ces derniers n'ont aucune influence sur le développement des crises gastriques; dans l'ulcère, la douleur est généralement localisée à l'épigastre ou à l'hypochondre gauche, ou dans une certaine partie du dos; elle est accompagnée d'une sensibilité particulière à la pression, tandis que dans les crises gastriques, la douleur a le plus généralement une plus grande étendue et la pression loin de l'augmenter la calme souvent. Le vomissement dans l'ulcère n'est pas fréquent, et s'arrête presque toujours après l'élimination des matières alimentaires, tandis que dans les crises gastriques il se prolonge après que l'estomac et le duodénum se sont vidés. L'ulcère se caractérise par sa marche chronique, les crises gastriques se montrent avec une acuité extrême; enfin, le réflexe rotulien existe dans l'ulcère et fait défaut dans le tabes.

La *perforation de l'estomac et des intestins*, qui résulte d'une ulcération, présente quelques analogies avec les crises gastriques : il existe une douleur abdominale intense et des vomissements, et on la rencontre chez des malades qui antérieurement ne souffraient que fort peu. Dans les crises gastriques, au contraire, le malade souffre d'une manière continue, tandis que, dans la perforation, il se tient très tranquille dans la position horizontale; il a même peur du moindre mouvement; les symptômes de la péritonite ne tardent pas à se développer.

Le passage des *calculs biliaires et rénaux* peut encore s'annoncer par des symptômes qui simulent les crises gastriques; dans ces cas il nous reste le symptôme de Westphal pour établir le diagnostic. La dilatation ou l'atrophie des membranes de l'estomac ne peuvent être confondues avec les crises gastriques si l'on considère leur marche essentiellement chronique.

Le *cancer de l'estomac* se présente le plus souvent à un âge avancé; il est caractérisé par des symptômes d'indigestion, douleur à la région épigastrique, que l'estomac soit plein ou vide, il y a une inappétence complète, une émaciation et un teint jaunâtre. Les symptômes persistent pendant longtemps; on n'oubliera pas qu'ils peuvent être précédés d'une hématémèse. Dans tout cas douteux, le symptôme de Westphal éclaircit la nature de l'affection.

Les troubles urinaires, si fréquents chez les tabétiques, sont souvent attribués à des *maladies locales de la vessie ou du canal de l'urèthre;* dans ce cas on essaie l'introduction d'une bougie ou d'une sonde et cette opération souvent aggrave le mal. Les tabétiques sont très impressionnables et en présence des symptômes décrits à la p. 200, le médecin n'oubliera jamais d'examiner le réflexe rotulien. Si ce réflexe fait défaut, l'intervention de tout instrument ne peut qu'être nuisible. Un certain nombre de ces cas de cathétérisme fatal dont sir Andrew Clark a entretenu dernièrement la société médicale de Londres, étaient probablement des tabes commençants. Il faut ajouter toutefois que l'autopsie n'a fait découvrir aucune lésion dans les organes importants; mais il se pourrait que la moelle épinière n'ait pas été examinée avec tous les soins voulus, spécialement pour ce qui concerne l'induration et les taches. Dans tous les cas d'*impuissance*, de *spermatorrhée* et de *satyriasis* qui se présentent dans la pratique, il faut toujours songer aux symptômes du tabes, parce que ceux-ci ont une signification toute différente que lorsqu'ils s'appliquent aux troubles locaux des organes sexuels.

Les *accès d'hémiplégie et d'aphasie*, de nature tabétique (p. 190), peuvent offrir des difficultés si on ne connaît pas l'histoire de la maladie. Une erreur de diagnostic donne souvent lieu à un pronostic fâcheux, parce que l'hémiplégie et l'aphasie du tabes sont presque toujours temporaires et ne dépendent jamais d'une lésion cérébrale. Ici de nouveau le réflexe tendineux établira la différence au point de vue du diagnostic.

2. La *deuxième période ou la période ataxique du tabes* offre des caractères tellement nets qu'il serait difficile de confondre cette maladie avec n'importe quelle autre.

On a dit que le tabes peut quelquefois être confondu avec la *chorée;* il est vrai que « la folie musculaire » se présente aussi bien à un certain moment de la période ataxique (p. 226), que dans la chorée. Il est difficile néanmoins de confondre les deux affections; la chorée se présente surtout entre l'âge de cinq à quinze ans, et est plus fréquente chez les filles que chez les garçons; de plus, les contractions choréiques surviennent spontanément et d'une manière tout autre que dans l'ataxie. On ne prendra également le tabes pour une *paralysie agitante* qui se caractérise essentiellement par un tremblement pendant le repos et par une perte de la force musculaire; il n'y existe jamais de douleur et les réflexes tendineux sont normaux ou exagérés. D'*autres paralysies*, dues à une affection cérébrale ou spinale, se distinguent par une perte de la force musculaire; cette dernière, à la période ataxique du tabes, est presque toujours normale. Dans l'hémiplégie ordinaire et dans la myélite transversale, le réflexe rotulien se trouve exagéré à moins que, ce qui est rare, le renflement lombaire soit affecté.

La *sclérose multiple* se distingue du tabes par un tremblement rhytmique tout particulier lorsque le malade exécute ou désire exécuter des mouvements volontaires d'une grande étendue; par une rigidité musculaire et une augmentation des réflexes tendineux.

Les *maladies du cervelet*, par exemple une tumeur, un ramollissement, etc., donnent lieu à une démarche vacillante analogue à celle de l'ivrogne, avec une tendance à tomber en arrière, en avant ou de côté; le malade n'use pas des yeux en guise de béquilles; généralement il souffre de fortes douleurs continues dans la partie postérieure de la tête, qui s'étendent de là, avec une intensité graduellement moindre, vers les autres parties de la tête; il peut y avoir des vomissements, une névrite optique et même des vertiges dans la position horizontale; dans les membres on ne constate ni douleur, ni anesthésie, ni paresthésie ni analgésie; les membres supérieurs et inférieurs n'offrent aucun signe d'ataxie lorsqu'ils occupent une position horizontale.

La *méningite spinale chronique* complique souvent la période ataxique du tabes (pp. 14 et 42); on suppose son existence lorsque le malade se plaint d'une raideur et d'une forte douleur au dos augmentant par la pression. La méningite spinale primitive se distingue encore du tabes, en ce qu'elle est suivie d'une paralysie avec rigidité musculaire, et que l'ataxie fait défaut.

3. La *période terminale du tabes* pourrait être confondue avec la période terminale de certaines autres affections des centres nerveux. Une paralysie complète de la vessie, du gros instestin et des extrémités inférieures, des escarres au sacrum, aux talons et à d'autres parties, l'émaciation, la cécité, la surdité et l'impuissance se rapprochent plus d'une destruction presque complète des centres nerveux que d'une affection nettement tranchée.

La *paralysie générale des aliénés* peut compliquer le tabes de différentes manières de telle sorte qu'il peut y avoir prédominance des symptômes cérébraux ou des symptômes spinaux; le diagnostic n'offre néanmoins aucun doute dans les cas où les lésions sont nettement dessinées. Chez plusieurs tabétiques, l'intelligence reste claire et intacte jusqu'au dernier moment; il n'y a pas d'illusions; rarement il existe un embarras de la parole et les pupilles restent également dilatées. Dans la paralysie générale, au contraire, il existe toujours un trouble de la parole; les pupilles sont généralement d'une dilatation inégale; la langue et les muscles de la face tremblent; la mémoire fait défaut; il y a des illusions et de l'imbécillité. Dans les tabes compliqués de paralysie générale, ou *vice versa*, il n'y a plus de réflexes rotuliens; mais si la maladie a une origine cérébrale, les réflexes peuvent être normaux, mais le plus souvent néanmoins ils sont exagérés.

# CHAPITRE VIII

## PRONOSTIC DE L'ATAXIE LOCOMOTRICE

Romberg déclara, en 1851, qu'il n'y avait aucun espoir de guérison pour le tabes; ces malades se trouvèrent condamnés à mort et nous devions reconnaître l'inutilité de toute intervention thérapeutique. En 1862, Trousseau posait un pronostic très grave, et la multiplicité des médicaments employés lui semblait confirmer leur inutilité. En 1877, Duchenne laissait entrevoir quelque espérance; il attacha une très grande importance à ce que la maladie pût être reconnue dès le début et insista sur un traitement persévérant. Vulpian déclarait, en 1879, le pronostic grave, quoique la maladie pût quelquefois être arrêtée dans sa marche et qu'il pouvait y avoir une amélioration temporaire. Sa marche est généralement progressive et sa terminaison fatale, à moins que le malade ne soit enlevé par une maladie intercurrente. En 1883, Leyden déclara que nous étions incapables de faire disparaître les lésions du tabes et que rien ne permettait de nourrir cet espoir.

Depuis que l'on sait le rôle que la syphilis joue dans l'étiologie du tabes, et depuis que l'on connaît ce symptôme qui permet de reconnaître cette dernière maladie à son début, cette question se présente sous un jour nouveau. Nous savons maintenant que quiconque a souffert d'une syphilis constitutionnelle peut être atteint du tabes à une période plus ou moins éloignée du chancre infectant et des manifestations secondaires. Cette période de latence varie de douze mois (p. 93) à vingt-sept années (p. 118). Quiconque a été syphilique, ne peut se considérer indemne du tabes pour le reste de la majeure partie de sa vie. Ce fait, qu'on ne saurait révoquer en doute, impose une grave responsabilité au praticien qui traite une maladie vénérienne. Nous avons vu que ce sont surtout les personnes dont les manifestations secondaires n'ont été que fort peu prononcées et qui conséquemment n'ont subi qu'un traitement insuffisant, qui deviennent ultérieurement les victimes du tabes (p. 81); et il est probable que chez ces malades le tabes ne se serait jamais développé si l'infection syphilitique avait été combattue d'une manière énergique et persévérante au moment de ses premières manifestations.

Le vénérable Ricord, assistant au meeting du « British Medical Association » tenu en 1873 à Birmingham, y prononça un discours où il établissait, comme le résultat d'une expérience sans pareille dans le traitement de la syphilis, qu'un malade, traité pendant deux années consécutives après avoir contracté un chancre infectant, devait être considéré comme guéri et libre de toute prédisposition aux phénomènes secondaires et tertiaires.

Aussi nous est-il permis de dire au praticien : Pénétrez-vous bien des paroles de Ricord et soignez convenablement la syphilis dès son apparition. Ne consolez pas le malade qui vous consulte pour un chancre infectant avec la perspective d'une prompte guérison; dites-lui ouvertement qu'il s'est inoculé un poison perfide et dangereux qui peut l'estropier ou le tuer tôt ou tard s'il ne se soumet à un traitement systématique et persévérant. Persévérez dans vos efforts à moins que vous n'ayez des motifs de croire que tout germe, que tout vestige de ce terrible virus n'ait été entièrement détruit. Vous examinerez, de temps à autre, vos malades qui offrent des phénomènes secondaires, quant au réflexe rotulien; vous vous informerez s'ils n'ont pas eu une diplopie ou une incontinence d'urine temporaire, de la présence du symptôme d'Argyll Robertson;

s'ils se plaignent de constriction autour de la poitrine; vous ne conclurez pas trop vite à l'existence d'une dyspepsie et d'une flatulence. Ne croyez pas que toute douleur dans les jambes doive être attribuée à un rhumatisme ou à une sciatique; recherchez l'existence d'un tabes, si les malades ont eu des crises gastriques ou des troubles intestinaux qui ont été précédés d'une syphilis. Surtout si vous constatez l'absence du réflexe rotulien, songez que cette terrible maladie, le tabes, a lancé ses avant-postes et qu'elle est sur le point d'envahir tout le corps. A l'œuvre alors pour empêcher ses progrès ultérieurs et, en l'enrayant dans sa marche, nous enregistrerons un triomphe nouveau aux victoires de la *médecine préventive*.

Nous n'hésitons donc nullement à affirmer que le pronostic du tabes devient plus favorable au fur et à mesure que les connaissances étiologiques, symptomatologiques et surtout thérapeutiques de cette maladie progressent. Nous sommes convaincu que, lorsque les praticiens connaîtront mieux la maladie dans tous ses détails et que conséquemment ils la reconnaîtront clairement dès les premiers symptômes, le pronostic deviendra de plus en plus favorable. Les malades dont les manifestations syphilitiques, primaires et secondaires, n'ont pas été traitées avec une énergie suffisante, devront se soumettre à un traitement spécifique de longue durée. Bien des fois, en agissant ainsi dans des cas où le pronostic semblait, *prima facie*, très défavorable, nous avons réussi, non seulement à combattre le progrès ultérieur du mal, mais encore à prévenir toute manifestation ultérieure de la dyscrasie syphilitique. Plusieurs malades, qui avaient déjà été la proie d'un grand ravage, ont apparemment obtenu une guérison complète et nous sommes convaincu que la très grande majorité des malades n'auraient jamais souffert d'une affection syphilitique des centres nerveux, si le chancre primitif ou les premiers symptômes secondaires avaient été traités avec l'énergie et la persévérance dont Ricord nous a prouvé la nécessité.

Aussi, sans considérer le tabes comme incurable, nous ne pouvons ignorer que c'est une des affections les plus rebelles qui puisse se présenter; que quelques-uns de ses symptômes et spécialement l'atrophie du nerf optique, peuvent être arrêtés dans leur marche; mais que tout le mal fait à la rétine est toujours irréparable ; que la maladie n'est jamais un simple dérangement fonctionnel, mais qu'elle opère, dès le début, la destruction d'un tissu et que conséquemment le malade, tout en ayant les apparences d'une guérison complète, est plus prédisposé que toute autre personne dont la moelle n'a jamais été affectée et en même temps moins apte à résister aux luttes de l'existence.

La possibilité d'une guérison se trouve proportionnée à la nature et à l'étendue des lésions. On se souviendra toujours qu'il n'y existe jamais une période prodromale ou simplement fonctionnelle qui ferait supposer des modifications moléculaires dans la nutrition des parties malades et qui se remettent aisément; une véritable sclérose existe dès le début.

Plusieurs observateurs, et spécialement Eichhorst et Schieferdecker, ont fait des expériences sur les animaux qui démontrent que la section ou une blessure de la moelle peut se remettre jusqu'à un certain point, surtout lorsque la blessure n'était pas très étendue et que les animaux sont encore jeunes; que cette restauration se rencontre principalement dans les fibres nerveuses, et beaucoup moins, peut-être pas du tout, dans les cellules ganglionnaires de la substance grise. L'anatomie pathologique a démontré qu'il peut y avoir chez l'homme des résultats identiques. Chez les malades décédés à la suite d'une myélite transversale et à la fois d'un tabes, on a rencontré des fibres nerveuses de nouvelle formation à côté d'autres fibres dégénérées et formées probablement aux dépens de ces dernières; il a été démontré également que la persistance du cylindre axile, que l'on croyait nécessaire à la régénération de la fibre nerveuse, n'est pas indispensable. Les cellules ganglionnaires qui ont une organisation supérieure à celle des simples fibres nerveuses, paraissent ne pas pouvoir régénérer. Les grandes cellules des cornes antérieures, qui périssent dans la paralysie infantile, ont été trouvées complètement dégénérées plusieurs années après l'accident et alors que la force motrice et la tonicité musculaire s'étaient considérablement améliorées.

Les nerfs des organes des sens spéciaux, dont la texture est particulièrement complexe, sembleraient à première vue, inaptes à une restauration; en effet, les bâtonnets et les cônes de la rétine, ainsi que les fibres du nerf auditif contenues dans la crête des canaux semi-circulaires du labyrinthe membraneux, ne peuvent se rétablir à la suite d'une lésion grave, telle qu'une hémorragie, une atrophie ou un autre processus morbide. Le malade de la 53e observation (p. 72) guérit très bien de tous ses symptômes tabétiques, sauf de sa surdité, qui avait été provoquée par une névrite du nerf auditif. — Quant aux propriétés réparatrices que possède la névroglie, on en connaît peu de chose; il en est de même du pouvoir régénérateur des parois vasculaires qui ont subi une modification pathologique.

Quoiqu'on ait démontré que les fibres nerveuses centrales, qui sont le principal siège de la lésion du tabes, soient susceptibles d'une régénération, il est néanmoins rare d'y rencontrer une restauration très étendue, surtout chez les personnes d'un âge un peu avancé. La guérison des symptômes tabétiques est conséquemment le résultat, abstraction faite des fibres détruites ou incurables, de la restauration plus ou moins complète de fibres dont la dégénérescence avait à peine commencé; d'autres fibres encore, qui indubitablement auraient succombé sous la même influence morbide, ont été épargnées de la sorte. C'est surtout dans les cas récents qu'un certain nombre de fibres nerveuses peuvent être préservées non seulement d'une destruction, mais encore être consolidées par l'emploi de certains stimulants.

La « loi de la substitution » peut intervenir enfin jusqu'à un certain degré, en obligeant des fibres intactes avoisinantes à faire le travail des fibres détruites. Conséquemment, si les symptômes tabétiques s'amendent ou disparaissent, nous ne pouvons pas conclure à une restauration des fibres nerveuses centrales malades, mais à une amélioration dans la nutrition des fibres dont la texture n'était pas irrévocablement endommagée et à une action vicariante des tractus avoisinants.

Il en résulte que les deux principaux symptômes, savoir les douleurs fulgurantes avec toutes leurs modifications (crises, etc.) et l'ataxie locomotrice et statique, peuvent complètement céder à des moyens thérapeutiques; il en est de même des troubles vésicaux, rectaux et sexuels. L'atrophie musculaire qui accompagne assez fréquemment le tabes, laisse moins d'espoir parce que les cellules ganglionnaires détruites ne se régénèrent pas. Si néanmoins quelques parties de ces cellules conservent leur action physiologique, elles peuvent encore exercer une heureuse influence sur la nutrition et la tonicité. Adamkiewicz [1] a rencontré un cas où une tumeur au côté gauche du renflement cervical de la moelle avait réduit les cellules ganglionnaires de la substance grise au trente-deuxième de leur volume, sans qu'il y eût une atrophie des muscles correspondants à l'endroit lésé. Enfin l'atrophie du nerf optique et du nerf acoustique peut quelquefois s'arrêter dans sa marche.

Aussi, concluons-nous que le pronostic du tabes n'est pas aussi triste que le prétendent la plupart des auteurs. Le mercure et l'iodure de potassium sont de véritables spécifiques contre la dyscrasie qui constitue, dans la grande majorité des cas, la cause du tabes; l'électricité, le nitrate d'argent et le seigle ergoté sont également des remèdes qui stimulent et favorisent la nutrition et l'activité fonctionnelle des fibres nerveuses centrales. L'époque à laquelle le malade vient consulter le médecin, l'observation des prescriptions médicales, l'âge du malade, son état général et une série d'autres circonstances individuelles contribuent nécessairement au pronostic. Si nous ne pouvons espérer la guérison de la maladie en pleine voie de développement, nous savons au moins que, dans les cas où la maladie n'était pas encore très prononcée, on peut obtenir une grande amélioration, parfois même une guérison.

Le malade de la 70e observation (p. 256) qui se trouvait en pleine troisième période, s'améliora admirablement sous l'ac-

1. *Wiener medicinische Presse*, n° 9, 1883.

tion du traitement; malheureusement de nouveaux excès arrêtèrent le progrès et il mourut. Les malades qui suivent d'une manière absolue nos prescriptions jusque dans les plus petits détails, ont une plus grande chance de guérison que ceux qui refusent de se soumettre à nos conseils.

D'autres circonstances encore peuvent être de la plus grande importance. Ainsi, les malades qui ne séjournent pas à l'hôpital ont peu de chances de guérison; l'indigent, celui qui ne peut pourvoir d'une manière absolue aux nécessités de la vie, devrait se faire admettre à l'hôpital. Ceux qui sont nés « la bourse au cou » se trouvent dans les circonstances les plus favorables pour faciliter leur cure.

Le tempérament et la constitution du malade exercent également une grande influence; le débauché succombera plus vite que l'homme sage. Des deux cas de tabes les plus prononcés que nous ayons vus, l'un concernait un pair d'Angleterre, d'une constitution très faible et d'un tempérament calme et dédaigneux; il fit tout son possible pour relever l'existence et, dans son infirmité, les arts et les lettres lui étaient une grande consolation; il a vécu jusqu'à l'âge de soixante ans, ayant supporté son mal pendant environ trente ans, sans avoir enduré de grandes souffrances. L'autre cas concernait un Irlandais très irascible qui, après avoir fait sa fortune en Australie, revint en Angleterre pour y vivre en proie aux excitations les plus sauvages, aux intrigues et à toute espèce de débauche. Il mourut quatre années après le début de sa maladie, ayant passé par les tortures les plus atroces; sa constitution autrefois herculéenne avait été complètement réduite en un temps relativement très court.

La marche de l'ataxie locomotrice progressive est généralement lente; le plus souvent il s'écoule plusieurs années sans que le malade ait été soumis à un traitement actif, sans que sa maladie soit parvenue à un complet développement. Nous ne croyons pas d'ailleurs que le tabes raccourcisse sérieusement l'existence; beaucoup de ces malades atteignent un âge avancé et même la maladie peut rester stationnaire pendant des mois et même des années ; la mort à la première période, surtout à la suite de diverses crises, peut néanmoins survenir. D'autres tabétiques perdent à la longue une telle force de résistance aux influences extérieures qu'ils meurent à la suite d'une bronchite, d'une congestion pulmonaire ou d'une autre affection analogue qui généralement n'enlève pas l'homme à la fleur de l'âge lorsqu'il mène une vie très régulière ; enfin ils semblent plus prédisposés à la fièvre typhoïde et à d'autres maladies contagieuses ou infectieuses ; aussi offrent-ils pour ces motifs moins de chance de longévité que les autres personnes. Il est néanmoins impossible, même pour le tabes arrivé à sa dernière période et lorsque le malade se trouve presque réduit à l'état de squelette, de prédire une terminaison fatale dans un bref délai, car dans quelques cas, la résistance et la ténacité sont excessives et le processus de dégénérescence peut se terminer si lentement que des soins dévoués et intelligents l'arrachent parfois des griffes de la mort.

# CHAPITRE IX

## TRAITEMENT DE L'ATAXIE LOCOMOTRICE

La thérapeutique de cette maladie ne peut être couronnée de succès que lorsque le traitement se prolonge avec persévérance et sans interruption pendant plusieurs mois, ou même pendant des années.

Le repos est ici d'une grande importance ; nous devons tâcher de rendre la vie du malade aussi agréable que possible. Nous ne recommandons jamais le repos absolu, soit physique, soit mental. Hammond relate le cas d'un tabétique qui fut obligé de garder le lit pendant douze mois consécutifs à la suite d'une fracture du fémur mal soignée ; lorsqu'il se leva, il constata que sa maladie l'avait quitté. C'est là un cas tout à fait exceptionnel, parce que, le repos prolongé rend généralement le malade plus impotent et il en résulte une forte dépression des forces vitales. Aussi, même chez le malade dont la marche est très pénible, l'encourageons-nous à faire plusieurs fois par jour une petite promenade et aussi loin que possible.

Tout excès doit être interdit. Les rapports sexuels et les excès alcooliques sont particulièrement désastreux. Le malade de la 70e observation (p. 256), quoique à la troisième période, s'améliorait en tous sens sous l'influence du traitement, lorsque de nouveaux excès alcooliques le conduisirent bientôt à la tombe.

L'exemple suivant est un témoignage de l'action nuisible des excès sexuels :

73e *Observation.* — En septembre 1882, le Dr Grusemann nous pria d'aller voir un industriel, âgé de cinquante-deux ans et marié. Il se plaignait depuis quatre années d'une « névralgie » du bras gauche, principalement dans le voisinage du muscle deltoïde, et d'un « gonflement rhumatismal » dans le pouce gauche. Au premier abord, ce malade semblait atteint de goutte rhumatismale ; mais un examen plus soigné démontra bientôt que le patient avait eu une syphilis assez intense, il y a vingt ans ; les réflexes rotuliens étaient absents ; non seulement il y avait une « névralgie » mais encore une anesthésie et une analgésie du bras gauche ; parfois le malade avait eu des douleurs fulgurantes assez intenses dans le bras droit et la jambe droite, la vessie était très lente et la puissance sexuelle fort petite. Dernièrement après un rapport sexuel incomplet, il se sentit comme étouffé et sur le point de faiblir ; il fut atteint d'une telle prostration qu'il dut se tenir au lit pendant deux jours. Au même moment tous les symptômes primitifs s'aggravèrent.

L'observation suivante démontre qu'une simple fatigue peut précipiter le malade de la deuxième à la troisième période :

74e *Observation.* — Un voyageur de commerce, âgé de quarante ans, célibataire, fut admis à notre hôpital en janvier 1878. Il avait commis des excès alcooliques et sexuels ; deux années auparavant il avait eu un délirium tremens qui avait été précédé d'un chancre, d'une gonorrhée et d'un rétrécissement. Sa santé était ébranlée par suite de son séjour sous les tropiques. Il y a deux ans, il sentit pour la première fois une difficulté dans la marche et s'installa pendant trois mois à l'hôpital de Buenos-Ayres, où sa situation s'améliora et s'empira alternativement ; actuellement ce malade est atteint d'un ptosis de la paupière gauche et d'une paralysie du muscle droit interne et du muscle oblique supérieur de l'œil gauche. Il ne présente aucun signe d'atrophie du nerf optique, ni aucun symptôme dans la moitié supérieure du corps ; il sent un engourdissement dans les hanches, les cuisses, les jambes et surtout dans les pieds; des douleurs fulgurantes surtout dans la jambe et le pied droit, quelquefois aussi à gauche. Ces « coups » se prolongaient pendant quelques secondes et furent suivis d'un repos d'environ une heure avant l'arrivée d'un autre accès, etc. Dans la position debout, il croit toujours se trouver sur un tapis.

Il y a environ deux mois, il se promenait encore trois milles en une fois lorsqu'un jour, traversant une rue, il fut obligé de courir pour éviter d'être renversé par un cab. A la suite de ce mouvement, il ressentit quelque chose de particulier dans le dos et depuis ce moment il se sent presque paralysé; il ne peut plus marcher, même avec des soutiens; mais il croise encore assez facilement les jambes et les meut dans son lit. Il ne peut plus se tenir debout que lorsqu'on le soutient des deux côtés et il tomberait si on l'abandonnait à lui-même; ses yeux ne peuvent quitter ses pieds pour se maintenir debout. La vessie est faible et lente mais n'incommode presque pas le malade; il n'y a pas de constipation mais une diminution de la puissance virile avec persistance des désirs vénériens, des érections et des pollutions nocturnes. Ce malade a sauté, pour ainsi dire, de la deuxième à la troisième période; après avoir vécu ainsi quelques mois, il devint aussitôt presque complètement impotent.

Le tabac ne semble pas nuire sérieusement, et de temps à autre on permet une cigarette ou un cigare léger aux malades qui aiment cette distraction. L'exposition au froid est au contraire très nuisible (p. 98).

L'alimentation sera nutritive et très digestible. Le mouton, bouilli ou rôti, la volaille, les poissons blancs tels que la sole, le merlan et la morue valent mieux que le gibier ou le saumon. Le thé et le café ne pourront être pris que modérément; on ne permettra que les vins de Bordeaux ou les meilleures qualités de Hongrie. On peut les mélanger convenablement avec l'eau d'Appollinaris. Les liqueurs, le sherry, le vin d'Oporto, les vins lourds de Hongrie, le chambertin, le champagne ainsi que les bières fortes seront interdits. S'il existe une débilité générale et un manque de nutrition, on prescrira du phosphore et de l'huile de foie de morue ou de l'extrait de malt. Le phosphore peut être administré sous forme de perles d'un demi-milligramme, ou sous forme de phosphure de zinc en pilules avec addition de sucre, de lait et de la glycérine à la tragacanthe, à la dose d'environ quinze milligrammes.

Le traitement de la *dyscrasie syphilitique* est d'une importance capitale; il réussit surtout lorsqu'on le commence à la première période de la maladie. Le mercure constitue ici notre ancre de salut et nous le donnons sous forme de chlorure ou d'iodure mercurique, ou bien sous forme de friction mercurielle. De toutes les médications mercurielles, c'est cette dernière qui donne les meilleurs résultats; dans cette circonstance, nous préférons l'usage de l'oléate de mercure à ce sale onguent gris. L'oléate se prépare en dissolvant quatre grammes d'oxyde rouge de mercure dans quarante grammes d'acide oléique, c'est-à-dire une solution à dix pour cent; la friction se pratique avec une demie ou une cuillerée à café au moment du coucher et à l'aide d'une brosse, on le couvre ensuite d'un mouchoir en soie, ou bien le malade se frictionne lui-même pendant quelques minutes. On la donne de préférence au côté interne des cuisses et des bras, parce que l'absorption y est la plus active. Cette application est rarement suivie d'une irritation; quelquefois il survient une éruption ecthymateuse qui disparaît promptement et peut au besoin être traitée avec des lotions astringentes.

L'injection hypodermique de chlorure mercurique est un procédé très expéditif, mais douloureux; il a l'avantage d'introduire le métal sans occasionner le moindre trouble du côté de l'estomac. On commence par une dose de trois milligrammes dissous dans un gramme d'eau. Ce mode de traitement n'est supporté que par des personnes fortes, parce que le médicament doit être injecté profondément dans le tissu cellulaire des fesses. Chez les personnes maigres, l'injection provoque une forte irritation. Si l'injection de cette dose n'amène aucune réaction, on l'augmente graduellement jusqu'à quatre à six milligrammes, à répéter chaque jour ou de jour à autre; au cas où trois milligrammes détermineraient une irritation, on en diminuerait la dose; quelquefois on a injecté jusqu'à douze milligrammes, mais l'opération fut suivie d'une intoxication mercurielle. Liégeois recommande l'injection du sublimé en addition à la morphine, d'après la formule suivante :

| | |
|---|---|
| ℞ Hydrargyr. perchlorid.................... | 0,20 centigrammes. |
| Morphin. hydrochlorat.................... | 0,10 — |
| Aq. destillat.............................. | 70 grammes. |

M. f. inject. hypodermic. S. Dose : un gramme.

On a encore recommandé pour les injections hypodermiques, le perchlorure de mercure et de sodium (Stern), l'albuminate (von Bamberger), et le peptonate de mercure (Friedlander); mais aucune de ces préparations ne possède le moindre avantage par rapport au chlorure mercurique.

Il n'est pas nécessaire de provoquer la salivation; si les gencives sont légèrement affectées et s'il y a de l'irritation du côté de la bouche, on prescrira avantageusement un gargarisme au glycérolé de borax ou au chlorate de potasse dans l'eau de sureau.

Nous combinons le plus souvent l'iodure de potassium au mercure pour la première période de la maladie; on le donne à la dose d'un à six grammes par jour. Les hautes doses réussissent quelquefois mieux que les petites, mais si l'estomac ne les accepte pas volontiers on y ajoute de l'ammoniaque, de l'arsenic, de l'acide cyanhydrique dilué et d'autres correctifs analogues.

Dans quelques cas, l'iodure de sodium agit mieux et le malade le supporte plus facilement que le sel potassique; ce dernier est néanmoins le plus actif dans la plupart des cas.

On augmentera la dose de l'iodure, spécialement dans les cas qui ne progressent pas suffisamment et où, après une légère amélioration une nouvelle aggravation se présente. Dans des cas on a encore recommandé de suspendre l'administration du médicament, sans obtenir d'autre résultat; le malade reste incurable. Quelques praticiens continuent de répudier les hautes doses de ce médicament et n'osent en prolonger l'administration pendant quelque temps; il est toutefois impossible de guérir une dyscrasie syphilitique avec des faibles doses de ce médicament. Le mercure et l'iodure de potassium seront continués aux doses indiquées pendant un temps dont la durée doit varier suivant l'aspect individuel de la maladie.

Les résultats du traitement spécifique sont moins favorables dans la deuxième et la troisième période que dans la première. Il est néanmoins de notre devoir d'en faire l'essai à moins que le malade n'ait déjà été saturé par le mercure ou l'iodure de potassium. Dans ce dernier cas, ou bien en l'absence de toute infection syphilitique, nous devons recourir au seigle ergoté et au nitrate d'argent.

Si l'une ou l'autre de ces drogues, ou même l'emploi de l'électricité, s'est montré favorable dans le traitement du tabes, alors que tout traitement spécifique a failli, on ne peut en conclure que l'affection n'avait pas une origine syphilitique. C'est là un fait d'observation journalière qu'il peut y avoir, au début, des symptômes de maladies tels que la goutte, la syphilis, la diphtérie, etc.; mais après un certain temps ils acquièrent une individualité propre et réclament différents modes de traitement; ainsi, un eczéma ou une névralgie peut dépendre d'un état goutteux du sang, mais après un certain temps, ce symptôme devient autonomique et cède plutôt à des applications locales qu'aux remèdes internes administrés contre la diathèse goutteuse; de même le tabes, quoiqu'il soit de nature syphilitique, peut, après nombre d'années, être rebelle à la médication antisyphilitique et réclamer un traitement tout différent. Nous n'avons jamais vu un malade plus syphilisé que celui de la 70e observation; le traitement antisyphilitique n'avait eu sur lui aucune influence et il s'améliora considérablement sous l'action du seigle ergoté, du nitrate d'argent et de l'électricité.

Le patient de la 53e observation (p. 172), guérit complètement par l'extrait liquide de seigle ergoté, à des doses de 60 à 120 centigrammes, trois fois par jour, et pendant huit mois consécutifs. Dans cette observation, il n'y avait aucune dyscrasie syphilitique. L'ergot de seigle peut échouer, mais il n'en est pas moins vrai que c'est un médicament très précieux dans l'affection qui nous occupe, même en présence d'une dyscrasie syphilitique.

75e *Observation.* — En juillet 1881, nous fûmes consulté par un négociant âgé de quarante-deux ans, marié et père de trois enfants. Il avait eu la syphilis dix années auparavant et depuis trois ans il souffre de douleurs fulgurantes avec démarche ataxique, concurremment avec les symptômes de Romberg et de Westphal. A Aix-la-Chapelle, il avait vainement subi deux cents frictions mercurielles. Le seigle ergoté l'améliora considérablement. En nous consultant la première fois, il était si frileux qu'il devait rester assis, presque complètement entouré de couvertures ; sa vessie était si irritable que la nuit il devait se lever au moins quatre fois et fréquemment encore, il avait des incontinences nocturnes. Il était exposé à de fortes douleurs fulgurantes ; ses mains et ses pieds étaient tellement engourdis qu'il pouvait à peine les employer. Après six semaines, la circulation avait subi une telle amélioration qu'il put rester plusieurs heures dans son bureau sans se refroidir ; la douleur était bien moins prononcée et la vessie s'était tellement calmée qu'il ne se levait qu'une seule fois la nuit et les urines involontaires avaient cessé. La sensation des mains et des pieds était devenue normale et la marche s'était améliorée.

Grasset [1] a observé un malade chez qui l'ergotine avait été nuisible ; ce malade était tabétique depuis quelques années ; au début du traitement, il prenait vingt-cinq centigrammes du médicament par jour et cette dose fut graduellement augmentée jusqu'à un gramme par jour. Dès le deuxième jour, le malade semblait avoir perdu la voix et toute force dans les membres ;

1. *Le Progrès médical*, n° 11, Paris, 1883.

la sensibilité avait diminuée; il n'avait aucune douleur, mais il était tellement paralysé qu'il ne pouvait se relever quand il était assis ou couché. On suspendit l'administration de l'ergotine et le malade revint à son état primitif. Un tel fait doit être rare car nous n'avons jamais observé un accident analogue; il démontre néanmoins que l'action de ce médicament doit être contrôlée. Charcot donne habituellement l'ergotine pendant quatre jours, puis il le suspend pour deux jours pour le reprendre de la même manière.

Le *nitrate d'argent* fut recommandé en premier lieu dans le traitement du tabes par Wunderlich en 1858; depuis ce moment on en a fait un très grand emploi, mais avec des résultats différents. Au premier abord, les praticiens étaient unanimes à en faire l'éloge; mais bientôt il fut discrédité; ses prétendus avantages ont beaucoup diminué. Depuis que nous en avons commencé l'emploi, nous y sommes resté fidèle, spécialement dans les cas où la douleur constitue un symptôme prédominant. Nous le prescrivons principalement là où il n'y a aucune apparence de dyscrasie syphilitique et où les malades ont subi en vain un traitement antisyphilitique suffisant, au moins pour ce qui concerne la lésion médullaire.

Nous prescrivons le nitrate d'argent à la dose de dix à quinze milligrammes. Toute substance organique a une action réductrice sur le nitrate d'argent, qu'elle soit en substance ou en solution; c'est ce qui explique pourquoi tant de praticiens n'en ont pas observé de bons résultats. Depuis des années, nous prescrivons la confection des pilules de nitrate d'argent avec le concours de l'argile, ou bolus alba (silicate d'aluminium), qui ne peut le décomposer. La prescription du début se fait comme suit :

| | | |
|---|---|---|
| ℞ Argenti nitratis | ........................ | 0, 24 centigr. |
| Argilæ | ................................ | 1 gramme. |

M. f. c. aq. distil. s. q. pilul. n° XXIV, obduc. foliis argenti.
S. — à prendre deux fois par jour une pilule, à prendre avant les repas.

Dernièrement Martindale[1] a recommandé l'onguent de kaolin comme excipient. Le kaolin est encore un silicate d'aluminium naturel et on le transforme en onguent avec parties égales de paraffine et de vaseline.

Peu de temps avant de prendre la pilule d'argent, ou lorsqu'elle est déjà prise, le malade ne peut prendre rien de salé, parce que le nitrate se trouverait décomposé en chlorure d'argent insoluble. Dans l'estomac le nitrate d'argent se transforme en albuminate qui est soluble dans les acides lactique et chlorhydrique; il peut conséquemment être absorbé, tandis que le chlorure d'argent qui se forme lorsque l'estomac contient du sel de cuisine ou lorsque le nitrate d'argent est pris à une haute dose, n'est soluble que dans l'ammoniaque et ne s'évacue qu'avec les matières fécales. Un peu de lait pris immédiatement après l'administration de la pilule, facilite la formation d'un albuminate soluble. On a retrouvé l'argent dans l'urine et dans la bile; administré pendant un temps assez long, il s'accumule dans les diverses parties du corps.

La coloration ardoisée de la peau connue sous le nom d'argyrie et déterminée par l'administration trop prolongée du nitrate, est aujourd'hui assez rare. L'argyrie, une fois qu'elle existe, est incurable parce que l'argent se trouve déposé dans le derme. L'enlèvement de l'épiderme à l'aide de vésicatoires n'est donc d'aucune utilité; le dépôt d'argent ne peut également être éliminé ni par l'iodure de potassium, ni par l'hyposulfite de sodium dont l'usage interne a été recommandé. En prescrivant le nitrate d'argent, nous devons en arrêter l'emploi aussitôt qu'une décoloration pourrait se produire. Kramer[2] a démontré que la quantité minima de nitrate qui puisse produire l'argyrie est de 28 grammes; aussi est-il recommandable de ne pas excéder la dose totale de 20 grammes.

D'après Liouville, Ollivier et Friedreich, l'administration prolongée du nitrate d'argent peut être suivie d'une albumi-

1. *The Extra Pharmacopœia*, p. 50, Londres, 1883.

2. Theod. Husemann. — *Handbuch der gesammtem Arzneimittellehre*, vol. 1, p. 464. 2e édition. Berlin, 1883.

nurie; il en résulte naturellement cette indication qu'on examinera de temps en temps l'urine du malade soumis à ce traitement. Personnellement nous n'avons jamais rencontré la moindre trace d'albumine dans l'urine de ces malades; aussi sa présence doit-elle être rare.

Twecdy [1] de Dublin, a publié le cas d'un malade atteint d'ataxie locomotrice qui avait pris le nitrate d'argent à la dose de deux centigrammes sans interruption pendant environ douze ans. Les symptômes de l'ataxie avaient disparu, mais le malade était atteint d'argyrie. Riemer [2] a vu un tabétique qui avait pris 5 672 pilules; les premières traces de l'argyrie se montrèrent le douzième mois, après avoir employé 2 900 pilules, contenant 29 grammes de nitrate d'argent. Le malade mourut phtisique sans que son tabes eut subi la moindre amélioration; à l'autopsie, on constata non seulement la coloration caractéristique de la peau, mais encore des membranes muqueuses et séreuses, des vaisseaux sanguins, des reins, des ganglions mésentériques et du tissu conjonctif; la substance cérébrale et médullaire ne renfermait pas le moindre dépôt, mais les plexus choroïdiens, la pie-mère et l'arachnoïde en contenaient beaucoup : la dure-mère en montrait aussi des traces. A l'œil nu les plexus semblaient aussi noirs que l'encre et il était difficile de les dissocier; le tissu avait perdu son élasticité et l'argent s'y trouvait déposé en granules noirs disposés régulièrement sur l'épithélium où il formait une espèce de membrane d'argent.

Bokai [3] de Pesth, a décrit un cas de guérison de tabes où le nitrate d'argent fut pris pendant trois mois, à la dose de 01 à 02 centig. par jour. Seulement les réflexes rotuliens restaient abolis. Deux années après, il n'y eut pas encore de rechute. Ces cas sont certainement rares et nous avouons que souvent le nitrate d'argent ne donne pas le moindre résultat.

D'autres préparations, telles que l'oxyde, le phosphure (Hamil-

1. *Medical Times and Gazette*, mars 24, 1883.
2. *Archiv für Heilkunde*, p. 296, Leipzig, 1875.
3. *Orvosi Hetilsp*, n° 43, Buda, 1883.

ton) et l'iodure double d'argent et de potassium semblent toutes aussi incertaines que le nitrate d'argent.

L'injection hypodermique d'un sel d'argent, recommandée par Eulenburg, peut rendre de grands services. Le phosphate d'argent a l'inconvénient de n'être pas assez soluble dans l'eau, tandis que l'hyposulfite convient parfaitement pour ce mode d'administration. Nous prescrivons :

| | | |
|---|---|---|
| ℞ Argenti chloridi recens precipitati....... | 0,05 | centigr. |
| Sodii hyposulphitis..................... | 0,30 | — |
| Aquæ destill.......................... | 10,00 | — |

Misce detur in vitreo fusco.
Pour injection sous-cutanée. Dose : 5 à 20 gouttes.

L'administration de ce médicament se fera avec les mêmes précautions indiquées pour le chlorure mercurique (p. 302).

Rosenthal préfère, comme injection hypodermique, l'acétate d'argent. Il dissout 4 centigrammes de ce sel dans 3 grammes d'eau distillée et il en injecte dix gouttes. L'expérience fut faite dans quatre cas; deux fois il y eut une sérieuse amélioration.

Le *chlorure d'or et de potassium*, recommandé par quelques observateurs, nous a toujours échoué. Nous l'avons administré à la dose de 1 à 3 centigrammes pendant plusieurs mois consécutifs.

L'*électricité* constitue un des remèdes les plus importants, applicables à tous les cas d'ataxie locomotrice, que son origine soit syphilitique ou non. Depuis longtemps déjà, Duchenne recommandait la faradisation de la peau à l'aide de la brosse métallique, en combinaison avec l'iodure de potassium et de mercure; il en a rapporté de bons résultats. Ce procédé, discrédité depuis plusieurs années, est de nouveau préconisé par Rumpf [1], de Bonn, qui recommande la faradisation systématique du dos et des jambes pendant dix à douze minutes chaque fois. Ce procédé semble lui avoir réussi dans quelques cas. La

1. *Aertzliches Vereinsblatt*, nº 10, 1881 ; *Neurologisches Centralblatt*, nºs 1 et 2, 1882.

force du courant serait réglée de manière à amener des contractions des muscles animés par le nerf médian, en appliquant la brosse sur ce nerf à la hauteur du pli du coude. Sans doute ce procédé provoque une action réflexe de la part de la moelle, c'est à cette action que serait dû l'effet thérapeutique. Nous préférons la faradisation de la peau comme adjuvant du courant constant plutôt que comme succédané.

Pour pratiquer avantageusement la faradisation de la peau dans le tabes, il faut une grande habitude dans la pratique de l'électrothérapie. Un courant trop énergique peut nuire ; l'opérateur doit également être bien au courant de l'impressionnabilité de la peau aux diverses régions. La brosse électrique doit avoir une étendue d'au moins 3 centimètres et être aussi douce que possible. Le courant sera toujours modéré et proportionné au degré de la sensibilité ; là où il y a une anesthésie, le courant sera plus énergique ; là où la sensibilité est exagérée, le courant sera plus faible.

La galvanisation trouve une indication thérapeutique toute spéciale dans l'ataxie locomotrice. Le courant constant n'est pas à même de rétablir les fibres nerveuses centrales qui ont été détruites ; mais déjà par ses effets stimulants et catalytiques, il améliore la nutrition de celles qui sont à peine atteintes, fortifie ce qui reste, et jusqu'à un certain point il appelle la loi de la substitution à son secours ; c'est-à-dire qu'il en appelle aux fibres nouvelles dans les cordons avoisinants pour accomplir le travail d'autres fibres déjà détruites.

C'est à Remak sen. que revient l'honneur d'avoir introduit le courant constant dans la thérapeutique de l'ataxie locomotrice ; ses travaux toutefois, sont plutôt ceux d'un enthousiaste que d'un observateur modéré (1858). Ultérieurement, Benedickt, Moritz Meyer et nous-même contribuèrent à la divulgation de ce procédé thérapeutique et aujourd'hui l'importance de la galvanisation dans cette maladie n'est plus à contester. Dernièrement Erb et son école ont apporté leur adhésion à ce procédé opératoire et actuellement peu de tabétiques échappent à ce mode de traitement. Les connaissances insuffisantes dans la technique du traitement électrique ont été néanmoins la cause de plusieurs insuccès ; aussi les novices en électrothérapie ne doivent-ils pas faire leurs premiers essais dans les maladies de ce genre et des erreurs dans le mode d'application peuvent conduire à une aggravation de la situation.

Les applications seront toujours de courte durée et d'une intensité modérée ; nous n'employons fréquemment, qu'un ou deux milliampères et nous croyons que les dix à quinze milliampères recommandés par Löwenfeld [1] sont très hasardés.

La règle de conduite varie toutefois d'après des circonstances individuelles ; là où l'on constate essentiellement de l'anesthésie et une perte des forces, on pourra employer un courant plus énergique que lorsque nous nous trouvons en présence de douleurs fulgurantes, d'une paresthésie ou d'une tendance aux différentes crises. Il est recommandable de n'employer que de larges électroïdes (cinq à douze centimètres) pour le traitement de la colonne vertébrale. Ici encore, nous devons nous laisser guider par l'examen individuel de chaque cas : si les symptômes d'irritation prédominent, on placera le cathode à une certaine distance de la colonne vertébrale ; nous établissons un large anode au niveau du renflement lombaire et le cathode à la région épigastrique, pendant deux à quatre minutes chaque fois ; nous appliquons ensuite pendant le même temps l'anode aux vertèbres cervicales et le cathode au sternum. Les symptômes d'irritation étant peu prononcés et la débilité prédominante, on place le cathode à la moelle cervicale et l'anode immédiatement au-dessous ; ce dernier est maintenu en place pendant une minute ou un peu plus, puis on le fait mouvoir lentement en bas, on l'enlève et on recommence le mouvement sur la colonne vertébrale de manière à n'influencer la moelle que pendant environ cinq minutes.

Moritz Meyer et Erb préfèrent l'application du cathode à la région cervicale du grand sympathique, l'anode étant établi au

1. *Ueber den Gegenwärtigen Zustand der Therapie der chronischen Rückenmarkskrankheiten*, p. 20. Munich, 1884.

côté opposé de la colonne vertébrale et conduit graduellement en bas. Cette application peut être utile, mais elle est souvent mal supportée parce qu'elle produit des vertiges, des bourdonnements d'oreilles et autres troubles désagréables; aussi préférons-nous le traitement direct de la colonne vertébrale avec un courant d'une intensité modérée; nous le faisons suivre d'une légère galvanisation (un dixième ou un cinquième de milliampère) du grand sympathique cervical pendant une à deux minutes et de chaque côté.

Neftel recommande la galvanisation de la tête et de la colonne vertébrale. Pour ce dernier traitement, il place le cathode à la nuque et l'anode à la région lombaire; il commence avec un courant faible qu'il augmente progressivement. Après un contact de trois minutes, il le diminue et fait passer, une série de fois et lentement, l'anode par-dessus les apophyses épineuses et transverses.

M. Meyer et Brenner louent le traitement des points douloureux qui peuvent exister dans la colonne vertébrale et qu'on découvre en faisant passer le cathode sur les apophyses épineuses; on les traite par une application stabile d'un anode à courant modéré. Ces points sensibles sont néanmoins rares et nous ignorons s'il faut y attacher beaucoup d'importance.

On peut encore utiliser avantageusement l'électrisation localisée pour stimuler la vessie et les intestins, pour calmer les diverses douleurs, pour guérir l'anesthésie, etc. Le traitement local n'a en tout cas qu'une importance secondaire.

Les *bains galvaniques* ou *faradiques*, tels qu'on les emploie de nos jours, ne rendent aucun service dans le traitement de l'ataxie locomotrice.

Parmi les autres systèmes de traitement sérieusement recommandés, nous mentionnerons en premier lieu l'*hydrothérapie*. Les tabétiques se rendent souvent aux établissements hydrothérapiques et l'enthousiasme de la plupart de nos hydrothérapeutes a provoqué les rapports les plus favorables sur ce système de traitement. Malheureusement l'expérience a démontré que l'eau chaude aussi bien que l'eau froide est plutôt nuisible qu'utile. Les bains de mer, les bains de vapeurs et les bains turcs, les bains froids ordinaires, les douches et les bains minéraux (qui n'agissent que par leur température) empirent l'état des malades. Les bains tièdes, de 24 à 28 degrés centigrades, d'une durée qui n'excède pas quatre à dix minutes, exercent généralement une heureuse influence, aussi bien avec l'eau ordinaire qu'avec les eaux minérales.

D'après Rosenthal [1], l'hydrothérapie constitue un des traitements les plus efficaces de l'ataxie. En stimulant méthodiquement le vaste réseau des nerfs sensitifs, en activant la circulation périphérique et les fonctions cutanées presque toujours ralenties, ce traitement calme l'excitation centrale, fortifie le système nerveux, atténue sa trop grande excitabilité et les dangers auxquels l'exposerait, par la suite, sa sensibilité aux refroidissements. Le moyen le plus approprié paraît être les frictions avec un drap plongé dans l'eau à 15 ou 18° C.; on applique en même temps une compresse froide sur la tête, et on met ensuite le malade dans un bain à 20 ou 24° C. dans lequel on verse de l'eau froide, pour en abaisser la température jusqu'à 16 ou 18° C.; le malade reste dans le bain de 4 à 8 minutes; on l'arrose alors, on lui frictionne le dos et le malade doit en sortir avec un sentiment de bien-être. Après avoir été essuyé, il doit prendre un exercice modéré au grand air.

Les eaux minérales et les bains minéraux ont été employés, mais sans succès, dans le traitement du tabes, pour ainsi dire depuis que cette maladie est connue. Les sources thermales de Gastein, de Wildbad, de Teplitz et d'autres encore qui rendent tant de services dans plusieurs variétés de rhumatismes, de goutte, de neurasthénie et d'autres états pathologiques, ne conviennent nullement pour le tabes. Souvent le seul voyage, aller et retour, vers une ville d'eaux est déjà très nuisible. Dans ces dernières années les sources de Œynhausen et de Nauheim ont acquis une grande réputation que nous ne

1. *Traité clinique des maladies du système nerveux*, p. 404, Paris, 1878.

pouvons leur accorder. Les malades que nous avons envoyés à Œynhausen nous sont revenus dans une situation plus défavorable qu'avant leur départ; l'un y devint brusquement paralytique; un autre, peu après son retour, gagna une paralysie générale des aliénés de forme aiguë.

Le *traitement à Aix-la-Chapelle*, sous la direction des Drs Brandes, Renmont, Schumacher II et autres, consiste dans l'emploi simultané des frictions mercurielles et de l'usage externe et interne des eaux sulfureuses de cette localité. On pense que l'emploi simultané de ces différents remèdes donne un résultat plus favorable que lorsqu'on n'en emploie qu'un seul. Sans doute, ce traitement donne fréquemment de beaux résultats, mais nous connaissons aussi bon nombre d'insuccès et l'état de quelques-uns s'y est même empiré; nos observations nous obligent de faire nos réserves au sujet des mérites réels de ce traitement.

Certains observateurs français témoignent très favorablement au sujet des sources minérales de La Malou, près de Montpellier, au département de l'Hérault; ces eaux, qui sont chaudes, renferment du fer, des alcalis, des traces d'arsenic et de l'acide carbonique. Grasset [1] emprunte à un petit livre de Privat quelques guérisons merveilleuses qui méritent d'être connues. Un homme, âgé de trente-sept ans, tomba dans l'eau au cœur de l'hiver et fut obligé de conserver ses vêtements humides pendant huit heures consécutives. Cinq semaines après, il eut des douleurs fulgurantes, une constipation, une parésie de la vessie et une débilité des organes sexuels. Quinze mois plus tard il eut un ptosis à droite avec diplopie, ataxie, incontinence d'urine, impuissance et anesthésie des extrémités inférieures. Le malade vint ainsi à La Malou, appuyé sur des béquilles. Il y prit vingt bains qui lui enlevèrent ses douleurs et il put reprendre son travail. Toutefois il eut une rechute après trois semaines, à la suite d'un refroidissement et la maladie suivit alors son cours habituel.

1. *Traité pratique des maladies du système nerveux*, p. 333, 2e édition, Montpellier, 1881.

Un cas plus extraordinaire encore concerne un médecin qui, à l'âge de vingt-neuf ans, souffrant de douleurs lancinantes, d'une incoordination motrice, de strabisme, d'une paralysie de la troisième paire, de gastralgie, de dyspepsie, d'une constipation opiniâtre, de parésie vésicale, d'impuissance et d'anesthésie plantaire. Ces symptômes commencèrent il y a huit ans et depuis deux ans, il n'avait pas quitté sa chambre. Deux saisons successives à La Malou furent suivies d'une amélioration considérable; l'année suivante il n'y retourna pas et perdit tout ce qu'il avait gagné. Il ne tarda pas à y retourner et il y eut annuellement pendant quatre ou cinq années consécutives, deux périodes de traitement. La douleur disparut graduellement et la force motrice revint complètement; l'anesthésie plantaire disparut, en dernier lieu, quinze années après le début de la maladie.

D'après Privat, le tabes se rencontre à La Malou sous les formes les plus curieuses; il cite entre autres le cas d'un homme qui ne put marcher qu'avec un bâton ou au bras et qui, pendant des crises de somnambulisme qui se répétèrent environ tous les huit ou dix jours, marcha très facilement sans le concours de son bâton!

En considérant cette grande amélioratien que les malades éprouvent à La Malou, il est étonnant de voir que Grasset rapporte, presque sur la même page, que le pronostic du tabes est très sérieux et que la maladie est incurable!

La description des cas qui précèdent n'est pas suffisamment détaillée pour nous prononcer au sujet de leur nature exacte; mais comme Charcot et Combal, de Montpellier, envoient habituellement leurs tabétiques à La Malou, il est possible que cette cure leur procure quelque soulagement. Nous devons néanmoins être très réservés au sujet de toutes ces cures des médecins des stations balnéaires.

L'*élongation des nerfs*, recommandée pour la guérison du tabes, n'a parcouru qu'une carrière courte et peu brillante. Cette opération fut d'abord pratiquée par Nussbaum, de

Munich, en 1872, pour calmer la douleur; elle semblait avoir réussi dans un cas désespéré de « douleur spasmodique du bras gauche ». Le chirurgien anglais qui la pratiqua en premier lieu, fut feu le Dr Callender, qui guérit une névralgie dans un moignon d'amputation par l'élongation du nerf médian (1875). Depuis ce moment, l'élongation des nerfs s'est souvent faite, croyant que ses effets étaient périphériques et plus prononcés que ceux produits par la neurotomie. On a prétendu qu'elle déterminait une modification moléculaire du nerf et une diminution de l'excitabilité motrice et de la sensibilité, et que le succès de l'opération devait être attribué à la disparition des adhérences du nerf avec les tissus environnants. D'après Vogt [1], de Greifswald, l'élongation sépare les fibres nerveuses du névrilème, les vaisseaux sanguins de l'enveloppe nerveuse se distendent et se relâchent et la nutrition du nerf même se trouve ainsi améliorée. Il n'admet pas que l'opération ait quelque influence sur les centres nerveux.

En 1878, le monde médical fut mis en émoi par un travail de Langenbuch [2], de Berlin, qui préconisa l'élongation des nerfs dans le traitement du tabes. Un malade qu'on croyait atteint de cette maladie, subit l'opération pour les nerfs sciatiques et cruraux; il en retira un certain avantage pour ce qui concerne la douleur et l'ataxie; mais après trois mois, la douleur étant très forte dans les bras, le même chirurgien pratiqua l'élongation du plexus brachial qui fut suivie de convulsions épileptiformes; le malade mourut sur la table d'opération. Le professeur Westphal examina la moelle épinière et constata que la moelle n'était pas celle d'un tabétique et qu'elle n'était même pas le siège d'une maladie spinale.

Cette première expérience, si peu encourageante, n'empêcha pas Langenbuch de continuer ses opérations sur ses tabétiques; il soutint que cette opération avait une influence

1. *Die Nervendehnung in der chirurgischen Praxis*, Leipzig, 1877.

2. *Ueber Dehlmung grosser Nervenstämme bei Tabes dorsalis*, dans le « *Berliner Klinisches Wochenschrift* », n° 49, 1879; n°s 24, 27, 1881 ; n°s 12 et 13, 1883.

*N. B.* En Angleterre, on confond souvent le nom de Langenbuch avec celui du vétéran de la chirurgie, von Langenbeck.

salutaire sur les centres nerveux et que l'élongation amène la nécrose des parties sclérosées, qui ultérieurement étaient résorbées; l'opération était enfin un puissant stimulus pour les fibres nerveuses intactes et leur permettait ainsi d'agir plus efficacement. Enthousiasmé pour son procédé, le chirurgien alla jusqu'à pratiquer l'élongation des nerfs du sphincter de l'anus dans les cas de ténesme du rectum et les nerfs honteux pour la guérison de la masturbation! Cette dernière opération fut suivie de septicémie et de convulsions qui se terminèrent par la mort.

Les résultats que Langenbuch prétendit avoir obtenu furent soumis à un examen minutieux et ne tournèrent pas à l'avantage de l'opération. Ainsi Langenbuch a publié un cas suivi d'une grande amélioration et que Remak, jun., avait observé avant et après l'opération. D'après Remak, le malade était pire après l'opération. — Dans un autre cas de tabes tout récent, Bernhardt rapporte que, six semaines après l'opération, il y avait une paralysie de la jambe droite dont le nerf crural avait subi l'élongation; que le malade souffrait alors fortement d'une névralgie intercostale suivie quelque temps après, de douleurs fulgurantes. Avant l'opération, le malade pouvait assez bien marcher, mais cinq mois après, il ne pouvait plus se servir de ses membres. — Pour un troisième cas, Langenbuch mentionna une grande amélioration dans la sensibilité cutanée et musculaire, dans la marche, la miction, les fonctions sexuelles, etc., Bernhardt aurait trouvé ce malade dans le même état qu'avant l'opération.

L'élongation des nerfs n'est pas inoffensive [1]. Un nombre assez considérable de terminaisons fatales a été publié par Socin, Billroth, Berger, Benedict, Riegner, Hahn, Müller, Gussenbauer, Hirschfelder, Fluger et d'autres encore. Dans quelques-uns de ces cas, la cause de la mort semblait dériver d'une violence trop grande exercée pendant l'élongation, la moelle allongée ayant probablement reçu une commotion au

1. Althaus. *The dangers of nerve Stretching*, dans le « *British Medical Journal* », 7 janvier 1882.

moment de l'opération. Dans un cas, il y eut après l'élongation un hoquet intense et de nombreux vomissements, concurremment avec une paralysie complète de la vessie et du rectum; il survint une dyspnée et une cyanose et le malade mourut le neuvième jour dans un état comateux. D'autres fois, les malades sont morts par suite d'une intoxication du sang à la suite d'une septicémie, provoquée par le contact des urines et des matières fécales avec la plaie.

La littérature de l'élongation des nerfs est déjà si vaste que nous ne pouvons faire la moindre allusion à toutes les expériences qui ont été faites à ce sujet. Nous renvoyons celui qui s'y intéresserait au remarquable travail que le Dr John Marshall a lu devant le Collège des chirurgiens de Londres, et à l'excellent travail de Stintzing [1], de Munich. Stintzing conclut de ses expériences sur les animaux, que l'élongation d'un nerf mixte sain est presque toujours suivie d'une paralysie qui s'étend presque également aux fibres motrices, sensorielles, vaso-motrices et trophiques. Le degré de la paralysie est proportionné à la force mise en œuvre pendant l'élongation et les symptômes sont ceux de l'atrophie dégénérative, tout en offrant de nombreuses déviations de la forme typique de cette atrophie. Même lorsque la paralysie a fait beaucoup de progrès et que la force employée pendant l'élongation a excédé plus de la moitié du poids de l'animal, il peut se produire une amélioration considérable.

Ces résultats peu encourageants ne donnent aucune explication des quelques légers succès qui ont été obtenus dans certains cas. Stintzing donne la description soigneuse de quatre cas de tabes où Nussbaum a pratiqué l'élongation du nerf sciatique et porte les conclusions [2] suivantes :

L'élongation des nerfs dans le tabes a une influence qui est due à l'action sur la moelle même, comme le démontrent les effets sur d'autres nerfs qui n'ont aucune connexion avec celui

1. *Ueber Nervendehnung. Eine experimentelle und klinische Studie*, Leipzig, 1883.
2. *Loco citato*, p. 166.

qui a subi l'opération. Les effets lointains de cette nature se produisent dans la moelle, aussi bien dans le sens transversal que dans le sens longitudinal; ils sont partiellement de nature stimulante et en partie de nature paralysante; ils se produisent dans la sphère motrice, la coordination, les fonctions de la vessie et du rectum, les fonctions sécrétoires, les actions sensitives et réflexes. La sensibilité se trouve atteinte dans toutes ses formes, soit le contact, la pression, la sensibilité farado-cutanée, la température et la douleur; mais la cessation de la douleur est presque toujours constante et c'est pour cette raison qu'on pratique l'opération alors que tous les autres moyens ont échoué; on recommande spécialement l'élongation sous-cutanée qui n'offre aucun danger; et si celle-ci échoue, l'autre opération ne pourrait être recommandée si une infection était à craindre en raison des urines et des selles involontaires.

Cette assertion de Stintzing est erronée, car Baum a publié le cas d'un jeune homme qui est mort d'un collapsus pendant l'opération et à l'autopsie, on a constaté des hémorragies multiples le long du nerf sciatique, dans tous les trous intervertébraux, la dure-mère et la pie-mère jusqu'à la moelle cervicale. *L'élongation des nerfs dans l'ataxie locomotrice constitue conséquemment une opération hasardeuse.*

Rappelons en quelques mots les *autres remèdes qu'on n'emploiera jamais* dans cette maladie. La strychnine peut être nuisible, qu'elle soit administrée par la bouche ou en injection hypodermique. — L'action révulsive à la colonne vertébrale était déjà condamnée depuis plus de quarante ans par Romberg; aujourd'hui même il n'est pas rare de rencontrer un tabétique dont le dos n'est pas couvert de nombreuses cicatrices résultant du séton, du cautère actuel et potentiel, du moxa et de ventouses. Si dans le mal de Pott et la pachyméningite chronique, la révulsion à la colonne vertébrale est justifiée et parfois suivie de succès, le même traitement ne peut que nuire dans le tabes. Le mode de révulsion encore employé dans le tabes et spécialement en France, consiste dans les pointes de feu pratiquées à l'aide du thermo-cautère de Paquelin; les partisans des pointes de feu avouent toutefois que ce n'est là qu'un moyen palliatif.

Les palliatifs recommandables sont nombreux. Nous avons d'abord la faradisation de la peau; l'application d'un petit anode par où passe un courant galvanique, un large cathode se trouvant à un endroit indifférent; l'injection sous-cutanée d'eau distillée, de morphine ou d'atropine suivie d'une inhalation d'un peu d'éther; les applications locales d'un liniment à la belladone et au chloroforme, de l'esprit aromatique d'ammoniaque ou une pulvérisation à l'éther. A l'intérieur, on peut donner contre les douleurs le salicylate de sodium à la dose de 1 à 2 grammes, l'hydrate de chloral, la teinture de Gelseminum et le bromure d'uranium en pilules d'un milligramme.

Von Wecker a recommandé l'élongation du nerf optique dans l'atrophie de ce nerf! Kummel, de Hambourg, a pratiqué trois fois cette opération; dans un seul cas le résultat fut assez satisfaisant, dans les deux autres il fut négatif. Galezowski a dernièrement recommandé l'injection sous-cutanée du cyanure d'or à la dose d'un milligramme dans les cas d'atrophie du nerf optique; dans le même but, on a pratiqué pendant plusieurs années et sans résultat, des injections hypodermiques de strychnine.

Si les pollutions nocturnes tourmentent trop le malade, on pourra donner avec succès le bromure d'ammonium associé à l'hydrate de chloral et à la teinture de l'Humulus lupulus. Dans l'atonie intestinale, nous recommandons l'extrait liquide de Cascara Sagrada à la dose de dix gouttes à une cuiller à café, une ou deux fois par jour. Dans l'incontinence d'urine nocturne, on applique une membrane en baudruche sur l'ouverture du canal de l'urèthre et on la fixe à l'aide du collodion. Dans le catarrhe vésical avec urine ammoniacale, on prescrit du salicylate de sodium à l'intérieur ou le lavage de la vessie avec des antiseptiques.

# CHAPITRE X

## MALADIE DE FRIEDREICH

Nous connaissons déjà (p. 64 et 110) la pathologie et l'étiologie de cette espèce de sclérose. Nous avons vu que c'est une sclérose diffuse de différentes parties de la moelle épinière et de la moelle allongée qui, cliniquement et anatomiquement, diffère du tabes et de la sclérose en plaques, en ce qu'elle a une tendance à se présenter chez différents membres de la même famille vers l'époque de la puberté ou même à une période plus précoce.

La maladie débute généralement, sans cause apparente ou sans symptômes précurseurs, par une sensation de débilité dans une ou deux jambes. La marche devient difficile, mais elle n'a pas les caractères de la marche ataxique; elle est chancelante comme celle d'une personne ivre et la coordination ne faiblit pas lorsque le malade a les yeux fermés. Après un certain temps, ce trouble s'étend aux extrémités supérieures et le malade perd les mouvements délicats des mains et des doigts. Quelquefois cette affection acquiert la forme hémiplégique; d'autres fois la tête vacille comme celle d'une personne qui va s'endormir sur une chaise et ce tremblement alors augmente par les mouvements volontaires de la tête.

Il y existe une forme particulière de nystagmus qui démontre un manque d'énergie dans les muscles du globe de l'œil. D'après

Friedreich [1] et Seeligmüller [2] ce symptôme constitue un des derniers de la maladie et se distingue du nystagmus ordinaire en ce qu'il n'existe pas à l'état de repos; ce dernier se rencontre chez les enfants avec des opacités de la cornée et du cristallin, dans le strabisme, chez les albinos, etc. Dans le nystagmus ordinaire, il existe une oscillation continue des globes oculaires, le plus souvent dans une direction horizontale; quelquefois elle est rotatoire. Le nystagmus de la maladie de Friedreich ne se présente que lorsqu'on prie le malade de fixer ses yeux sur un objet; la direction des globes peut alors être horizontale, verticale ou diagonale. Si l'on déplace un objet d'une partie du champ visuel à une autre et qu'on demande au malade de le suivre des yeux, on peut apercevoir des mouvements brusques dans les globes oculaires, ce qui confirme l'existence d'un état ataxique ou asynergique; ces mouvements sont irréguliers et plus lents que dans le nystagmus ordinaire. Friedreich croit devoir l'attribuer à une maladie des noyaux des muscles oculaires du plancher du quatrième ventricule.

Après quelque temps, la parole devient lente et traînante, parfois même on ne la comprend pas. La langue reste néanmoins libre et le malade peut facilement la retirer et la pousser en avant sans le moindre tremblement; ce n'est que vers la fin de la maladie qu'il peut y avoir un tremblement de la langue et une glossoplégie, une paralysie et une atrophie musculaire plus ou moins complète, parfois même de la douleur, des crampes et de la rigidité.

La sensibilité ne commence à souffrir que vers la fin de la maladie; dans le tabes, au contraire, il y a des douleurs fulgurantes, des régions hyperesthésiées et anesthésiées, de l'engourdissement dans la plante des pieds et dans la région du nerf cubital dès le début. La sensibilité réflexe cutanée et les réactions électriques sont normales. Dans les premières observations, on n'a pas fait mention des réflexes tendineux, mais dans les cas où ceux-ci ont été examinés, ils firent défaut. L'intel-

1. *Archiv für Psychiatrie*, vol. VII, p. 235, 1876.
2. *Ibid.*, vol. X, p. 222, 1879.

ligence reste intacte ainsi que les organes spéciaux des sens. Le symptôme d'Argyll-Robertson manque; chez l'homme il y a impuissance; chez la femme, la menstruation est irrégulière et insuffisante. La courbature de la colonne vertébrale et des paroxysmes de vertiges qui ne sont pas influencés par la position du malade sont moins constants

La maladie a une marche très lente; ce n'est que vers la fin que la sensibilité est affectée et qu'il y a une prédisposition aux escarres du sacrum et au catarrhe de la vessie, une douleur et des crampes dans les muscles. On peut alors observer des symptômes qui font songer à une maladie de la moelle allongée, tels que : l'accélération du pouls, la transpiration excessive, la salivation et le diabète insipide. La respiration de Cheyne-Stokes précède toujours la mort. Dans un cas, la maladie avait duré trente et un et dans un autre vingt-six ans; si la mort survient à une période moins reculée, elle est due le plus souvent à une fièvre typhoïde, affection qui a presque toujours une terminaison fatale chez ces malades, qui ne possèdent qu'une légère force de résistance au poison typhoïde; le plus souvent il survient dès le début un collapsus qui peut encore être provoqué par une forte dégénérescence graisseuse du cœur.

La forme typique de la maladie de Friedreich ne se rencontre pas toujours. Presque chaque famille malade offre des traits individuels qui modifient l'ensemble symptomatologique comme le prouvent les observations de Rütimeyer, Gowers, Brousse, etc.

Les symptômes de cette maladie se rapprochent donc plutôt de ceux de la sclérose cérébro-spinale multiple que du tabes ordinaire. La sclérose en plaques peut également se présenter vers l'époque de la puberté ; il n'y a aucun trouble sensitif ou sensoriel ; les sphincters fonctionnent régulièrement, mais il y a un trouble de la parole et des vertiges; on n'y rencontre pas ce tremblement caractéristique de la sclérose cérébro-spinale; dans la sclérose multiple il y a une exagération des réflexes tendineux, une démarche spastique, une rigidité musculaire, du strabisme, de la diplopie et des troubles intellectuels.

Aussi le diagnostic de la maladie de Friedreich n'offre guère de difficultés. Son pronostic est fâcheux et nous ne connaissons jusqu'ici aucun remède qui puisse en arrêter la marche.

# CHAPITRE XI

## PARALYSIE SPINALE SPASTIQUE

La pathologie de la paralysie spinale spastique de Erb, ou le *tabes dorsal spasmodique* de Charcot, laisse encore beaucoup à désirer (voir p. 50); elle manque jusqu'ici de base anatomique certaine. Au premier abord il paraît y avoir une connexion entre cette maladie et la sclérose primitive des cordons latéraux, spécialement des faisceaux pyramidaux croisés (p. 11); mais nous n'osons l'affirmer et nous nous trouvons ainsi obligé de suspendre notre opinion au sujet du véritable siège de cette maladie.

L'*étiologie* de la paralysie spinale spastique est mieux connue. Nous savons que nous produisons cette maladie par l'ingestion du pain mélangé de farine du Lathyrus-cicera aussi bien chez l'homme que chez le cheval (p. 71); la constitution névropathique prédispose plus à cette maladie qu'au tabes; le sexe et l'âge n'exercent ici qu'une très légère influence, et la syphilis joue ici un rôle moins important que dans le tabes.

Les *principaux symptômes* de la paralysie spastique appartiennent à la sphère motrice; ils consistent en une faiblesse musculaire des membres, une rigidité et un spasme musculaire et une exagération des réflexes tendineux; il n'y a presque aucune lésion de la sensibilité et de la nutrition, pas de troubles du côté de la vessie, des organes sexuels ou même du cerveau. La parésie ou la paralysie commence généralement par un ou deux membres inférieurs; le malade se plaint d'abord d'une difficulté dans la marche; il se fatigue vite et traîne une ou deux jambes. Certains malades éprouvent la plus grande difficulté à se lever le matin; ils sentent une lourdeur, une faiblesse et une rigidité qui diminue dans le courant de la journée. Cette diminution des forces augmente graduellement et dégénère en une parésie et une paralysie complète, mais il n'y a aucune ataxie des mouvements, ni la moindre différence dans la position debout ou pendant la marche, que le malade ait les yeux fermés ou ouverts.

Pour examiner ces malades, nous nous servons d'un dynamomètre spécial [1] pour mesurer le degré exact de la force musculaire des extrémités inférieures. Pour se servir de cet instrument, le malade y place le pied droit d'abord dans la position assise et il y appuie de toutes ses forces; on annote la déviation de l'aiguille et on la remet en place. Le malade se lève ensuite, applique le même pied dans l'instrument et y abandonne tout le poids du corps; on annote de nouveau la déviation et on recommence les deux expériences avec le pied gauche. Nous obtenons ainsi chez l'homme sain les chiffres suivants :

| | | | | |
|---|---|---|---|---|
| Côté | droit, | position | assise | 140° |
| — | — | — | debout | 160° |
| — | gauche | — | assise | 130° |
| — | — | — | debout | 140° |

Dans la paralysie spinale spastique, ces chiffres sont considérablement inférieurs et cette diminution se trouve en rapport constant avec la diminution de la force motrice. En annotant les chiffres à chaque examen, on obtient une preuve objective de l'amélioration ou de l'aggravation du malade. L'aiguille cesse de dévier lorsque la maladie est à la dernière période.

Ce dynamomètre rend encore des services dans l'étude du

1. Cet instrument a été construit par MM. Weiss and Son, 62, Strand, Londres.

diagnostic. Hughes Bennett [1], a appelé l'attention sur ce point confirmé par Müller, de Gratz, que de jeunes femmes peuvent présenter les symptômes d'une paralysie spastique commençante, simulant une sclérose et en guérir. Quelques-unes de ces femmes présentent des symptômes évidents d'un état hystérique. Bennett regrette qu'il n'y ait pas un seul signe qui puisse permettre de différencier ces deux états parce que plusieurs de ces malheureuses sont considérées comme hystériques alors qu'elles souffrent d'une maladie spinale, tandis que d'autres, susceptibles d'une guérison par un traitement psychique, sont reléguées parmi les incurables.

On prétend généralement que rien n'est plus facile que de distinguer une maladie fonctionnelle d'une maladie organique, et néanmoins, dans quelques cas, rien n'est plus difficile, car ce n'est que l'autopsie qui seule permet d'établir la distinction entre la sclérose et la pseudo-sclérose. Notre dynamomètre pour la mesure de la force des extrémités inférieures, permet quelquefois de distinguer la paralysie spastique essentielle de la paralysie fonctionnelle. Quoique le malade ne puisse marcher dans la paralysie fonctionnelle, le dynamomètre indique souvent l'existence d'une force musculaire considérable dans la paralysie spastique, surtout lorsqu'elle est arrivée à une période un peu avancée, l'aiguille n'indiquera que 20 ou 30°, au lieu de 140 à 160°; la déviation peut même être nulle.

Des *symptômes d'irritation* compliquent la perte des forces dès le début de la maladie; il y a parfois des secousses brusques dans les jambes, surtout après une fatigue ou lorsque le malade se trouve au lit; d'autres fois, il survient une espèce de tremblement ou de trépidation qui se prolonge assez longtemps, et commence par les jambes pour s'étendre aux cuisses et au tronc. Si le malade marche, ou s'il se trouve debout lorsque le tremblement commence, il frappe parfois le sol avec une violence telle que sa chambre tremble et que le bruit se

1. *Medical Times* and *Gazette*, novembre, 3, 1883.

fait entendre à une grande distance. Ces symptômes peuvent se présenter spontanément; ils sont dus à une irritation réflexe puisqu'ils se produisent à tout moment lorsque le malade essaie de plier brusquement le genou, ou d'opérer la flexion dorsale du pied. Ce tremblement prend naissance dès qu'une tentative de mouvement volontaire, et spécialement du tronc, secoue et force légèrement les tendons; mais on peut l'arrêter par la flexion plantaire du pied qui contrebalance l'irritation mécanique.

Vers le même moment, se présente une raideur et une rigidité dans les muscles. Ce symptôme est au début tout à fait temporaire et on l'observe spécialement pendant la marche ou lorsqu'on examine le malade pendant qu'on lui fait faire des mouvements passifs; plus tard il devient permanent et donne lieu à des contractions musculaires surtout dans le sens de l'extension. Si le malade est alité, les jambes restent en extension avec adduction; il lui est difficile d'en modifier la position, L'adduction peut être si forte qu'on ne peut séparer les genoux; en même temps les articulations coxo-fémorales sont légèrement fléchies. Toute tentative de mouvement augmente cette rigidité, mais celle-ci diminue lorsque le malade est à l'état de repos ou que les jambes rencontrent un bon soutien; elle diminue encore considérablement lorsque le malade se trouve dans un bain chaud; les jambes sont alors supportées par l'eau et perdent une partie de leur poids, de telle sorte que les secousses tendineuses résultant des contractions sont moins prononcées. Les mouvements passifs, auparavant impossibles, s'exécutent assez facilement dans le bain. La percussion des tendons dans l'eau donne néanmoins la même réaction que lorsqu'on la pratique à l'air; ce n'est que l'irritation tendineuse produite par le poids et la secousse qui se trouve diminuée, et cette diminution persiste quelque temps après le bain. Aussi les bains prolongés sont-ils recommandés dans le traitement de cette affection.

La perte des forces unie à la rigidité donne lieu à une

démarche toute particulière qu'Erb [1] a décrit en premier lieu sous le nom de « démarche spastique ». Les pieds semblent attachés au pavé qu'ils grattent et la moindre inégalité du sol les empêche de continuer. Le malade qui marche sur un chemin incliné semble traîné le long de ce chemin par le simple poids de son corps; il est obligé de se presser et risque de tomber la tête en avant. Il marche habituellement sur la pointe des pieds et les talons levés, par suite de la contraction des muscles gastrocnémiens et généralement tout le corps se soulève à chaque pas; il peut être projeté en arrière ou en avant. Il y a une forte adduction des jambes que le malade ne peut séparer qu'avec le concours d'une forte contraction des muscles du bassin; dans de pareilles circonstances la marche épuise considérablement le malade.

Ces malades, dont la marche est si pénible, peuvent néanmoins rester debout pendant un temps très long et sans le moindre effort. Un malade qui nous fut envoyé en novembre 1871, par le Dr Maclaren, et que nous avons pu observer pendant ces treize dernières années, nous raconta qu'un jour, sa démarche laissant déjà beaucoup à désirer, il se rendit au Derby et eut la plus grande difficulté pour aller de sa voiture à l'estrade avec le concours de deux de ses amis; y étant, il se maintint debout pendant cinq heures consécutives sans subir la moindre fatigue; quelques jours après, il crut qu'il marchait beaucoup mieux. Un autre jour, en 1873, le jour de Grâces à l'occasion de la guérison du prince de Galles, il resta debout dans un magasin pendant cinq heures consécutives pour voir le passage de la procession, et de nouveau il marcha beaucoup mieux pendant quelques jours. Cela lui donna l'idée d'utiliser la position debout pour améliorer son mal et peu après il se rendit au théâtre où il se maintint debout pendant toute la représentation; mais cette fois, il se sentit plus mal après et l'attribua à l'air du théâtre qui avait été trop chaud et rempli de poussière.

1. *Krankheiten der Rückenmarks*, vol. I, p. 96. Leipzig, 1878.

Après une période qui peut dépasser plusieurs années, les membres supérieurs sont également affectés. Les mains ont perdu leur force musculaire, le malade a de la peine à tenir les objets servant à l'écriture, à découper la viande, à la toilette et ne peut plus boutonner ses vêtements ; il peut à peine relever le bras ou plier le coude. La raideur et la rigidité musculaire ne tardent pas à se montrer, surtout dans les fléchisseurs et les adducteurs. Les doigts sont plus ou moins fixés dans la paume de la main, le poignet est en pronation et flexion combinées et les bras sont rapprochés vers le tronc. A une période avancée de la maladie il peut néanmoins y avoir une véritable paralysie sans rigidité des muscles des extrémités supérieures.

La maladie envahit alors les muscles sacro-lombaires et abdominaux et y détermine une perte des forces et de la rigidité. L'abdomen est dur, saillant et séparé de la base du thorax par un sillon horizontal. Dans ce cas, la respiration peut devenir difficile sans que la moelle allongée soit atteinte ; le malade ne sait plus rester assis dans son lit et se trouve progressivement réduit à l'impotence.

Dans quelques cas, la maladie affecte la forme d'une hémiplégie ou d'une paraplégie cervicale ; c'est d'abord une jambe, puis le bras du même côté qui est atteint ; ou bien les deux bras sont entrepris en premier lieu et les extrémités inférieures le sont après quelques années.

L'exagération des *réflexes profonds* constitue un des symptômes les plus caractéristiques de la maladie. Le *réflexe rotulien* est notoirement exagéré, car le plus faible toucher du ligament rotulien, à l'aide du doigt ou du marteau percuteur, suffit pour faire projeter la jambe en avant. Un autre procédé pour amener le réflexe, consiste à fixer la rotule et à la pousser alors brusquement en bas ; il se produit alors des convulsions cloniques dans le triceps crural. La percussion de la masse musculaire du triceps produit le même effet et l'intensité de sa réponse est en raison inverse de la distance du point percuté à partir de la rotule.

Non seulement les réflexes tendineux, mais encore les *réflexes du périoste* sont exagérés; en effet, la percussion du tibia et spécialement de son bord interne provoquent le réflexe rotulien. Ce fait, très intéressant, plaide en faveur de la théorie réflexe; il rend improbable que le réflexe rotulien, ainsi produit, puisse être attribué à une propagation d'une concussion mécanique jusqu'au muscle, puisque le plus petit coup porté à la partie inférieure du tibia, et qui ne peut avoir le moindre effet sur la cuisse, provoque ce réflexe, tandis que de forts coups portés sur d'autres parties de la jambe n'amènent la moindre contraction du triceps.

Le *phénomène du pied* est un autre réflexe important que l'on rencontre déjà au début de la paralysie spinale spastique; on le considère comme une exagération du réflexe normal du tendon d'Achille. Il se produit en soulevant brusquement les orteils, ou mieux encore la partie dorsale du pied, tandis que de l'autre main, la jambe du malade est soutenue au-dessous du genou; une série de mouvements rythmiques prennent alors naissance dans les muscles de la jambe, et se prolongent aussi longtemps que dure l'extension du tendon d'Achille; ils continuent parfois d'une demi à cinq minutes, alors que le pied est redevenu libre et que la plante du pied a été portée brusquement dans la flexion. Lorsque l'excitabilité réflexe est plus prononcée, ces mouvements rythmiques ou ces oscillations gagnent toute la jambe et peuvent même se porter sur l'autre jambe, de manière à engendrer des convulsions cloniques dans les deux jambes. Brown-Séquard a donné à ce phénomène le nom impropre de « épilepsie spinale »; il a déclaré que le phénomène du pied peut être brusquement arrêté par la flexion plantaire passive du gros orteil; c'est là une erreur, car ce phénomène ne s'arrête que lorsqu'on pratique la flexion plantaire du pied. Ce dernier procédé neutralise l'irritation mécanique du tendon d'Achille et, pour ce motif, il en arrête les conséquences. On peut fléchir le gros orteil autant que possible et le phénomène du pied continuera aussi longtemps que l'on évite la flexion plantaire du pied. Nous constatons d'autre part que, s'il existe une forte contraction des gastrocnémiens, la production du phénomène du pied devient difficile ou impossible, parce qu'il faut un certain relâchement du tendon pour amener le clonus du pied. Dans quelques cas, la percussion du tendon d'Achille est plus efficace que la flexion dorsale du pied pour la production de ce phénomène.

D'autres réflexes tendineux qui peuvent être exagérés dans les extrémités inférieures, ceux des muscles fessiers et des muscles adducteurs de la cuisse, sont produits par la percussion de la colonne lombaire et des tendons du biceps crural, du demi-tendineux, du demi-membraneux et des muscles péronéens.

Il existe aussi de nombreux réflexes profonds exagérés dans les extrémités supérieures. La percussion des vertèbres cervicales fait contracter plusieurs muscles du bras; celle de la clavicule détermine des contractions dans le grand pectoral et le biceps et celle de l'extrémité inférieure du radius ou du cubitus, ou des os du carpe et du métacarpe, provoque des réflexes dans les muscles du voisinage et à distance.

Les réflexes croisés du périoste peuvent se produire en percutant la clavicule d'un côté; alors le biceps du côté opposé se contracte. La percussion du condyle interne du tibia engendre une forte contraction des muscles adducteurs de la cuisse du même côté et une contraction moins forte dans les mêmes muscles du côté opposé; la percussion de l'extrémité sternale des côtes supérieures provoque la contraction du grand pectoral du côté opposé.

On constate quelquefois une grande différence dans le degré d'exagération des réflexes profonds des deux côtés, spécialement pour le réflexe rotulien; cette exagération est alors en proportion directe avec la perte de la force musculaire dans les jambes. Chez un malade que nous avons vu avec le Dr Mackintosh et dont la jambe droite était plus malade que la gauche, le réflexe rotulien fut plus intense à droite qu'à gauche et le phénomène du pied ne put se produire qu'à droite.

En sollicitant la contraction d'un muscle par la percussion, on suivra toujours le même procédé. La connaissance des points moteurs des muscles, si importante dans la pratique de la faradisation, est encore utile dans ce cas, parce que c'est essentiellement de ces points que les contractions peuvent être provoquées. D'après Strümpell [1], cette contraction n'est fréquemment qu'un réflexe du tendon du muscle et peut atteindre toute la partie charnue, comme s'il y avait eu percussion du tendon. On peut l'observer dans le gastrocnémien, ou mieux encore dans les muscles demi-membraneux et demi-tendineux; le fait que la percussion des parties supérieures donne une réaction plus grande que celle des parties inférieures du muscle, — c'est-à-dire à mesure qu'on s'éloigne du tendon — semble prononcer contre le phénomène dû à la transmission mécanique de la concussion du tendon; néanmoins il n'est pas applicable à tous les cas, car nous savons déjà que, dans la paralysie spastique, les contractions déterminées par la percussion du triceps sont généralement plus marquées lorsque le coup se donne à un espace plus rapproché du tendon; l'étendue de la projection de la jambe semble d'autant moins prononcée que le coup se donne à une distance plus grande.

La réaction fournie par la percussion des tendons, des fascias du périoste et des muscles varie suivant la nature de la lésion. Nous nous sommes occupé de cette question et nous croyons qu'elle a une certaine importance au point de vue du diagnostic.

Nous distinguons trois types de réflexes exagérés :

1° Le type cérébral;

2° Le type spinal;

3° Le type musculaire.

I. *Le type cérébral* se rencontre dans la sclérose médullaire dérivant des lésions cérébrales, telles qu'une tumeur, un ramollissement, une hémorragie, etc. La réaction est assez prompte et très étendue; en prenant le réflexe rotulien comme exemple, la percussion projette considérablement la jambe et celle-ci

1. *Deutsches Archiv für klinische Medicin*, vol. XXIV, p. 178. Leipzig, 1879.

revient graduellement après avoir produit une série d'oscillations.

II. Le *type spinal* se voit dans la paralysie spinale spastique, la sclérose en plaques et les maladies systématiques combinées de la moelle épinière; il se caractérise par une projection très prompte et saccadée de la jambe qui n'est pas aussi étendue que celle du type cérébral. A peine le tendon est-il touché que la projection se produit; les oscillations consécutives ont le même caractère de l'instantanéité.

III. Le *type musculaire* s'observe dans les paralysies de nature périphérique. La contraction musculaire ressemble beaucoup, dans cette circonstance, à celle qui se produit à la fermeture et à l'ouverture d'un courant constant sur un muscle aussi éloigné que possible de ses éléments nerveux. On constate alors, non pas une secousse brusque des fibres musculaires, mais un mouvement lent du tissu musculaire, analogue à celui d'une vague, qui commence très lentement, dure pendant quelque temps et s'en va également d'une manière lente. Il peut y avoir une contraction de la totalité du muscle, mais généralement cette contraction domine dans les fibres qui reçoivent le contact direct de la percussion.

Les réflexes tendineux exagérés peuvent encore être augmentés par l'administration de la strychnine ou de toute substance qui augmente l'excitabilité réflexe. Le bromure de potassium et les substances déprimant cette excitabilité les diminuent.

La cause anatomique de l'exagération des réflexes rotuliens réside, pour la plupart des auteurs, dans la sclérose des cordons latéraux et spécialement de leurs faisceaux pyramidaux croisés; toutefois cela n'est pas démontré. Nous savons que les faisceaux pyramidaux croisés transmettent les ordres des circonvolutions de Rolando jusqu'aux muscles des membres, et pour ce motif, nous sommes tenté de croire que c'est plutôt la paralysie que l'exagération des réflexes qui constitue un symptôme de leur destruction. On peut observer ces réflexes là où les faisceaux pyramidaux croisés ne sont pas malades, comme dans certaines formes d'épilepsie, les maladies fébriles aiguës, telles que la fièvre typhoïde, la phtisie, etc.; on les a rencontrés dans l'hydrocéphalie et autres maladies cérébrales où l'examen macroscopique et microscopique confirma ultérieurement que la moelle était intacte.

Nous ne pouvons expliquer ce phénomène en invoquant une anémie de la moelle épinière, les réflexes profonds n'étant pas exagérés dans les formes les plus graves de l'anémie. On ne peut soutenir que l'excitabilité réflexe de la moelle épinière se trouve augmentée lorsqu'on empêche l'influence des centres corticaux; en effet, dans l'hémiplégie consécutive à une hémorragie cérébrale où cette influence a cessé d'être, nous constatons, au moins pendant le premier mois, que les réflexes profonds ne sont pas exagérés; en même temps les réflexes superficiels ont diminué et parfois même ils sont abolis. Il se peut plutôt qu'il existe des connexions particulières entre les centres réflexes spinaux et les centres réflexes cérébraux et que les modifications des réflexes profonds dépendent des modifications dans les relations mutuelles de quelques-uns de ces centres; il est néanmoins impossible d'expliquer jusqu'ici le mode de production de cette exagération des réflexes profonds.

Il existe des cas qui ne peuvent être classés; l'exagération des réflexes profonds est telle qu'on croit se trouver devant une paralysie. La force musculaire ne souffre pas et la sensibilité est normale; mais l'augmentation des réflexes tendineux met un obstacle aux mouvements actifs. Le malade présente les caractères de la démarche spastique, mais il peut encore se promener pendant plusieurs heures sans ressentir la fatigue; il fait des efforts analogues à ceux d'un homme qui marche dans le sable et qui se sent plus vite fatigué qu'un homme sain. Le malade perd sa rigidité alors qu'on le place dans un bain, et les jambes paralysées en apparence reprennent la liberté de leurs mouvements.

La sensibilité ne souffre que vers la fin de la maladie. Au début, les malades se plaignent quelquefois de douleurs lancinantes irrégulières dans le dos et les jambes, mais l'acuité de ces douleurs n'est pas très grande, leur durée n'est pas toujours permanente. Il n'existe ni anesthésie ni analgésie de la peau ou des parties profondes et les réflexes superficiels sont le plus souvent normaux. Il n'y a pas d'atrophie musculaire, les réactions galvaniques et faradiques sont assez bonnes et il n'existe aucun trouble du côté des organes pelviens. L'urine est le plus souvent normale, mais renferme quelquefois un excès d'urée ou du sucre.

77ᵉ *Observation.* — Le Dʳ Bickersteth, de Liverpool, nous pria en avril 1883, d'examiner une demoiselle âgée de vingt et un ans, souffrant, depuis plusieurs années, d'une faiblesse progressive dans les jambes qui l'avait rendue impotente. Depuis une année, la maladie semblait avoir arrêté son progrès. La malade avait la plus grande peine à lever les pieds du sol, auquel ils semblaient attachés et qu'ils grattaient; sa démarche avait en effet le caractère spastique et elle ne pouvait faire quelques pas que lorsqu'elle se sentait soutenue. Il n'y avait pas d'atrophie, mais une rigidité musculaire; la réaction aux courants continu et faradique était normale. La jambe gauche semblait plus malade que la droite. Le dynamomètre indiquait une telle déperdition des forces dans les deux jambes que la malade ne pouvait en faire dévier l'aiguille. Les réflexes rotuliens, fortement exagérés, avaient le caractère du type spinal, et le réflexe ou phénomène du pied était très facile. La percussion directe d'une partie quelconque du triceps crural faisait projeter la jambe en avant. Les mouvements passifs augmentèrent la rigidité musculaire.

La maladie n'était pas aussi prononcée dans les extrémités supérieures; la force musculaire y était assez satisfaisante et le dynamomètre ordinaire déviait de 130° à la main gauche et de 140° à la main droite. Il y avait néanmoins un tremblement des deux mains et une rigidité qui les rendaient inaptes à exécuter les mouvements délicats que nous exécutons pour ainsi dire d'une manière constante. Les réflexes profonds des membres supérieurs étaient augmentés, surtout ceux des deux biceps, des fléchisseurs et des extenseurs, ainsi que des muscles interosseux. Il n'y avait aucun symptôme d'hystérie, ni aucun antécédent de contusions, de blessures ou de refroidissement. La sensibilité était partout normale. La menstruation et les fonctions intestinales ne laissaient rien à désirer; le sommeil était parfait; mais l'urine avait une densité variant de 1032 à 1035, et renfermait un excès d'urée et du sucre; un jour le sucre s'y trouvait dans la proportion d'au delà de deux grammes et demi par demi-litre.

La paralysie spastique est le plus souvent une maladie à marche très lente, pouvant durer de nombreuses années et ne paraissant pas abréger l'existence. Nous n'avons jamais vu un malade mourir de cette maladie. D'après Charcot, ces malades meurent de phtisie ou d'une autre affection qui n'a aucun rapport avec leur maladie spinale; Erb aurait vu des terminaisons fatales par l'extension de la maladie à la moelle allongée et par suite d'une intoxication du sang à la suite d'une cystite ou d'escarres. — Parfois sa marche est plus rapide; Hopkins [1] décrit le cas d'un portier, âgé de vingt et un ans, qui constata, peu de temps après qu'il s'était exposé au froid et à l'humidité, que ses jambes étaient devenues très faibles et vacillantes. Le malade perdit, au bout de quelques mois, toute sensibilité dans la plante des pieds et les jambes étaient fléchies au point que toute extension y était impossible. L'urine devint alcaline et purulente, des escarres se formèrent au sacrum et aux régions trochantériennes, les membres supérieurs devinrent rigides, la température augmenta et le malade mourut deux années après les premières atteintes du mal. Les résultats de son autopsie ont été décrits (p. 51).

Cahen décrit un malade qui, en apparence bien portant, perdit brusquement, pendant une promenade, toute force dans les jambes; ce ne fut qu'après une demi-heure qu'il put se traîner vers un mur où il se maintint debout pour une autre demi-heure; il put alors assez bien continuer sa promenade. Deux années après il sentit une douleur dans les jambes pen-

1. *Brain*, octobre 1883.

dant plusieurs jours et l'émission des urines était involontaire. Cette incontinence disparut au bout d'une semaine, mais la faiblesse musculaire s'aggrava dans les jambes qui devinrent le siège d'un tremblement et d'une rigidité. Survint ensuite une rétention d'urine et la rigidité des jambes progressa au point que le malade ne put plus rester assis dans son lit ; ses membres se trouvaient dans un état de forte adduction ; il pouvait à peine mouvoir encore un peu ses orteils et il ne lui restait plus la moindre force dans les hanches, les genoux et les chevilles. Ce malade mourut à la suite d'une escarre au sacrum.

La sensibilité peut être gravement atteinte à une période plus avancée. Schultz parle d'un malade qui avait perdu le sens de la température et s'était brûlé sans le savoir avec une bouteille d'eau bouillante. La vessie et le rectum perdent graduellement la force musculaire et se paralysent vers la fin de la maladie. Le désir et la jouissance sexuelle peuvent rester intacts jusque vers la fin. — Le cerveau et les nerfs crâniens ne laissent généralement rien à désirer. Un de nos malades avait néanmoins une diplopie temporaire au début de l'affection.

Le *diagnostic* de la paralysie spinale spastique est souvent très facile; mais il peut offrir des difficultés surtout quand il s'agit de déterminer la présence d'une lésion anatomique. Cette difficulté augmente parce qu'il n'y a pas un seul symptôme pathognomonique; en effet, les troubles de la motilité, qui en constituent le caractère prédominant, peuvent se présenter partout où il existe une irritation fonctionnelle ou une lésion des faisceaux pyramidaux, quelle qu'en soit la cause.

On ne pourrait confondre cette maladie avec le *tabes* qui présente de nombreux symptômes dans la sphère de la sensibilité, où les muscles sont flasques et les reflexes profonds abolis.

Dans la *myélite transversale* par compression ou par hémorragie les symptômes se présentent plus promptement et montrent davantage la nature purement paralytique. La rigidité, si elle survient dans cette maladie, ne se présente que vers la dernière période. Les symptômes de la sensibilité marchent de pair avec ceux de la motilité, tandis que la vessie, le rectum et les organes sexuels sont atteints dès le début de la maladie.

La forme hémiplégique de la paralysie spinale spastique ne se confondra pas avec l'*hémiplégie cérébrale;* dans cette dernière maladie les symptômes surgissent brusquement et fréquemment il y a une perte de la conscience et de la parole avec déviation de la langue; la jambe est moins paralysée que le bras; dans la paralysie spinale spastique on observe exactement le contraire.

Les *contractures* et les *paralysies hystériques* ne ressemblent généralement pas à celles de la paralysie spastique; elles débutent le plus souvent brusquement, après une vive émotion ou un accès convulsif; les contractures affectent seulement un groupe de muscles, et laissent les autres intactes; ainsi les fléchisseurs de l'avant-bras peuvent se contracter subitement et la main est portée à la fois dans la flexion et la pronation, tandis que ces symptômes n'existent pas dans l'autre bras ou dans les jambes. Ces symptômes sont le plus souvent accompagnés d'autres symptômes d'hystérie, tels qu'un tempérament très impressionable, un mauvais caractère, la boule hystérique, l'aphonie, l'hémianesthésie, la dysurie, la dysménorrhée, la douleur épigastrique qui augmente par la pression, etc. — Cet examen peut néanmoins offrir des difficultés, ainsi que Charcot l'a prouvé, parce que certains cas de contracture permanente sont accompagnés d'une dégénérescence des cordons latéraux.

Le dynamomètre peut quelquefois faciliter le diagnostic entre la sclérose et la *pseudo-sclérose* (p. 315). Mais son intervention n'est pas applicable à tous les cas de pseudo-sclérose, parce que les symptômes sont quelquefois identiques à ceux de la sclérose. Ces cas sont parfois considérés comme de nature hystérique, quoiqu'il n'y ait aucun symptôme hystérique et que le tempérament du malade est parfois l'opposé de celui de l'hystérique. Ces malades sont souvent très calmes, très intelligents, peu impressionnales, anxieux pour l'obtention de leur guérison et n'ont jamais été atteints d'aphonie, de la boule hystérique, de dysménorrhée, etc. Le cours ultérieur de la maladie peut même ne pas nous guider dans le diagnostic parce que, si les uns guérissent, d'autres subissent une aggravation.

La *sclérose latérale amyotrophique* se distingue de la paralysie spinale spastique en ce qu'il y existe une atrophie musculaire dès le début. La sclérose latérale amyotrophique a une marche plus prompte et frappe généralement d'abord les membres supérieurs avec une tendance, presque dès le début, à s'étendre jusqu'à la moelle allongée. Morgan et Drestfeld ont relaté des cas où le diagnostic était impossible.

Le diagnostic différentiel de la *sclérose en plaques* et de la paralysie spastique est impossible si dans la première maladie la sclérose n'atteint que les cordons latéraux. Dans la plupart des cas, on retrouve néanmoins certains symptômes cérébraux et des nerfs crâniens, tels que la nystagmus, l'atrophie du nerf optique, le trouble de la parole, le vertige et une faiblesse de l'intelligence, qui rendront le diagnostic possible.

Le *pronostic* de la paralysie spinale spastique dépend naturellement des lésions anatomiques dont on ne peut pas toujours se rendre un compte exact. Il peut y avoir une myélite chronique, une sclérose multiple, une sclérose qui à telle période reste limitée aux faisceaux pyramidaux et s'étend ultérieurement aux cornes antérieures, aux cordons postérieurs, etc., en un mot une maladie systématique combinée; d'autres fois il n'existe qu'une irritation fonctionnelle qui peut disparaître après quelque temps; d'autres fois encore elle est compliquée de maladies cérébrales, telles que l'hydrocéphalie, etc. Il y a des cas de guérison complète (Erb, Vandervelden, Henck, Schultz, etc.), mais ils sont rares lorsqu'il existe de graves lésions anatomiques; le plus souvent la maladie s'étend plus tard à d'autres parties du système nerveux et mine graduellement l'existence du malade, dont la résistance contre les influences nuisibles diminue d'une manière constante.

Le *traitement* de la paralysie spinale spastique varie suivant la cause qui lui a donné naissance. En présence d'antécédents syphilitiques, on instituera un traitement spécifique analogue à celui que nous avons écrit pour le tabes (p. 302). Si la sclérose est de nature purement fonctionnelle et si le dynamomètre n'accuse pas une perte des forces, le traitement de Weir-Mitchell, c'est-à-dire le massage et la faradisation, peut être très utile. Nous donnons la préférence au courant constant, appliqué comme nous l'avons indiqué pour le tabes. — Quant aux médicaments, l'arsenic et spécialement la liqueur arsenicale de Fowler, à la dose de une à dix gouttes, trois fois par jour, rend de grands services. Si le malade est fortement épuisé, on prescrira le phosphore, l'huile de foie de morue, l'extrait de malt, les vins de Bourgogne et de Hongrie; on peut également donner des bains chauds de 34° à 38° C., tous les jours ou de jour à autre; on en augmentera graduellement la température et la durée suivant la susceptibilité du malade. Les bains salins chauds ou les bains de mer rendent parfois de meilleurs services que l'eau ordinaire. L'hydrothérapie, sagement appliquée, donne quelquefois de bons résultats. — On règlera le régime du malade et on lui défendra toute espèce d'excès et toute influence nuisible.

L'élongation des nerfs n'a guère donné de résultats satisfaisants. Southa [1], de Manchester, a fait dans un cas l'élongation du nerf sciatique gauche. Sauf la contraction spasmodique des muscles et l'exagération des réflexes tendineux, il y avait une forte douleur dans l'abdomen et les membres inférieurs qui ne céda pas à la morphine; ces réflexes tendineux et la rigidité musculaire diminuèrent par l'opération et la douleur cessa dès le deuxième jour; six semaines après, elle ne s'était pas encore représentée, mais le quinzième jour suivant,

1. *The Lancet*, octobre 8, 1881.

les réflexes tendineux furent aussi prononcés qu'auparavant. — Dans un cas publié par Westphal, les résultats furent désastreux; les membres se paralysèrent ainsi que la vessie et le rectum; il y eut des escarres très étendues qui ne guérirent qu'après des années. Cette opération est donc moins indiquée dans cette maladie que dans le tabes.

# CHAPITRE XII

## SCLÉROSE LATÉRALE AMYOTROPHIQUE

La sclérose latérale amyotrophique a été décrite pour la première fois par Charcot [1]. Tout en offrant quelques analogies avec certains cas de paralysie spinale spastique, sa marche offre néanmoins de telles particularités que nous la considérons comme une maladie spéciale.

Nous savons (p. 59) que la sclérose latérale amyotrophique constitue, au point de vue anatomique, une sclérose des faisceaux pyramidaux croisés et des cellules ganglionnaires des cornes antérieures. Elle est conséquemment une *maladie systématique combinée* de la moelle. — Ses causes (p. 126) restent jusqu'ici très obscures.

Les premiers *symptômes* consistent en une débilité des membres supérieurs, spécialement des mains et des doigts, et en des mouvements fibrillaires dans les muscles affectés exactement comme dans la forme usuelle de l'atrophie musculaire progressive. Le malade sent des picotements et de l'engourdissement dans les bras; après quelque temps les mêmes muscles deviennent le siège d'une rigidité et de contractions qui amènent des difformités. Le bras est fortement rapproché du tronc; l'avant-bras se trouve en demi-flexion avec prona-

1. *Leçons sur les maladies du système nerveux*, 2e série, Paris, 1874.

tion, la main et les doigts ont la forme d'une griffe. La supination passive et l'extension sont impossibles sans le concours d'une force qui provoque parfois la douleur. Il y a augmentation des réflexes tendineux, mais sans anesthésie. Les réactions électriques ne sont pas toujours les mêmes; tantôt on observe la réaction de dégénérescence (Erb); d'autres fois les parties musculaires restantes donnent une réaction normale pour la faradisation et la galvanisation.

Dans la deuxième période, c'est-à-dire six à neuf mois après le début, les membres inférieurs commencent à présenter des symptômes analogues; il peut y avoir des picotements et de l'engourdissement, mais il y a surtout une perte des forces musculaires, des mouvements fibrillaires et une rigidité avec exagération des réflexes tendineux. La vessie et le rectum réagissent normalement; il n'y a aucune prédisposition aux escarres.

La troisième période se présente plus ou moins rapidement avec les symptômes de la paralysie labio-glosso-laryngée; le malade finit par ne plus pouvoir mastiquer, ni avaler, ni parler; la respiration et la circulation souffrent et la mort survient une à trois années après le début de l'affection.

Ferrier [1] a publié des cas où la maladie a commencé par la moelle allongée pour s'étendre progressivemeut vers la partie inférieure de la moelle. Si les racines du nerf accessoire spinal souffrent dans la portion cervicale de la moelle, la rigidité dans le trapèze et dans les muscles sterno-cléido-mastoïdiens peut être telle que la tête semble complètement fixée. Nous avons eu un cas pareil, en avril 1884, où l'on avait diagnostiqué une ossification des muscles! Si les muscles temporaux et ceux de la face sont rigides et atrophiés, la sclérose ayant atteint les muscles desservis par la petite portion de la cinquième paire, le malade peut à peine ouvrir la bouche et sa figure présente un aspect tout particulier. Au lieu d'une atrophie ordinaire, il peut même y avoir une pseudo-hypertrophie (état lipoma-

1. *The Lancet*, vol. I, p. 822, 1881

teux) des muscles atteints, qui rend le diagnostic beaucoup plus difficile.

Le *diagnostic* de la sclérose latérale amyotrophique est généralement facile. Elle se distingue de la *paralysie spinale spastique* par sa marche beaucoup plus rapide, en ce qu'elle affecte en premier lieu les membres supérieurs et qu'elle est accompagnée d'atrophie musculaire presque dès le début. Dans l'*atrophie musculaire progressive*, l'atrophie et la perte des forces marchent de pair et il n'y existe ni rigidité, ni exagération des réflexes tendineux. Si la maladie débute par les symptômes bulbaires, on pourrait croire à une paralysie *labio-glosso-laryngée*, mais la prompte arrivée des symptômes d'excitation motrice dans les extrémités supérieures et inférieures suffira pour éclairer le diagnostic.

Le *pronostic* est défavorable. Quant au *traitement*, nous ne connaissons aucun remède qui puisse en arrêter la marche. Les courants constants et les bains chauds prolongés donnent encore les meilleurs résultats et peuvent amener une amélioration passagère.

# CHAPITRE XIII

## SCLÉROSE LATÉRALE SECONDAIRE

La sclérose latérale secondaire, dont nous connaissons déjà les caractères anatomiques (p. 54), se caractérise par des lésions destructives dans la sphère motrice du cerveau ou de la moelle épinière. Les fibres conductrices de cette région motrice du cerveau se dirigent vers la moelle épinière et on observe leur dégénérescence descendante dans les cordons pyramidaux croisés correspondants, ce qui lui a fait donner le nom de *sclérose latérale descendante*. En d'autres termes, toute interruption des faisceaux pyramidaux du cerveau ou de la moelle épinière, est suivie d'une dégénérescence descendante de la partie périphérique de ces faisceaux. C'est donc une erreur de croire que *tout* le cordon latéral est affecté. — En présence d'une lésion cérébrale, c'est le côté opposé qui sera malade; s'il y a une lésion médullaire unilatérale, ce sera le même côté qui sera frappé de sclérose.

Les *causes* les plus fréquentes de cette sclérose secondaire résident dans les hémorragies des ganglions centraux du cerveau, l'embolie ou la thrombose de l'artère cérébrale moyenne et de ses subdivisions. Si l'hémorragie ou le ramollissement des ganglions centraux n'a qu'une petite étendue, il peut en résulter une destruction partielle ou un déplacement des noyaux gris, mais la capsule interne blanche, le grand tractus conducteur de la force motrice du cerveau vers les membres, reste intacte. En effet, la lésion peut être tellement petite qu'on ne s'en aperçoit presque pas pendant la vie; mais, si la lésion a une certaine étendue, il en résulte une hémiplégie croisée incomplète dont le malade se remet au bout de quelques semaines ou de quelques mois. Dans ces cas, il ne se produit pas de sclérose descendante dans les faisceaux pyramidaux; mais si l'hémiplégie persiste pendant un temps assez long et qu'elle soit suivie d'une rigidité des muscles paralysés, la lésion a déjà envahi cette portion de la capsule interne qui renferme les faisceaux pyramidaux et elle rompt ainsi la connexion entre les centres psycho-moteurs ou les circonvolutions de Rolando et les membres [1].

A première vue il semble assez étonnant que la maladie des noyaux gris produise moins de symptômes graves que la destruction de la substance blanche qui ne constitue qu'un agent conducteur; mais on s'en rend facilement compte en considérant qu'il existe plusieurs centres de substance grise et seulement un tractus conducteur blanc. Le principe de la compensation s'applique aux différents noyaux gris; si l'influence du noyau lenticulaire se trouve détruite, le malade peut se reporter sur le noyau coudé et les hémisphères, et après quelque temps il se trouvera presque aussi bien qu'avant l'attaque. La destruction de la capsule interne interrompt la communication entre les divers centres gris, qui engendrent l'influence motrice, et la portion dure et les extrémités pour donner naissance à la sclérose des tractus conducteurs blancs en deçà de la lésion; cette sclérose se développe généralement de un à deux mois après l'attaque.

Cette sclérose descendante se dessine de la manière suivante : quatre à six semaines après l'attaque, il se produit une espèce de raideur (qui ne peut être comparée à la sensation d'impuissance des premières semaines) dans les muscles fléchisseurs de l'avant-bras paralysé et cette rigidité augmente

1. Althaus. *On the pathology and treatment of cerebral paralysis*, dans le *British Medical Journal*, juin 4 et 11, 1882.

graduellement. Les doigts affectent la forme d'une griffe et parfois la contraction est telle que les ongles pénètrent dans la chair; le pouce est fléchi et en si forte adduction qu'il disparaît sous les autres doigts; ceux-ci à leur tour résistent lorsqu'on essaie d'ouvrir la main. L'avant-bras se trouve dans un état de pronation, le coude dans une semi-flexion et le bras en adduction près du tronc. Il existe néanmoins un certain degré de contraction dans tous les muscles, aussi bien les extenseurs et les abducteurs que les fléchisseurs et les adducteurs, et c'est ce qui explique la difficulté que l'on éprouve souvent à modifier la position du membre par des mouvements passifs sans faire souffrir le malade.

La rigidité est généralement moins marquée dans les membres inférieurs. Elle existe néanmoins dans les muscles fléchisseurs de la cuisse et de la jambe; si elle est très grande, la marche sera impossible en raison de la flexion de la jambe sur la cuisse et de la cuisse sur le bassin; les talons touchent pour ainsi dire à la région fessière. Si les extenseurs et les adducteurs de la jambe sont atteints, ce qui est plus fréquent, la jambe donne au pied l'apparence d'un pied équin : le malade marche d'une manière caractéristique sur le gros orteil et, pour ne pas trop traîner le pied sur le sol, il le fait flotter instinctivement en avant, en décrivant un arc de cercle. — Les réflexes tendineux y sont alors considérablement augmentés.

On observe également une certaine rigidité dans les muscles de la face, surtout lorsque le malade parle, rit ou pleure. Si au début, alors qu'il n'existe qu'une simple paralysie, la commissure labiale est abaissée, plus tard elle se relève du côté paralysé; le sillon naso-labial devient plus profond, la narine est dilatée et l'œil paraît plus petit.

La rigidité musculaire est toujours plus prononcée lorsque les membres ont froid; la chaleur la diminue. Ainsi la main est généralement ouverte lorsque le malade est au lit et bien couvert. Cette rigidité est également plus grande à l'état de veille que pendant le sommeil; elle augmente par les efforts que l'on fait pour se servir des muscles paralysés. Les excitations résultant de la faradisation de la peau telle qu'elle est pratiquée par la plupart des praticiens à l'aide des machines électro-magnétiques, c'est-à-dire en mettant dans les mains du malade les deux cylindres et en lançant ainsi un puissant courant à travers le corps, augmentent aussi la rigidité. Duchenne rapporte le cas d'un étudiant qui s'était ainsi traité et qui a provoqué une telle excitation qu'il fut pris d'une nouvelle attaque de paralysie. — La strychnine, autrefois si en vogue dans le traitement de toutes les paralysies, augmente également cette rigidité; si son usage est continué jusqu'à production de mouvements convulsifs dans les muscles, ces convulsions prédominent dans le côté malade. En général, tout ce qui augmente l'excitabilité réflexe de la moelle épinière favorise la rigidité des muscles paralysés.

Autrefois on croyait que la rigidité tardive des muscles paralysés, à la suite d'une hémiplégie, était le résultat d'un travail inflammatoire du cerveau autour du siège de la lésion; mais les modifications consécutives à une effusion sanguine ne sont pas de nature inflammatoire. On ne peut davantage attribuer, d'après Todd, cette rigidité à la rétraction de la cicatrice cérébrale, ni à une névrite périphérique, comme le prétendent d'autres observateurs. Nous ne pouvons également l'expliquer par une augmentation de l'excitabilité réflexe, due à un déplacement de l'influence inhibitoire du cerveau; en effet, l'influence du cerveau sur les membres paralysés se trouve déplacée immédiatement après l'attaque, tandis que la rigidité ne se présente qu'après un ou deux mois.

L'*anatomie pathologique* montre dans ces cas une altération constante, une sclérose descendante des faisceaux pyramidaux croisés; aussi est-il probable que cette sclérose détermine une irritation dans les grandes cellules motrices des cornes antérieures et qu'elle développe ainsi cette contraction musculaire qui n'est qu'une exagération de la tonicité normale, puisque celle-ci se trouve directement sous leur influence. L'irritation des cornes diffère néanmoins de la maladie actuelle et de la destruction de ces organes, et ce n'est que dans quelques cas de paralysie cérébrale que les cornes deviennent réellement malades dans le cours de l'affection.

La plus souvent il n'existe aucune atrophie musculaire; celle-ci ne se confondra pas avec l'amaigrissement qui suit le manque d'exercice. Il y a des malades qui ont été plus ou moins privés de mouvements dans une moitié du corps pendant cinq à dix ans, ou plus encore, chez qui le tissu musculaire reste assez bien conservé et où la réaction faradique reste intacte. Dans la paralysie infantile les muscles s'atrophient et perdent leur excitabilité faradique au bout de peu de semaines, cette différence s'explique d'ailleurs par les lésions anatomiques.

Toutefois la sclérose peut s'étendre du cordon latéral aux cornes antérieures; il en résulte alors une modification correspondante dans les symptômes. Le centre de la tonicité se trouvant graduellement détruit, la rigidité des muscles diminue de la même manière et finit par disparaître. A mesure que les muscles se relâchent, les malades croient qu'ils vont mieux; mais ce ne sont là que des illusions, parce que les jambes deviennent de plus en plus faibles et les muscles perdent leur excitabilité faradique. Ce dernier symptôme a une marche à peu près analogue à celle de l'atrophie musculaire progressive, c'est-à-dire qu'il affecte d'abord les muscles de l'épaule et de la main et ultérieurement d'autres groupes successifs. Cet état se prolonge au delà de deux à trois années et souvent le malade ressent des douleurs fulgurantes dans les muscles dès que l'atrophie commence. Toutes les cellules grises étant connexes, la dégénérescence peut s'étendre des cornes antérieures aux cornes postérieures ou des cornes antérieures d'un côté à celles du côté opposé, par l'intermédiaire de la commissure antérieure; dans ce cas il n'y a plus d'hémiplégie, mais une paraplégie avec atrophie musculaire.

Il n'est pas probable qu'il existe des hémiplégies permanentes sans la moindre rigidité. Certainement cela ne s'applique pas aux lésions des noyaux gris lorsque la capsule interne reste intacte; car dans ces cas la paralysie s'amende si promptement qu'il ne reste plus, deux ou trois mois après l'attaque, qu'une légère difficulté dans le maniement des doigts. Le malade utilise dans cette circonstance les circonvolutions de Rolando, tandis qu'autrefois il employait le noyau lenticulaire et le noyau caudé; aussi doit-il prêter une plus grande attention qu'avant l'attaque. Là toutefois où la capsule interne a été lésée et où conséquemment l'affection est plus grave, on observe presque toujours un certain degré de contracture qui dans quelques cas est à peine appréciable lorsque la jambe est à l'état de repos, mais qui devient très visible lorsque le malade exécute le moindre effort. Ainsi, par exemple, il meut son bras et sa main dans toutes les directions, mais si on lui demande de ramasser une épingle ou de déboutonner son habit, on voit se contracter les doigts et les mouvements deviennent difficiles ou impossibles. L'irritabilité réflexe est exagérée et chez la femme la période de la menstruation est la plus favorable pour la production de ces phénomènes, probablement parce que la moelle se trouve alors dans un état d''excitabilité très prononcée.

Le *pronostic* de la sclérose secondaire varie suivant l'étendue des ravages déterminés par le ramollissement ou par l'hémorragie cérébrale. Les lésions peu étendues se rétablissent le plus facilement. L'âge et la constitution du malade exercent la même influence que dans toutes les autres maladies; le traitement, enfin, y joue un rôle important : il sera institué dès le début et avant que la sclérose ait pu s'établir. On examinera soigneusement si le phénomène du pied existe après une attaque d'apoplexie ou de paralysie; ce signe a une très grande valeur diagnostique; son existence permet de prédire la prochaine apparition de la contracture dans les muscles paralysés; elle indique qu'il ne faut perdre aucun moment pour la combattre.

Le *traitement* de la paralysie cérébrale ne paraît offrir, au premier abord, que peu de chances; dans une série de cas il y a une tendance naturelle au rétablissement des fonctions par la compensation exercée par d'autres parties, tandis que d'autres fois la nature de la lésion et ses conséquences rendent tout traitement inutile. Aussi la plupart des auteurs n'attachent-ils pas assez d'importance à la question du traitement qui offre le plus grand intérêt pour le praticien. Sans doute quelques cas sont incurables, mais la plupart sont susceptibles d'une amélioration sous l'influence d'un traitement rationnel.

Nous employons le phosphore, en solution dans l'huile et administré en capsules ou en perles deux fois par jour, à la dose de deux milligrammes; quelquefois nous l'employons en solution dans l'huile de foie de morue lorsque l'état général du malade réclame à la fois ce dernier médicament. Nous avons aussi recours au courant constant en direction transversale à travers le cerveau et également en direction longitudinale du front à l'occiput. Nous plaçons généralement le cathode du côté de la lésion, par exemple à gauche dans l'hémiplégie droite et *vice versa*. On renouvelle ces applications tous le jours pendant cinq à dix minutes chaque fois. Ultérieurement cette galvanisation centrale est combinée à la galvanisation périphérique; on stimule ainsi directement les nerfs moteurs et les muscles et on essaie à la fois d'obtenir une action réflexe sur l'hémisphère malade. La faradisation peut rendre des services quand il s'agit de faire intervenir les antagonistes des muscles contracturés.

Dans le traitement de la paralysie cérébrale, nous avons encore pour but de réagir contre la sclérose consécutive. Plusieurs remèdes peuvent être utiles, principalement les sels d'or et d'argent et le seigle ergoté. On administre l'or sous forme de chlorure simple ou mieux sous forme de chlorure d'or et de potassium à la dose de un à trois centigrammes. L'argent se prescrit sous forme d'oxyde, de nitrate ou de phosphure, aux mêmes doses que l'or. Le seigle ergoté, en extrait liquide ou ergotine, se donne à la dose de deux à quatre grammes trois fois par jour. Il est recommandable d'employer alternativement le sel d'or, le sel d'argent et l'ergotine, chacun pour un mois, pour continuer ultérieurement le traitement avec le médicament qui semble avoir donné le plus de résultats. — L'iodure de potassium ne donne aucun résultat favorable dans le ramollissement par embolie; il semble favoriser l'absorption du caillot dans l'hémorragie cérébrale. Ce processus pathologique se termine généralement six semaines après l'attaque; après ce temps on ne peut rien espérer de ce médicament. S'il existe une syphilis, on prescrira le traitement à l'iodure et au mercure. Les préparations bromurées rendent souvent de grands services quand l'irritabilité réflexe se trouve augmentée. — Quant à la strychnine nous la croyons nuisible; cet alcaloïde augmente l'excitabilité déjà exaltée de la moelle épinière et aggrave ainsi la rigidité musculaire.

Le régime est aussi très important dans la thérapeutique de la paralysie cérébrale. Quelques malades, par exemple ceux qui sont victimes d'une embolie, souffrent d'une maladie du cœur; d'autres, devenus paralytiques à la suite d'une hémorragie, sont probablement atteints de petits anévrysmes dans diverses parties du cerveau qui peuvent provoquer de nouvelles attaques. Tout effort peut être nuisible à ces malades et on évitera même la constipation. On améliore souvent le *moral* des malades en les faisant changer d'air et de milieu; aussitôt que leur état le permettra, on leur prescrira un voyage. — Nous ne pouvons pas attendre beaucoup des eaux minérales; Wildbad, Gastein, Buxton et d'autres sources jouissaient autrefois d'une réputation dans le traitement des paralysies cérébrales et de la sclérose consécutive; il vaut mieux envoyer ces malades à des endroits rapprochés de leur domicile où ils jouissent d'un certain comfort et où le climat est très avantageux. Un air modérément sec leur convient très bien; celui des montagnes est nuisible.

*
* *

Il existe une variété de sclérose secondaire qui produit la *paralysie spastique des enfants* (p. 57) et qui est le résultat d'une maladie ou d'une insuffisance des circonvolutions de Rolando.

Les symptômes de cette sclérose s'expliquent en ce que la paralysie dérive primitivement d'une lésion cérébrale et que la moelle épinière, ou plutôt les faisceaux pyramidaux des cordons latéraux ne sont atteints que consécutivement.

Dans quelques cas il existe une difformité congénitale du crâne qui peut ressembler à celui d'un idiot microcéphalique ; la matière cérébrale fait défaut dans un ou les deux hémisphères (porencéphalie). D'autres fois la maladie est occasionnée au moment de la naissance par l'emploi du forceps dont les branches ont amené une contusion de la masse cérébrale, suivie d'une encéphalite; l'enfant présente alors immédiatement après la naissance des convulsions qui peuvent se prolonger pendant quelques jours ; on constate ultérieurement qu'il est hémiplégique; il se peut encore que les convulsions ne se montrent qu'après quelques mois, ou même quelques années après la naissance. Ces convulsions peuvent être épileptiformes, c'est-à-dire qu'elles peuvent être générales, ou n'atteindre qu'une moitié du corps. Ces accès convulsifs se sont quelquefois multipliés avant que l'on s'aperçoive de l'état hémiplégique de l'enfant.

Cette hémiplégie se complique ultérieurement de contractures et parfois d'hémichorée et d'athétose. Les membres paralysés peuvent subir un arrêt de développement et les os sont plus courts et plus minces que ceux du côté sain ; il n'existe toutefois aucune atrophie musculaire comme dans la poliomyélite; les réactions faradiques et galvaniques sont normales. La paralysie est quelquefois remplacée par une parésie et une grande difficulté dans l'emploi des jambes. Les réflexes tendineux sont exagérés et la contracture des muscles peut être telle que le bras se trouve dans un état de flexion et la jambe dans un état d'extension. S'il existe une paraplégie, on devra la considérer comme une hémiplégie double de nature cérébrale. S'il existe une atrophie des muscles contracturés, nous nous trouvons en présence d'une maladie systématique secondaire et combinée de la moelle épinière.

Les enfants sont toujours atteints de stupidité ou d'imbécillité. Leur parole est traînante; ils ont parfois un vocabulaire particulier et une prononciation caractéristique qu'ils conservent pour le reste de leur vie. Parmi ces enfants il y en a qui ne savent pas marcher; d'autres commencent à marcher à l'âge de six à sept ans et leur démarche est toute particulière. On observe quelquefois du nystagmus, un strabisme convergent, une inégalité pupillaire et une saillie en avant des lobes oculaires. Des accès convulsifs peuvent enfin se présenter dans tout le corps, ou uniquement dans les membres paralysés.

Le pronostic de cette paralysie est très triste. Les chirurgiens orthopédistes traitent généralement ces malades, soit par des sections tendineuses soit par l'application d'appareils compliqués; mais ces interventions sont le plus souvent nuisibles.

La *sclérose secondaire ascendante consécutive à certaines affections de la moelle épinière* est tellement masquée par les symptômes de la maladie primitive qu'il est inutile de la présenter dans ses détails. On la rencontre dans les hémorragies consécutives aux contusions ou aux blessures de la moelle épinière; les malades survivent assez longtemps pour permettre le développement d'une dégénérescence secondaire.

78e *Observation.* — Nous avons vu un cas de ce genre, en consultation avec le Dr Giffard d'Egham, le 5 décembre 1883, chez un élève du collège royal des Ingénieurs à Coopers Hill, à la suite d'un accident au jeu de ballon, six jours auparavant. Le garçon, âgé de dix-neuf ans, fut brusquement renversé en arrière et il en résulta aussitôt une paralysie complète et une anesthésie de la moitié inférieure du corps à partir de la ceinture, avec une paralysie de la vessie et des intestins et un léger degré de priapisme; il y eut également une paralysie des avant-bras et des mains, mais il conservait un léger degré de motilité et de sensibilité dans les bras et les épaules. Le malade fut incapable de tousser, d'expectorer, d'éternuer ou de se moucher ni de mouvoir la tête d'un côté ou d'un autre; il avait conservé la faculté de parler, de mâcher, d'avaler et de remuer sa langue.

Les réflexes profonds et superficiels étaient abolis, indice de l'existence d'une forte lésion de la substance grise de la moelle cervicale. Aussi prédisions-nous une prompte atrophie musculaire dans les membres paralysés si le malade pouvait survivre à l'accident. Nous le revîmes, le 30 janvier 1884, et nous constatâmes en effet une extrême atrophie des muscles du tronc et des quatre membres; *le peu de fibres musculaires restantes se trouvaient dans un état de contracture et leurs réflexes tendineux étaient exagérés;* nous nous trouvons conséquemment devant une dégénérescence secondaire des faisceaux pyramidaux des deux côtés.

On observe des phénomènes analogues dans la myélite transversale aiguë consécutive à une contusion et qui, si le malade survit assez longtemps, se termine par une sclérose secondaire en deçà du siège de la maladie.

# CHAPITRE XIV

## SCLÉROSE DES CORDONS DE GOLL

La sclérose secondaire des cordons de Goll constitue presque toujours une des dernières lésions du tabes et de la myélite transversale. La sclérose primitive de ces cordons est très rare; on n'en a publié que trois cas, ceux de Pierret [1], de Ducastel [2] et de Gowers [4].

Les symptômes semblent être constitués par un mélange de ceux du tabes et de la paralysie spinale spastique.

1. *Archives de physiologie*, p. 74, Paris, 1873.
2. *Gazette médicale de Paris*, n° 4, 1874.
3. *The Lancet*, vol. II, p. 876, 1879.

# CHAPITRE XV

## SCLÉROSE MULTIPLE OU EN PLAQUES

Les principaux caractères anatomiques de la sclérose multiple ou disséminée, encore désignée sous le nom de sclérose en plaques, consistent en une multiplication des noyaux et en une prolifération des fibres de la névroglie, suivies d'une atrophie dégénérative des fibres nerveuses avec persistance du cylindre axile (p. 62). Son *étiologie* reste très obscure; on la rencontre à tout âge et dans les deux sexes (p. 127). Charcot fut le premier à faire de cette sclérose une entité morbide distincte et pour ce motif nous avons [1] proposé de la désigner sous le nom de « Maladie de Charcot ».

La sclérose multiple peut débuter brusquement par une attaque d'apoplexie ou des accès épileptiformes. Dans le premier cas, les symptômes sont presque identiques à ceux de l'apoplexie par hémorragie cérébrale, c'est-à-dire une sensation d'engourdissement et de confusion, des bourdonnements d'oreilles et de l'urtication dans les membres, suivis après un temps plus ou moins long d'une perte de la conscience et de coma; le pouls est accéléré et la température peut monter jusqu'à 39°,5 et 40°,5. La face est livide et gonflée; les selles et les urines peuvent être involontaires et il existe une hémiplégie. Toutefois, après douze à quarante-huit heures, le patient

1. Althaus. — *Diseases of the nervous system*, p. 330. Londres, 1877.

se remet, revient peu à peu à lui et au bout de quelques jours il gagne de la force dans le côté paralysé. Ces attaques peuvent se renouveler au bout de quelques mois, en suivant toujours la même marche et le malade peut mourir dans un de ces accès. Elles sont très probablement le résultat d'une ischémie cérébrale à la suite d'un spasme vaso-moteur; en effet, dans les cas qui se terminent fatalement on n'observe ni congestion, ni embolie, ni hémorragie, mais des foyers sclérotiques de la moelle allongée qui affectent le centre de la force vaso-motrice. Le malade peut ne pas se remettre complètement d'une de ces attaques et il conserve alors une vision double, de l'amblyopie, du nystagmus, des troubles de la parole et d'autres symptômes indiquant un vice de nutrition cérébrale. — Le malade de la 50e observation (p. 140) a eu plusieurs attaques d'hémiplégie et d'aphasie *pendant cinq années* consécutives avant le début de sa sclérose spinale multiple. La syphilis joue un grand rôle dans le développement de ces attaques.

L'invasion de la maladie est le plus souvent lente; comme dans le tabes nous y distinguons trois périodes qui passent imperceptiblement l'une dans l'autre.

Dans la première période, les symptômes sont mal définis. Le malade se plaint essentiellement d'une *perte graduelle des forces* dans les membres inférieurs, et qui gagne ultérieurement les membres supérieurs. Les jambes sont lourdes, difficiles à mouvoir et souvent on y reconnaît la marche spastique (p. 332). La rigidité musculaire et les contractures apparaissent quelquefois dès le début, ce qui peut faire confondre cette maladie avec la paralysie spastique; toutefois, à cette période le malade peut encore marcher et vaquer à ses affaires; souvent il se plaint d'un mal de tête, de vertiges et d'une dépression mentale; sa mémoire est faible et il montre de l'insouciance; quelquefois il a de la mélancolie avec refus de manger ou bien un délire des grandeurs avec les symptômes de la paralysie générale progressive.

Si le mal atteint des enfants, leur caractère devient plus

impressionnable ; ils pleurent et rient pour le moindre motif. L'intelligence décline, la mémoire s'affaiblit à un tel point que l'enfant a l'air imbécile. Dans de pareils cas, il existe des plaques sclérotiques dans la matière cendrée du cerveau. La maladie peut encore débuter par des convulsions comme dans beaucoup d'autres maladies infantiles. Bristowe a vu un cas compliqué d'accès de somnambulisme.

Du côté de la *sensibilité* on n'observe au début que peu de symptômes. Les douleurs fulgurantes font généralement défaut ; on les rencontre néanmoins (19e observation, et p. 143), ainsi que les diverses espèces de paresthésies ; çà et là existe la douleur en ceinture, l'anesthésie plantaire et l'engourdissement dans la région du nerf cubital ; on constate alors la démarche ataxique ou une démarche qui semble être un mélange d'ataxie et de parésie (48e observation, p. 139). Quand il y a une grande perte des forces les jambes deviennent le siège de mouvements brusques et parfois elles frappent le sol ; le symptôme de Romberg existe et fait songer au tabes. Dans ces cas nous supposons l'existence de plaques sclérotiques à différentes hauteurs des cordons postérieurs, en dehors de celles que nous devons suspecter dans les cordons latéraux. Les plaques peuvent néanmoins exister dans les cordons postérieurs alors que pendant la vie on n'a observé aucun trouble de la sensibilité.

Pour expliquer ce fait Schüle [1] prétend que certaines portions des cordons postérieurs et de la substance grise peuvent encore conduire des impressions sensitives, alors que d'autres parties des mêmes tractus ont été considérablement endommagés. Dans les maladies systématiques combinées de cette espèce, les symptômes se rapprochent du cordon qui est le plus affecté. Si les plaques existent dans toute l'étendue des cordons postérieurs, y compris les zones radiculaires postérieures du renflement lombaire, les symptômes tabétiques seront plus nombreux ; il y aura abolition des réflexes pro-

1. *Deutsches Archiv für Klinische Medicin*, vol. VII, p. 159, et vol. VIII, p. 223.

fonds et flaccidité musculaire. Si au contraire les cordons latéraux sont atteints dans la partie moyenne de leur étendue et si les plaques n'existent que çà et là dans les cordons postérieurs, les symptômes de la paralysie spastique prédomineront, il y aura rigidité musculaire et exagération des réflexes profonds.

Le symptôme le plus caractéristique à cette période de la sclérose multiple consiste dans un *tremblement* tout particulier que Charcot a décrit en premier lieu dans tous ses détails. Ce tremblement ne se manifeste que lorsque le malade exécute des mouvements volontaires d'une certaine étendue et cesse à l'état de repos. On l'appelle tremblement intentionnel; il s'observe d'abord par exemple dans l'action d'écrire; les caractères sont irréguliers et presque chaque caractère prouve le peu d'habileté de la main, comme s'il était écrit par une personne ivre.

Le tremblement sclérotique est rhytmique; il offre une succession de contractions musculaires qui se présentent à des intervalles plus ou moins réguliers. Le malade exécute très bien les mouvements intentionnels et les mains atteignent parfaitement leur but; mais toutefois plus l'attention est grande pour leur exécution, plus le tremblement sera intense. Le malade éprouve moins de difficulté à exécuter des mouvements lorsqu'il est seul et non observé que lorsqu'il se trouve en présence d'un médecin; si on lui demande de montrer sa langue, cet organe est projeté brusquement en avant et retiré en arrière; ces mouvements sont accompagnés d'un tremblement dans le muscle orbiculaire des paupières et dans les autres muscles de la face. Un tremblement analogue se produit lorsque le malade doit remuer ses bras ou ses jambes, s'asseoir ou se lever et surtout dans l'exécution des mouvements compliqués; il peut encore affecter d'autres parties que celles qui sont appelées à agir; ainsi, lorsque le bras se déplace, la tête et le tronc commencent à s'agiter; en disant au malade de marcher, aucune partie du corps ne semble rester tranquille, tout son être tremble.

Aussi le tremblement sclérotique se rencontre-t-il dans tous les mouvements complexes et usuels. Le malade ne peut prendre une tasse de thé sans en verser; il a la plus grande difficulté à s'habiller, à se raser, à boutonner ses effets, à couper sa viande, à manger, à écrire, à jouer du piano, etc., et l'écriture finit par devenir illisible. En règle générale, il est plus prononcé dans les membres que dans le tronc; nous avons toutefois rencontré un cas, que nous croyons unique, et où le tremblement sclérotique affectait exclusivement les muscles du tronc.

79e *Observation.* — Une fille de vingt-cinq ans que l'on considérait comme hystérique n'offrait pas à notre examen le moindre symptôme de l'hystérie. Elle était exceptionnellement calme, d'un tempérament à ne jamais s'émotionner; elle regrettait beaucoup, en raison de sa maladie, de ne pouvoir travailler pour ses vieux parents qui étaient infirmes; elle n'offrait aucun symptôme qui pût faire soupçonner des plaques sclérotiques au pont de Varole, à la moelle allongée ou à d'autres parties du cerveau; sa parole était naturelle; elle poussait aisément la langue sans secousses et il n'y avait pas de nystagmus; elle pouvait utiliser ses mains pour travailler, pour écrire, se coiffer, etc.; au lit elle déplaçait les jambes sans la moindre difficulté; mais dès qu'elle essayait de se lever de la position horizontale qu'elle gardait depuis six mois, il survenait un tel tremblement sclérotique dans les muscles du tronc, que le changement de position était impossible; le tronc de la jeune fille était lancé en arrière et en avant par des secousses courtes et brusques; la respiration et la circulation s'accéléraient, mais les muscles de la tête et des membres ne participaient pas au tremblement. Le même tremblement eut lieu lorsque sa garde essaya une modification de position devenue nécessaire en raison du malaise qu'elle éprouvait par une attitude trop prolongée. Les réflexes profonds étaient exagérés, mais il n'y avait aucun autre symptôme ni du côté de la sensibilité ou de la motilité. — Dans ce cas il devait y avoir des plaques sclérotiques dans les cordons antéro-latéraux de toute la partie dorsale, la partie cervicale inférieure et lombaire supérieure de la moelle.

Cette description confirme que le tremblement sclérotique est d'une toute autre nature que la *paralysie agitante*. Dans cette dernière maladie le tremblement se produit aussi pendant les mouvements volontaires, mais plus encore pendant le repos; il peut même s'arrêter et le malade commencer un mouvement intentionnel. Si on place la main du malade sur la table à côté de laquelle il est assis, ou s'il est assis sur son lit, il se produit aussitôt des oscillations rhytmiques qui peuvent se reproduire jusqu'à cinq fois à la seconde, tant que la main conserve la même position; si le malade meut sa main ou son bras, ou tient un objet, le tremblement s'arrête pendant tout le temps qu'il le garde. Ces particularités sont le plus souvent si tranchées que toute confusion entre le tremblement sclérotique et la paralysie agitante est impossible. Dans quelques cas rares les symptômes sont néanmoins si mélangés que le diagnostic est impossible.

Les *mouvements choréiques* ne ressemblent aucunement au tremblement sclérotique. Dans la chorée les mouvements sont désordonnés et existent aussi bien à l'état de repos que lorsque le malade opère des mouvements; ils se caractérisent par l'absence complète de toute intention; si le malade veut porter une tasse de thé à sa bouche, l'on observera des mouvements contradictoires qui, au lieu de favoriser, s'opposent plutôt au mouvement intentionnel. Dans la sclérose multiple, au contraire, la direction intentionnelle du mouvement persiste.

Dans les périodes ataxique et terminale du *tabes*, il existe des mouvements désordonnés qui pourraient simuler les mouvements sclérotiques ou choréiques et on ne les observe que lorsque le malade veut réaliser des mouvements; le manque de coordination augmente d'ailleurs lorsque le malade a les yeux fermés.

D'après Charcot, chez ces malades atteints de tremblement sclérotique, l'influence nerveuse n'est transmise que par le cylindre axile qui est dépourvu de son enveloppe médullaire;

l'action continue serait remplacée par des oscillations irrégulières, de véritables secousses. Cette manière de voir nous paraît trop mécanique; la plupart des observateurs attribuent le tremblement à la localisation de la sclérose dans certaines parties situées au-dessus de la moelle allongée et du pont de Varole; il semblerait faire défaut lorsque les plaques restent limitées à la moelle épinière et existerait si l'on se trouve en présence de plaques sclérotiques des ganglions centraux ou d'autres parties du cerveau, sans lésion correspondante de la moelle. Cette question reste néanmoins très obscure; Bastian [1] a publié un cas où le tremblement ne s'est jamais présenté et où l'autopsie découvrit plusieurs plaques dans le pont de Varole et la moelle allongée, l'une ayant environ un quart de pouce en diamètre, d'autres ayant une dimension variant du volume d'un pois à celui d'une graine de moutarde. La substance blanche des deux hémisphères offrait également de petites plaques grises; la substance corticale n'en renfermait aucune; il en existait à la surface et à l'intérieur des thalami optici; les corps striés et la moelle allongée n'en renfermaient pas; la moelle présentait des plaques sur différentes parties des cordons latéraux et postérieurs, ainsi que dans la substance grise contiguë.

Bastian attribue l'absence de ce tremblement à l'existence dès le début d'une dégénérescence considérable des pyramides antérieures et conséquemment à une interruption de l'influence cérébrale. Cette explication ne satisfait guère; il est vrai qu'il y aurait dès le début une affection de la moelle allongée, démontrée par l'existence de la parole traînante; mais à ce moment l'influence cérébrale existait encore, puisque le malade pouvait encore aisément mouvoir ses différents membres. Nous croyons plutôt que le tremblement dépend de la localisation de la sclérose, mais nous ignorons jusqu'ici quelle est la véritable place qui contribue au développement de ce symptôme.

D'après Strümpell, le tremblement de la sclérose multiple

1. *Clinical Society's Proceedings, British medical Journal*, 20 octobre 1883.

serait le résultat des secousses tendineuses qui se produisent aussitôt qu'on essaie un mouvement brusque ou énergique; ce mouvement donne lieu à des contractions réflexes dans les muscles correspondants aux tendons qui contribuent à l'exécution du mouvement proposé. Si, par exemple, l'avant-bras se fléchit promptement, il se produira une contraction du triceps brachial qui obligera l'avant-bras de s'étendre pendant quelque temps et de cette manière le mouvement projeté semblera irrégulier et tremblant. Cette nouvelle explication ne satisfait pas davantage puisque dans ce cas il y aurait un tremblement sclérotique dans la paralysie spinale spastique où la trépidation est d'une tout autre nature.

On observe assez souvent dans cette maladie une forme spéciale de *vertige*. Tous les objets semblent tourner rapidement autour du malade et lui-même croit tourner autour de son axe; pour ne pas perdre son équilibre, il s'accroche aux objets qui sont les plus proches. Ce vertige se présente sous forme d'accès d'une durée variable et ne peut se confondre avec ce vertige que l'on rencontre dans la paralysie d'un ou de plusieurs muscles du globe de l'œil et notamment dans la diplopie. Ce dernier vertige s'arrête lorsqu'on ferme l'œil malade.

Dans beaucoup de cas le trouble de la parole est très caractéristique et constitue même le premier symptôme de la maladie. La parole est lente, hésitante; une syllabe suit l'autre après une petite pause et rend l'articulation très monotone; le malade prononce mal plusieurs lettres et ne peut moduler sa voix; son diapason est quelque peu élevé et reste le même pendant toute la conversation. Ultérieurement son langage devient confus et incompréhensible. Ce trouble de la parole est plutôt de nature anarthrique; il n'y a aucun trouble aphasique, car le malade trouve toujours ses paroles et termine ses phrases sans la moindre difficulté. Cette anarthrie ou défaut d'articulation est bientôt suivie des symptômes indiquant une lésion de la moelle allongée ; salivation d'un ou des deux côtés, grande difficulté dans la mastication et dans la déglutition et faiblesse de la voix; il conserve la motilité de la langue, mais celle-ci est souvent le siège d'un tremblement fibrillaire. Si la sclérose multiple se présente chez les jeunes enfants, ceux-ci apprennent à parler sans savoir articuler.

Il n'est pas rare de rencontrer des troubles du côté des muscles du globe de l'œil; il peut y avoir strabisme convergent, nystagmus ou ptosis et ces symptômes appellent parfois l'attention sur la nature de la maladie.

80e *Observation.* — En octobre 1880, le Dr Power nous pria d'examiner un malade, âgé de vingt-neuf ans, célibataire, qui avait eu la syphilis en 1872. Au mois de mai 1879, il fut incommodé par une diplopie, déterminée par une paralysie du muscle droit interne de l'œil gauche; il fut traité par l'iodure de potassium, le fer et la strychnine, mais sans résultat; il subit alors à Aix-la-Chapelle de nombreuses frictions mercurielles, combinées à la galvanisation et à la faradisation; malgré ces soins, la maladie de la troisième paire continua ses ravages et l'autre rameau devint parétique. Quand nous le vîmes, il avait un ptosis de la paupière gauche, presque une paralysie complète du muscle droit interne et une parésie du muscle droit supérieur à gauche. L'œil ne pouvait se mouvoir jusque dans l'angle interne; il se dirigeait encore un peu en haut, mais moins sensiblement que l'œil droit; sa pupille était dilatée et ne se contractait pas à la lumière du jour; elle se resserrait à l'approche de la flamme. Il n'y avait aucun symptôme du côté des intestins, de la vessie et de l'appareil sexuel; les réflexes rotuliens étaient exagérés. — Nous le revîmes en mai 1884; il souffrait alors d'une parésie de la vessie; l'urine était légèrement ammoniacale; il était impuissant; la marche était difficile, les membres supérieurs offraient le tremblement sclérotique et leurs réflexes profonds étaient exagérés. Les muscles des extrémités inférieures étaient minces et flasques, comme dans le tabes, mais sans la moindre trace de dégénérescence pathologique, comme on la rencontre dans la polyomyélite, ou de rigidité, comme cela se présente dans la paralysie spinale spastique.

Le *nystagmus* constitue tantôt un symptôme initial, tantôt on ne le rencontre que vers la fin. Il peut y avoir deux à trois oscillations à la seconde, mais parfois elles sont plus lentes, une toutes les cinq à dix secondes. Le nystagmus se remarque surtout lorsque le malade fixe les yeux sur un objet en mouvement; nous croyons avoir observé que dans quelques cas ce mouvement avait le caractère d'un tremblement sclérotique.

L'amblyopie, accompagnée d'un champ visuel limité, et le daltonisme ou l'achromatopsie, constituent des symptômes importants dans la sclérose multiple, spécialement quand cette maladie se complique de modifications ophtalmoscopiques.

81e *Observation.* — En novembre 1880, le Dr Andrew, de Shrewsbury, nous demanda d'aller voir une demoiselle de vingt-six ans; il y a environ onze ans elle avait souffert d'une déperdition graduelle des forces qui débuta par la jambe droite pour se porter sur la jambe gauche de manière à rendre la marche difficile; la maladie eut une marche ascendante et finit par envahir les membres supérieurs. Actuellement elle ne peut plus se servir de ses mains, spécialement de la main droite; le dynamomètre ne dévia que de 30° par la main droite et de 45° par la main gauche. Il n'existe pas de tremblement sclérotique, mais une exagération des réflexes profonds, tandis que les réflexes superficiels font défaut. Il n'y avait ni rigidité ni contracture; les muscles étaient minces et flasques, sans dégénérescence et réagissant parfaitement à la galvanisation et à la faradisation. Le réflexe rotulien était exagéré, surtout à droite. La patiente n'a jamais eu la moindre douleur ni le moindre symptôme du côté de la sensibilité, sauf parfois des urines involontaires. La papille du nerf optique gauche est blanche et les artérioles sont étroites; du même côté il y avait amblyopie et limitation temporaire du champ visuel. Les pupilles étaient fortement dilatées. Toutes les investigations n'ont pu aboutir à découvrir la cause de la maladie.

Il n'y avait pas à douter du diagnostic: ce n'était pas une ataxie locomotrice, les réflexes rotuliens étaient exagérés et la sensibilité normale; ni une paralysie spinale spastique, les muscles étant flasques et toute contracture faisant défaut. On ne pouvait confondre la maladie avec une hystérie parce que l'exagération des réflexes profonds n'était pas la même dans les différentes parties; pendant toute la durée de la maladie il n'y avait eu ni douleur, ni sensibilité particulière; de plus il existait des modifications du fond de l'œil.

L'amblyopie, surtout lorsqu'elle est accompagnée de modifications du fond de l'œil, permet de distinguer la sclérose multiple de l'hystérie ou de la pseudo-sclérose. Gnauch [1] a confirmé ce fait par l'examen de cinquante cas de sclérose multiple bien confirmée; indépendamment des paralysies des muscles oculaires, de l'inégalité des pupilles, etc., il a rencontré vingt-huit cas avec troubles visuels; dans ce nombre il y avait huit cas d'amblyopie simple, cinq cas d'amblyopie avec limitation du champ visuel, quinze cas avec modifications du fond de l'œil. Parmi ces modifications Gnauck a rencontré deux fois une atrophie complète du nerf optique, dix fois une atrophie partielle et trois fois une névrite optique récente. L'atrophie du nerf optique peut constituer le phénomène primordial de la sclérose multiple et précéder de plusieurs années l'évolution des autres symptômes; de plus, le rapport entre les lésions ophtalmoscopiques et les symptômes accusés par le malade n'est pas toujours constant.

Si, dans le tabes, l'amblyopie dégénère en amaurose avec atrophie complète des nerfs optiques, dans la sclérose multiple l'amaurose n'a pas une marche si progressive et peut rester stationnaire pendant plusieurs années. D'après Charcot ce dernier phénomène serait dû à une dégénérescence plutôt interstieielle que parenchymateuse et à la persistance du cylindre axile des fibres du nerf optique.

Dans la sclérose multiple on rencontre assez fréquemment des symptômes dérivant d'autres nerfs des sens spéciaux. Chez le malade de la 48e observation (p. 139) les premiers symp-

1. *Centralblatt für Nervenheilkunde*, juin, p. 211, 1884.

tômes consistaient en une perte du goût avec diplopie passagère. Dans l'observation suivante il y eut anosmie et surdité.

82e *Observation*. — Un commis, âgé de trente-quatre ans, marié et père d'un enfant, nous fut confié par le Dr Hill, de l'Abbey Road, en mars 1884. Il y a environ seize ans, il avait eu un rhumatisme articulaire aigu dont il a conservé une grande faiblesse et une affection cardiaque. Ses affaires l'obligèrent alors à faire une absence d'environ un an, et quelque temps après il commença à souffrir de dyspepsie avec vomissements fréquents qui finirent par s'améliorer. Mais, en décembre 1882, ces vomissements revinrent, il eut une hémorragie buccale, ses urines devinrent sanguinolentes; il avait des taches de purpura à la peau. Actuellement il accuse une faiblesse de la mémoire, une sensation de confusion dans la tête et des réveils en sursaut pendant son sommeil. Depuis trois mois il est devenu impuissant, il a une constipation et une lenteur de la vessie; il doit attendre parfois jusqu'à cinq minutes avant de pouvoir laisser écouler les urines qui coulent alors goutte à goutte; il lui fallait ainsi dix minutes pour vider la vessie. Il avait une sensation de constriction autour de la poitrine et parfois des douleurs lancinantes dans les jambes; ses pieds étaient légèrement engourdis et il vacillait lorsqu'il avait les yeux fermés; il ne pouvait se mettre sur une jambe ou descendre les escaliers; sa démarche était incertaine. Dans les derniers temps il a fait néanmoins de huit à dix milles à pied. Le réflexe rotulien était exagéré à droite, normal à gauche; le phénomène du pied n'existait pas et il n'y avait aucune augmentation dans l'excitabilité du triceps crural. Les mains tremblaient, l'écriture était difficile. *A l'œil gauche il y avait un léger ptosis; de l'oreille du même côté il était complètement sourd; de la narine gauche il ne percevait plus la moindre odeur;* l'ophtalmoscope ne dévoilait aucune lésion.

Ce malade a été presque complètement guéri, en quatre mois, sous l'action de l'iodure de potassium et du nitrate d'argent;

aussi croyons-nous que nous avons eu plutôt affaire à une « pseudo-sclérose ». (Voir chapitre XVI.)

Les *réflexes profonds* peuvent être exagérés, abolis ou normaux, d'après la localisation du processus morbide. Si les plaques se présentent dans la portion lombaire des cordons de Burdach, les réflexes seront abolis; si ces cordons restent libres et les cordons latéraux malades, il y aura exagération des réflexes rotuliens et autres réflexes profonds. C'est ce dernier cas qui est le plus fréquent.

Bien souvent la *vessie* souffre dans la sclérose multiple; dans la 81e observation (p. 355), il y avait une incontinence d'urine; dans la 80e (p. 354), il y avait une parésie avec urine ammoniacale; dans la 82e (p. 357), il existe une grande faiblesse du pouvoir expulsif des urines; dans la 50e (p. 140), nous avons noté une grande irritation de la paroi vésicale avec strangurie et incontinence d'urines nocturnes. Dans d'autres cas où la localisation diffère, il n'existe, pendant plusieurs années, aucun symptôme du côté de la vessie.

Fréquemment il y a *constipation* et impuissance (80e observation, p. 354); nous avons observé un cas où des troubles de la menstruation ouvraient le cortège des symptômes de la sclérose multiple :

83e *Observation.* — Une demoiselle âgée de vingt-huit ans nous consulta en janvier 1877. Sa maladie avait commencé, il y a trois ans, par une diplopie qui disparut après quelques mois. La menstruation était irrégulière et sans cause connue. L'année suivante elle ne fut menstruée que deux fois et en ce moment il y a aménorrhée. Depuis deux ans sa vue s'obscurcissait et actuellement elle est atteinte d'atrophie partielle du nerf optique, de limitation temporaire du champ visuel, d'amblyopie et de dyschromatopsie. Les deux derniers doigts de la main gauche sont engourdis, mais la force musculaire reste intacte. La malade a une sensation de constriction autour de la poitrine; sa démarche est incertaine et elle vacille beaucoup surtout quand elle a les yeux fermés; une fois les pieds joints, elle ne peut plus les séparer. Il existe une atonie vésicale et la malade ne vide la vessie que deux fois par jour parce qu'elle le juge nécessaire; pour y parvenir, elle doit attendre environ dix minutes; pendant tout le temps elle pousse fortement et finit enfin par éliminer le liquide, goutte à goutte. La constipation est très opiniâtre et réclame l'intervention de l'art. *Les réflexes profonds sont fortement exagérés.*

Tel est le tableau des symptômes de la première période de la sclérose multiple, qui peut durer de deux à dix ans.

La *deuxième période* se caractérise par l'aggravation de tous les symptômes déjà observés et par les apparences de la paralysie spinale spastique. Le malade, qui se promenait encore un peu, devient un véritable invalide : ses jambes se trouvent dans un état d'adduction, les pieds affectent la position des pieds varo-équins; l'exagération des réflexes profonds augmente; les membres supérieurs sont moins atteints que les jambes. — Cette période dure également de deux à dix ans.

Dans la *troisième période*, toutes les fonctions de la vie organique indiquent une décadence progressive; il survient une anorexie, de la diarrhée et une émaciation générale. L'intelligence s'affaiblit, la parole devient moins compréhensible et le malade finit par ne plus pouvoir articuler nettement. Des accès apoplectiformes, qui peuvent déjà se présenter dès le début, se produisent très fréquemment. La mort survient à la suite d'un coma profond ou d'une escarre aiguë du sacrum; mais le malade se remet quelquefois de ces complications et succombe dans un accès subséquent. Il peut même y avoir marasme complet, une paralysie des sphincters, une gangrène de la vessie, des escarres en différentes parties du corps, une véritable intoxication du sang et le malade meurt à la suite d'une maladie intercurrente, telle que la pneumonie, la phtisie, la dysentérie.

Le *diagnostic* de la sclérose multiple est le plus souvent très facile; parfois il offre de grandes difficultés. Nous connaissons déjà ses caractères différentiels d'avec la *paralysie agitante* et la *chorée* (p. 352). Il résulte des observations précédentes que cette sclérose ressemble quelquefois au *tabes*. La maladie peut débuter par des accès apoplectiformes, une débilité mentale, des affections temporaires ou permanentes des nerfs sensitifs, par diverses formes d'anesthésie et de paresthésie, une démarche plus ou moins ataxique et enfin par des troubles du côté de la vessie, du rectum et des organes sexuels, ainsi que par des crises gastriques. Aussi, devrons-nous, dans plusieurs cas, nous reposer sur les symptômes de Westphal et d'Argyll-Robertson qui font généralement défaut dans la sclérose multiple. Les fulgurations y sont très rares et, si elles existent, elles n'ont ni l'intensité ni la persistance qui caractérisent celles du tabes.

Le diagnostic entre la *maladie de Friedreich* et la sclérose multiple peut être très difficile; lorsque la sclérose multiple se présente chez des enfants ou des personnes qui s'approchent de l'époque de la puberté et qu'elle atteint essentiellemnt les cordons postérieurs, le diagnostic peut être impossible. Dans la plupart des cas néanmoins, le fait que dans la maladie de Friedreich le principal symptôme est constitué par l'ataxie, tandis que dans la sclérose multiple il est constitué par le tremblement et les caractères opposés des réflexes profonds dans les deux maladies, suffira pour établir le diagnostic.

La *paralysie spinale spastique* ressemble à la sclérose multiple, surtout lorsque cette dernière maladie en est à sa deuxième période, c'est-à-dire à la parésie, à la rigidité et à l'augmentation des réflexes profonds; l'absence du tremblement et des symptômes cérébraux fera songer à la paralysie spinale spastique.

Dans la sclérose multiple les réflexes profonds peuvent différer des deux côtés; nous attachons à ce symptôme une grande importance au point de vue du diagnostic. Dans le tabes, la lésion anatomique est invariablement bilatérale, et quoique l'un des côtés de la moelle soit plus lésé que l'autre, le côté le moins affecté l'est suffisamment pour avoir aboli le réflexe rotulien;

c'est ce qui explique l'abolition des réflexes rotuliens des deux côtés. Dans la paralysie spinale spastique, le degré de l'augmentation des réflexes profonds peut varier, mais c'est là une exception, tandis que dans la sclérose multiple la différence des deux côtés constitue presque une règle générale.

La *pseudo-sclérose* se caractérise par plusieurs symptômes de la sclérose multiple, ce qui en rend le diagnostic très difficile, parfois impossible.

Le *pronostic* de la sclérose multiple est toujours fâcheux lorsque la maladie est arrivée à son complet développement. Il est plus favorable à la première période. Le malade de la 82e observation (p. 357) guérit sous l'action de l'iodure de potassium et du nitrate d'argent, sauf pour ce qui concerne son anosmie et sa surdité uni-latérales, qui sont restées stationnaires sans incommoder sérieusement le malade.

Il y a fort peu à dire au sujet de son *traitement*. Les succès sont peu nombreux parce qu'on ne prescrit généralement les remèdes que lorsque les altérations sont trop prononcées pour espérer une guérison radicale. L'iodure de potassium, l'arsenic, le nitrate d'argent peuvent rendre des services; l'électricité est recommandée pour fortifier le système nerveux et le faire résister aux ravages ultérieurs.

# CHAPITRE XVI

## PSEUDO-SCLÉROSE

Le terme « pseudo-sclérose » a été proposé par Westphal pour ces cas probablement assez fréquents où de sérieux troubles nerveux offrent une grande ressemblance avec certaines formes de scléroses que nous connaissons déjà et où l'autopsie ne fait découvrir aucune lésion dans les diverses parties du système nerveux. Aux cas déjà rapportés (p. 67) nous ajouterons le suivant :

84ᵉ *Observation.* — Une accoucheuse, âgée de trente-neuf ans, souffrant depuis plusieurs années de maux de tête, de vertiges, de tremblement et de parésie dans les membres inférieurs, fut admise au grand Hôpital de Vienne; sa parole était traînante et il y avait de l'incoordination dans ses réponses ; elle avait eu quelquefois des crampes dans les muscles du tronc et des membres inférieurs et il y avait eu une ataxie dans la main gauche et une parésie dans les jambes. En essayant de soulever ses jambes pendant qu'elle était au lit, ou de fléchir les genoux, elle fut prise de spasmes musculaires. La malade mourut après quelques jours et on ne découvrit la moindre lésion dans tout le système nerveux.

Le cas suivant, observé dans notre pratique, était probablement une pseudo-sclérose :

85ᵉ *Observation.* — Une dame, âgée de trente-huit ans,

mère de cinq enfants, se présenta à notre hôpital en avril 1883. Elle avait séjourné dans un magasin très froid et pendant ce temps elle sentit constamment un froid dans le dos. Peu après elle eut des douleurs lancinantes comparées à des secousses électriques qui traversaient les épaules et surtout le bras droit, ainsi qu'un engourdissement dans le doigt médius et le petit doigt des deux mains. L'examen de ces parties à l'aide d'une épingle et de l'esthésiomètre y démontrait un fort degré d'anesthésie et d'analgésie. La malade écrivait difficilement et pouvait à peine boutonner sa robe en raison de cet engourdissement; sa marche était difficile et ne pouvait se prolonger au delà de dix minutes; ses membres inférieurs étaient aussi engourdis. Le symptôme de Romberg existait et les réflexes rotuliens étaient exagérés des deux côtés. La menstruation était régulière; la vessie et le rectum semblaient intacts. Le cerveau et les nerfs craniens paraissaient sains. La malade fut soumise à l'iodure de potassium et sous son influence elle s'améliora promptement; nous l'avons revue six mois après et sa santé semblait parfaite.

Nous avouons toutefois que l'étude de cette sclérose et celle des cordons de Goll est à peine effleurée.

Baillet et Mingr [1] se sont servis dernièrement de l'expression « *fausse sclérose* » pour décrire une maladie combinée des cordons postéro-latéraux; cette expression prête naturellement à la confusion et il est à espérer que cet exemple ne trouvera pas d'imitateurs.

1. *Archives de Neurologie*, vol. VII, p. 44, Paris, 1884.

## CHAPITRE XVII

### SCLÉROSE DES CORDONS POSTÉRO-LATÉRAUX

Nous nous trouvons ici en présence d'un des chapitres les moins connus de la pathologie spinale :

On ne connaît jusqu'ici que douze cas qui fassent croire à l'existence d'une maladie distincte. En les mentionnant dans un ordre chronologique, ils ont été décrits par Kahler et Pick [1], Prévost [2], Westphal [3], Rabesiu [4], Hamilton [5], Raymond [6], Damaschino [7], Ballet et Minor [8].

En analysant ces cas qui offrent une variété considérable de symptômes et de lésions anatomiques, il semble que nous nous trouvons en présence d'une affection simultanée des cordons postérieurs et des cordons latéraux, ou au moins de portions de ces cordons, sans lésion concomitante de la substance grise. Conséquemment ce n'est pas un tabes combiné à la sclérose latérale amyotrophique et nous croyons à quelque chose de tout à fait particulier parce qu'il peut y avoir toute espèce de combinaison pour ce qui concerne la localisation;

1. *Archiv. für Psychiatrie*, vol. VIII, p. 251, et vol. X, p. 179. 1877.
2. *Archives de physiologie normale et pathologique*, p. 764. Paris, 1877.
3. *Archiv für Psychiatrie*, vol. IX, p. 413, 691, 1878.
4. *Virchow's Archiv*, vol. LXXVI, p. 74. Berlin, 1879.
5. *Medical Record*, vol. XV, p. 481, New-York, 1879.
6. *Archives de physiologie normale*, etc., n° 7, Paris, 1882.
7. *Comptes rendus*, etc., Paris, 1882.
8. *Archives de neurologie*, vol. VII, p. 44, Paris, 1884.

d'autre part la nature du processus morbide peut être différente.

1. Il est possible que la forme la plus simple de la sclérose postéro-latérale soit celle où nous rencontrons les lésions ordinaires du tabes combinées à une dégénérescence des cordons cérébelleux directs. C'est là certainement une maladie systématique, puisqu'elle épargne toutes les autres parties des cordons latéraux, à l'exception des cordons cérébelleux directs (p. 25).

2. Nous avons encore la sclérose des cordons de Burdach qui se complique d'une inflammation de la pie-mère; on la rencontre souvent dans le tabes (pp. 14 et 42); et puisque la leptoméningite reste sans conséquence, l'inflammation s'étend de la pie-mère aux cordons latéraux d'une manière plus ou moins diffuse (cas de Prévost, Raymond et Westphal).

3. Une troisième forme, encore une véritable maladie systématique, consiste dans une sclérose combinée de tous les cordons postérieurs et latéraux ainsi que du cordon pyramidal de Türck qu'on a trouvé sclérosé dans les régions cervicale et dorsale du côté droit de la moelle (observation de Kahler et Pick). Toutefois, le sujet de cette observation était une fille de vingt ans atteinte d'une déformation et ce cas pourrait bien être le résultat d'un développement incomplet plutôt que d'une maladie de la moelle épinière (p. 13).

4. La quatrième forme de cette sclérose est celle où les cordons de Burdach semblent spécialement atteints dans leur portion dorsale et beaucoup moins à la région lombaire, tandis que les cordons de Goll sont malades dans leur partie cervicale. A leur tour, les cordons latéraux ne sont pas systématiquement sclérosés, soit dans les faisceaux cérébelleux directs, soit dans les faisceaux pyramidaux croisés; mais il y existe une destruction irrégulière, diffuse, non systématique ressemblant plus à une sclérose multiple qu'à une maladie systématique. On voit que la dégénérescence part de la pie-mère vers le centre de la moelle en traversant le faisceau cérébelleux direct et s'étendant jusqu'au faisceau pyramidal croisé. L'atrophie des

nerfs optiques accompagne cette singulière lésion. (Observations de Rabesiu, et de Ballet et Minor).

5. Enfin, il semble que la myélite diffuse, étendue jusqu'à une certaine partie de la moelle, peut donner lieu à une maladie systématique des cordons de Goll, au-dessus du siège de la lésion et des faisceaux pyramidaux au-dessous de cette lésion. On peut y ajouter la sclérose des cordons cérébelleux directs. (Observations de Gulliard, cité par Ballet et Minor, de Pierret et de Westphal.) Ces cas diffèrent complètement de la sclérose multiple qui ne donne jamais lieu à une dégénérescence secondaire, soit au delà, soit en deçà de la lésion.

Les symptômes de ces différentes scléroses varient suivant les parties des cordons postérieurs et des cordons latéraux qui sont atteintes. La nature de la lésion est ici moins importante que sa localisation ; nous savons que les principaux symptômes de la sclérose des cordons postérieurs consistent en des troubles de la sensibilité, tels que la douleur, l'hyperesthésie, l'anesthésie, l'analgésie, l'ataxie et l'abolition des réflexes profonds; — que les principaux symptômes de la sclérose des cordons latéraux consistent en une rigidité musculaire et une parésie avec exagération des réflexes tendineux. De même que dans la sclérose multiple, nous savons que là où la lésion sera la plus intense et la plus étendue nous aurons des symptômes relatifs prédominants des cordons postérieurs ou des cordons latéraux; là où il y aura destruction des cordons postérieurs dans la portion lombaire de la moelle, il y aura abolition du réflexe rotulien avec un état flasque des muscles, quoiqu'il puisse y avoir simultanément une lésion des cordons latéraux; si, au contraire, les cordons de Burdach ne sont pas frappés, nous aurons les symptômes de la paralysie spinale spastique. Aussi, si dans certains cas nous observons un singulier mélange de symptômes, le diagnostic de la localisation essentielle du mal sera possible aussitôt que la maladie aura atteint son complet développement.

# TABLE DES MATIÈRES

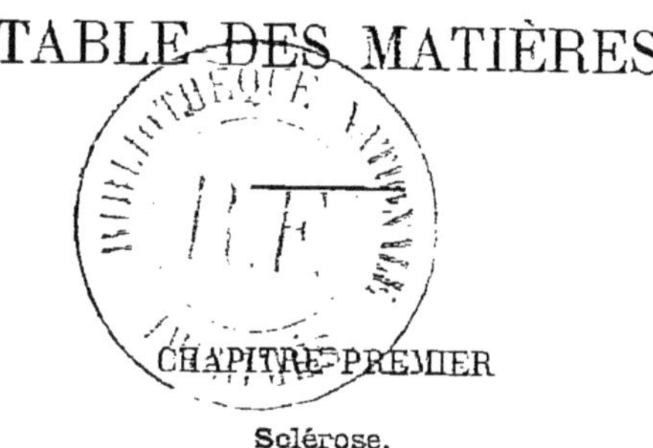

## CHAPITRE PREMIER

**Sclérose.**



## CHAPITRE II

**Anatomie pathologique de l'ataxie locomotrice.**



## CHAPITRE III

**Pathogénie de l'ataxie locomotrice.**

## CHAPITRE IV

### Pathogénie d'autres formes de sclérose.



## CHAPITRE V

### Etiologie de la sclérose.



## CHAPITRE VI

### Symptômes de l'ataxie locomotrice.

## CHAPITRE VII

### Diagnostic de l'ataxie locomotrice progressive.



## CHAPITRE VIII

### Pronostic de l'ataxie locomotrice.



## CHAPITRE IX

### Traitement de l'ataxie locomotrice.



## CHAPITRE X

### Maladie de Friedreich.



## CHAPITRE XI

### Paralysie spinale spastique.

## CHAPITRE XII

### Sclérose latérale amyotrophique.



## CHAPITRE XIII

### Sclérose latérale secondaire.



## CHAPITRE XIV

### Sclérose des cordons de Goll.

## CHAPITRE XV

### Sclérose multiple ou en plaques.

## CHAPITRE XVI

### Pseudo-sclérose.



## CHAPITRE XVII

### Sclérose des cordons postéro-latéraux.



Coulommiers. — Typog. P. BRODARD et GALLOIS.

www.ingramcontent.com/pod-product-compliance
Ingram Content Group UK Ltd.
Pitfield, Milton Keynes, MK11 3LW, UK
UKHW020423200726
13857UKWH00002B/262

9 782012 955769